"十四五"职业教育国家规划教材

国家卫生健康委员会"十四五"规划教材

全国中等卫生职业教育教材

供护理专业用

儿科护理

第4版

主 编 高 凤 王瑞珍

副主编 罗艳艳 郭传娟

编 者 （以姓氏笔画为序）

王灿灿（安徽省淮南卫生学校）　　　　张晓燕（吕梁市卫生学校）

王瑞珍（梧州市卫生学校）　　　　　　罗艳艳（成都铁路卫生学校）

邓 青（南昌市卫生学校）　　　　　　袁 芬（海宁卫生学校）

李 研（西安交通大学第一附属医院）　徐文兰（阜阳卫生学校）

李砚池（首都医科大学）　　　　　　　高 凤（济南护理职业学院）

张 梅（山东省济宁卫生学校）　　　　郭传娟（山东省烟台护士学校）

张丽琴（太原市卫生学校）　　　　　　曾 滟（昭通卫生职业学院）

人民卫生出版社

·北 京·

图书在版编目（CIP）数据

儿科护理/高凤，王瑞珍主编. —4版. —北京：
人民卫生出版社，2022.10（2025.4重印）
ISBN 978-7-117-33665-9

Ⅰ. ①儿… Ⅱ. ①高…②王… Ⅲ. ①儿科学－护理
学－医学院校－教材 Ⅳ. ①R473.72

中国版本图书馆 CIP 数据核字（2022）第 181764 号

人卫智网 www.ipmph.com 医学教育、学术、考试、健康，
购书智慧智能综合服务平台
人卫官网 www.pmph.com 人卫官方资讯发布平台

儿 科 护 理
Erke Huli
第 4 版

主 编：高 凤 王瑞珍
出版发行：人民卫生出版社（中继线 010-59780011）
地 址：北京市朝阳区潘家园南里 19 号
邮 编：100021
E - mail：pmph @ pmph.com
购书热线：010-59787592 010-59787584 010-65264830
印 刷：北京盛通印刷股份有限公司
经 销：新华书店
开 本：850×1168 1/16 印张：22 插页：1
字 数：468 千字
版 次：1999 年 10 月第 1 版 2022 年 10 月第 4 版
印 次：2025 年 4 月第 7 次印刷
标准书号：ISBN 978-7-117-33665-9
定 价：62.00 元
打击盗版举报电话：010-59787491 E-mail：WQ @ pmph.com
质量问题联系电话：010-59787234 E-mail：zhiliang @ pmph.com
数字融合服务电话：4001118166 E-mail：zengzhi @ pmph.com

修订说明

为服务卫生健康事业高质量发展，满足高素质技术技能人才的培养需求，人民卫生出版社在教育部、国家卫生健康委员会的领导和支持下，按照新修订的《中华人民共和国职业教育法》实施要求，紧紧围绕落实立德树人根本任务，依据最新版《职业教育专业目录》和《中等职业学校专业教学标准》，由全国卫生健康职业教育教学指导委员会指导，经过广泛的调研论证，启动了全国中等卫生职业教育护理、医学检验技术、医学影像技术、康复技术等专业第四轮规划教材修订工作。

第四轮修订坚持以习近平新时代中国特色社会主义思想为指导，全面落实党的二十大精神进教材和《习近平新时代中国特色社会主义思想进课程教材指南》《"党的领导"相关内容进大中小学课程教材指南》等要求，突出育人宗旨、就业导向，强调德技并修、知行合一，注重中高衔接、立体建设。坚持一体化设计，提升信息化水平，精选教材内容，反映课程思政实践成果，落实岗课赛证融通综合育人，体现新知识、新技术、新工艺和新方法。

第四轮教材按照《儿童青少年学习用品近视防控卫生要求》（GB 40070—2021）进行整体设计，纸张、印刷质量以及正文用字、行空等均达到要求，更有利于学生用眼卫生和健康学习。

前　言

为贯彻落实党的二十大精神进教材要求及《习近平新时代中国特色社会主义思想进课程教材指南》的文件精神,根据教育部颁布的《中等职业学校护理专业教学标准》,在全国中等卫生职业教育"十四五"规划教材建设评审委员会指导下,人民卫生出版社组织了国家卫生健康委员会"十四五"规划教材、第四轮全国中等卫生职业教育护理专业教材的编写工作。

本教材修订时参照了护士执业资格考试大纲,融入1+X职业技能等级证书中母婴护理等级标准的内容,突出"以儿童及其家庭为中心,以问题为导向,以护理程序为框架"的模式,引导学生建立临床思维,提高临床观察、分析、判断问题和解决问题的能力。在坚持"三基五性"的同时,注入儿科护理新发展、新理论、新观念、新技术,对接专业职业标准和岗位需求。

修订后的教材在编写体例上仍然以护理程序为框架,以护理诊断为核心。为适应职业教育发展新形势,开展"线上－线下混合式教学模式"改革的需要,本次修订增加了数字资源,设置章首二维码,通过扫描二维码,将纸质教材和数字化教学资源无缝对接。数字资源包括教学课件、图片、视频、自测题等内容,有利于学生进行课前预习、课后复习巩固使用,从而提高学习效果。本次修订还增加了章末小结,总结梳理了本章的学习重点、难点内容及在学习中的注意事项,方便学生回顾本章重点及课后思考。

编写人员为来自全国多个省市的教学经验丰富、业务素质过硬的儿科护理教师。本教材在编写过程中得到了编者所在院校的大力支持,在此致以诚挚的谢意。在编写过程中参考和吸收了大量国内有关文献中的观点,在此谨向有关作者表示敬意和感谢。

本教材中所列的药物及参考剂量仅供参考,实际用药请参照具体的药物说明书。由于编者水平有限,教材中的缺点和不当之处在所难免,欢迎广大读者批评指正。

高　凤　王瑞珍
2023年9月

目　录

第一章 | 绪 论

01章 数字资源

儿科护理学(pediatric nursing)是一门研究儿童生长发育规律、儿童保健、儿童疾病的防治和护理以及促进儿童身心健康的专科护理学。它的服务对象是处于不断生长发育阶段的儿童。其任务是促进儿童体格、智力及行为和社会等方面的发展,对儿童提供整体护理,以增强儿童体质,降低发病率和死亡率。本章将介绍儿科护理的范围、儿科护士的角色及素质要求、儿科护理的特点和理念、儿童年龄分期及各期特点等。

第一节 儿科护理的范围

儿科护理的研究和实践范围很广,概括来讲,一切涉及儿童时期健康和疾病防护的问题都属于儿科护理的范围。儿科护理的研究对象是自胎儿期至青春期的儿童,我国的临床服务对象一般是从出生至满14周岁的儿童。儿科护理研究的内容范围包括正常儿童身心方面的保健和健康促进、儿童疾病的预防与护理,并与儿童心理学、教育学、社会学等多门学科有着广泛联系。

第二节　儿科护士的角色及素质要求

（一）儿科护士的角色

随着护理学科的发展，儿科护士作为一个有专门知识的独立的实践者，其角色范围有了更大的扩展，被赋予了多元化的角色。

1. 护理计划者　为促进儿童身心健康的发展，护士必须运用护理专业的知识和技能，收集儿童的生理、心理、社会状况等方面的资料，全面评估儿童的健康状况及其家庭在面临疾病和伤害时所产生的反应，找出其健康问题，制订系统全面、切实可行的护理计划，采取有效的护理措施，减轻儿童的痛苦，帮助儿童适应医院、社区、家庭的生活。

2. 护理活动的执行者　儿科护士最重要的角色是帮助儿童在促进或恢复健康的过程中，为儿童及其家庭提供各种专业照顾，如营养的摄取、感染的预防、药物的给予、心理的支持、健康的指导等，以满足儿童身心两方面的需要。

3. 健康教育者　在护理儿童的过程中，护士应依据各年龄段儿童智力发展的水平，向儿童及其家长有效地解释疾病治疗和护理的过程，帮助儿童建立自我保健意识，培养儿童养成良好的生活习惯。同时，还应向儿童家长宣传科学的育儿知识，使家长采取健康的态度和健康的行为，以达到预防疾病、促进健康的目的。

4. 健康协调者　为促进健康，护士需协调与诊断、治疗、救助有关的人员和机构之间的关系，以保证儿童获得最适宜的整体性医护照顾。如护士需要与医生联系，讨论有关治疗和护理方案；护士需要与营养师联系，讨论有关膳食安排；护士还需要与儿童及其家长进行有效的沟通，让家庭共同参与儿童的护理过程，以保证护理计划的贯彻执行。

5. 健康咨询者　当儿童及其家长对疾病与健康有关的问题出现疑惑时，护士需要认真倾听他们的询问，解答他们的问题，提供有关的医疗信息，并给予健康指导，以澄清儿童及家长对疾病与健康的模糊认识，解除疑惑，使他们能找到满足需要的最习惯、最适宜的解决方法，以积极有效的方式应对压力。

6. 儿童及其家庭的代言人　儿科护士是儿童及其家庭权益的维护者，在儿童不会表达或表达不清自己的要求和意愿时，儿科护士有责任解释并维护儿童的权益不受侵犯或损害。护士还需要评估有碍儿童健康的问题和事件，提供给医院行政部门以进行相应的改进，或提供给卫生行政单位作为拟定卫生政策和计划的参考。

7. 护理研究者　护士应积极进行护理研究工作，发展护理新技术，指导和改进护理工作，提高儿科护理质量，促进儿科护理专业发展。

（二）儿科护士的素质要求

1. 高尚的职业道德素质

（1）热爱护理事业，有爱心、同情心，有高度的责任心和献身儿童健康事业的精神。

（2）具有诚实的品格，较高的慎独修养，以理解、真诚、友善、平等、和蔼的心态为儿童及其家庭提供帮助。

（3）全心全意为儿童服务，忠于职守、救死扶伤、廉洁奉公，实行人道主义，能为儿童及其家庭保守秘密和隐私。

2. 科学文化素质

（1）具备一定的文化素养和自然科学、社会科学、人文科学等多学科知识。

（2）掌握一门外语及现代科学发展的新理论、新技术。

3. 专业素质

（1）具有合理的知识结构及比较系统完整的专业理论知识和较强的实践技能，操作准确，技术精湛，动作轻柔、敏捷。

（2）具有敏锐的观察力和综合分析判断能力，具有与儿童及其家属有效沟通的能力，树立整体护理观念，能用护理程序解决儿童的健康问题。

（3）具有开展护理教育和护理科研的能力，勇于创新进取。

4. 身体素质和心理素质

（1）具有健康的身体：健康的身体和良好的言行举止是护士完成其工作职能的基本保证。

（2）具有健康的心理：乐观开朗、积极向上、心胸宽广是良好的心理素质的体现。

（3）具有较强的适应能力、良好的忍耐力及自我控制力，善于应变，灵活敏捷。

（4）具有较强的沟通能力：与儿童、家长建立良好的人际关系，与同事团结协作、互尊友爱。

第三节　儿科护理的特点和理念

一、儿科护理的特点

（一）儿童机体特点

1. 解剖特点　随着体格生长发育的进展，各器官、系统和身体各部位逐渐长大，身体各部分比例和器官位置会发生变化。从外观上，儿童身材大小、身体各部分的比例与成人明显不同，而且在不断变化。儿童在组织结构上也与成人有较大的差别，如儿童骨骼比较柔软并富有弹性，不易折断，但长期受压容易发生变形；皮肤、黏膜薄嫩，易发生损伤和感染等。熟悉儿童的正常生长发育规律，才能做好保健护理工作。

2. 生理、生化特点　儿童生长发育快，代谢旺盛，各组织器官发育尚未完善。因此，不同年龄儿童有不同的生理、生化正常值；各器官生理功能不健全，如肝脏、肾脏功能不成熟，对药物的代谢能力及体液平衡的调节能力差。熟悉这些生理、生化特点才能做出正确的判断和处理。

3. 免疫特点　儿童的非特异性免疫功能不够成熟，如儿童皮肤黏膜柔嫩，屏障功能不完善，白细胞的吞噬能力低，易患感染而且感染后局限能力差。儿童的特异性免疫功能亦较成人差。①IgG 是唯一可以通过胎盘的免疫球蛋白，足月新生儿血清 IgG 高于其母体血清 IgG 的 5%~10%，出生后 3 个月血清 IgG 降至最低点，8~10 岁时达成人水平；新生儿血液中的 IgG 主要通过胎盘从母体获得，它对婴儿出生后数月内防御白喉、脊髓灰质炎、麻疹等疾病和肺炎链球菌、β- 溶血性链球菌等引起的感染起着重要的作用。来自母体的 IgG 在出生后 6 个月时几乎全部消失，故此时儿童容易发生感染。②分泌型 IgA（sIgA）新生儿几乎不能测出，出生后 2 个月时其唾液中可检测到 sIgA，2~4 岁时 sIgA 达成人水平。新生儿、婴幼儿 sIgA 含量均较低，因此，新生儿和婴幼儿易患呼吸道和胃肠道感染；③胎儿期已能产生 IgM，因无抗原刺激，胎儿自身产生的 IgM 很少，又因 IgM 不能通过胎盘，故胎儿期血液中 IgM 含量始终较低。出生时若脐血 IgM 含量增高，提示有宫内感染。出生后 3~4 个月时 IgM 在血清中的含量为成人的 50%，1 岁时达成人的 75%，男童于 3 岁时、女童于 6 岁时 IgM 达到成人血清水平。IgM 是抗革兰氏阴性杆菌的主要抗体，因新生儿血液中的含量低，故新生儿易患革兰氏阴性杆菌感染，尤其易患大肠埃希菌败血症。

4. 心理特点　儿童期是心理行为发育和个性发展的重要时期。儿童的每一个年龄阶段都表现出不同的心理特征，且易受家庭、学校和社会等因素的影响。表现为情绪不稳定、容易冲动、依赖性强、适应能力差等，因此，护理人员应根据儿童不同的心理特点，因人施护，满足儿童的心理需求，以促进儿童心理健康发展。

 知识窗

艾瑞克森的心理社会发展学说及护理应用

艾瑞克森将人格发展分为 8 个阶段，每一阶段都有一个心理社会冲突问题需要解决，前 5 个阶段与儿童有关。

1. 婴儿期（0~18 个月）　信任对不信任。护理应用：及时满足婴儿的各种需求，不仅包括食物、卫生等生理需要，还包括安全、爱抚等心理需要。

2. 幼儿期（18 个月~3 岁）　自主对羞愧或疑虑。护理应用：应提供幼儿自己做决定的机会，鼓励幼儿进行力所能及的自理活动，如进食、穿衣、如厕等，并对其能力加以赞赏。

3. 学龄前期（3~6 岁）　主动对内疚。护理应用：给予儿童更多的机会去创造和实践，鼓励他们自由地表达自己的思想，耐心地回答各种问题。

4. 学龄期（6~12 岁）　勤奋对自卑。护理应用：当儿童完成任务时及时给予鼓励，有助于发掘其勤奋的潜力，而失败时受到嘲笑则会产生自卑感。

5. 青春期（12~18 岁）　自我认同对角色混淆。护理应用：帮助儿童保持良好的自我形象，尊重其隐私，鼓励他们参与各种有益的活动，谈论自己的感受。

（二）儿童患病的特点

1. 病理特点 机体对病原体的反应因年龄不同而有差异,相同致病因素因年龄的不同而引起不同的病理改变:如维生素 D 缺乏时儿童易患佝偻病,而成人则易患骨软化症、骨质疏松症;同为肺炎链球菌所致的肺部感染,在婴儿常发生支气管肺炎,而成人则发生大叶性肺炎。

2. 疾病特点 儿童疾病的种类与成人有很大的不同,不同年龄儿童的疾病种类也有很大差异。如新生儿疾病常与先天遗传和围生期因素有关。婴幼儿疾病中以感染性疾病占多数,患急性感染性疾病时起病急、来势凶、易扩散,甚至发展成败血症;婴幼儿病情严重时有时表现为反应低下,如表情淡漠、体温不升、不吃不哭等,而缺乏典型临床表现。儿童白血病以急性淋巴细胞白血病占多数,而成人则以粒细胞白血病为多;心血管疾病中,儿童先天性心脏病多见,而成人则以冠状动脉粥样硬化性心脏病多见。

3. 预后特点 儿童疾病以急性病多见,如诊治及时、合理,护理措施恰当,度过急性期后恢复也较快,较少转成慢性或遗留后遗症。但年幼、体弱、危重患儿病情变化迅速,恶化也快,应严密监护,积极采取有力措施,使患儿度过危急时期。

4. 预防特点 儿童疾病预防工作效果明显,意义重大。由于开展计划免疫,加强公共卫生和社区保健,使儿童传染性疾病和感染性疾病得以控制;及早筛查发现先天性、遗传性疾病及视觉、听觉障碍和智力异常等,及时加以矫治和干预,可防止上述疾病发展为严重残障。加强科学喂养和体格锻炼,可防止儿童肥胖,对成年后出现的冠心病等起到预防作用。由于重视儿童保健工作,使营养不良、肺炎、腹泻等多发病、常见病的发病率和病死率明显降低。因此,儿童时期的健康促进和疾病预防已成为儿科工作的重点内容。

（三）儿科护理的特点

1. 评估难度大 健康史资料收集困难,因为婴幼儿不能描述自身的健康史,学龄前儿童描述欠准确,年长儿可因害怕吃药、打针而隐瞒病情或为逃避上学而夸大病情等,都会影响健康史的可靠性。体格检查时患儿不知道或不愿意配合。标本采集及其他辅助检查较困难,儿童多数不会配合。

2. 观察任务重 儿童不能及时、准确地表达自己的痛苦,而且患病时病情变化快,处理不及时病情易恶化甚至危及生命。因此,护士观察的任务很重,要有高度的责任心和敏锐的观察力。

3. 护理项目多 儿童自理能力较差,在护理过程中有大量的生活护理和教养内容,同时由于儿童好奇、好动并缺乏经验,容易发生意外伤害。因此,要加强安全管理,防止发生意外事故。

4. 操作要求高 由于儿童特殊的解剖特点及认知水平有限,护理操作时儿童多数不配合,因此,操作难度大,对护士的操作技术提出了更高的要求。

二、儿科护理的理念

（一）以家庭为中心的护理

家庭是儿童生活的中心，对儿童身心健康的影响很大。儿科护士必须支持、尊重、鼓励并提高家庭的功能，维护和支持家庭原有的照顾方式和决策角色，考虑所有家庭成员的需求，而不仅仅是儿童的需求。

以家庭为中心的护理包括两个基本概念：促成和授权。促成是指护理人员为满足儿童和其家庭的需要而尽量创造机会和途径以展示他们已获得的能力，并帮助他们获得新的能力。授权是指护理人员和儿童家长之间建立的一种互动关系，使家庭成员获得对家庭生活的把握感，激励家庭的行为向积极的方向变化。因此，家长和医护人员建立伙伴关系是实现家庭促成和授权的重要保证。

（二）尽可能减少创伤

目前临床上的有创性、有痛性的医疗措施使儿童出现情绪波动，甚至表现出害怕。儿科护士必须充分认识这些过程给儿童和家庭带来的压力，尽可能提供无创性照护。无创性照护考虑的是怎样使儿科操作和程序不对儿童造成身心伤害，其首要目的是无害，包括三个主要原则：一是防止或减少儿童与家庭的分离；二是帮助儿童建立把握感和控制感；三是防止或减少身体的伤害和疼痛。无创性照护的具体措施主要是在儿童住院期间促进家长与患儿的亲密关系；在所有的治疗操作之前进行解释和心理护理及疼痛控制；允许儿童保留自己的私人空间，提供游戏活动让儿童发泄害怕、攻击性等不良情绪，为儿童提供自己做出选择的机会等。

（三）对儿童负责和危险管理

应尽力为患儿提供最佳护理，并避免因各种活动可能导致的不良后果。一是通过危险管理，使卫生保健机构减少对患儿、护士及其他相关人员造成的伤害；二是通过质量保证，将护理过程、护理结果与护理标准进行对照，以监控护理质量；三是通过质量促进，检查护理服务的结构和过程，持续研究和改进护理过程和护理结果，满足患儿及家长的需求。对护理文件的管理是进行危险管理和质量保证的核心，一旦进行诉讼，护理文件记录是重要的法律依据。

第四节　儿童年龄分期及各期特点

 工作情景与任务

导入情景：

男童，18个月，因双脚皮肤烫伤来医院就诊。男童妈妈诉说，男童看到家里的颜色鲜艳的热水瓶觉得好奇,就走过去玩,不小心把热水瓶推翻在地,导致脚部皮肤烫伤。医生已经做了适当的处理。妈妈非常内疚和自责。

工作任务：

1. 请给这位母亲讲解幼儿期儿童的发育特点。
2. 请告诉这位母亲幼儿期儿童的护理要点。

儿童生长发育既是一个连续的过程,又具有一定的阶段性。不同年龄阶段的儿童在解剖结构、生理功能、心理和行为方面具有一定的特点,根据这些特点,在实际工作中,一般将儿童年龄划分为7个期。

1. 胎儿期(fetal period) 从受精卵形成到出生为止,约40周(280天)。最初8周为胚胎期,是各系统、器官成形的关键时期,如受到内、外不利因素的影响可导致流产或各种先天畸形。从第9周到出生为胎儿期,是各系统、器官发育并逐渐完善的时期。其特点是胎儿完全依靠母体而生存。孕妇的健康、营养、心理状态及环境均为影响胎儿发育的因素。孕妇如受到各种不利因素的影响可引起胎儿宫内发育障碍,甚至导致死胎、流产、早产、先天畸形等。此期的护理要点是加强孕妇和胎儿的保健。

2. 新生儿期(neonatal period) 从胎儿娩出、脐带结扎时到出生后28天为新生儿期。出生不满7天的阶段称新生儿早期。按年龄划分,新生儿期实际包含在婴儿期内,但由于此期婴儿在生长发育和疾病方面具有非常明显的特殊性,故将婴儿期中的这一特殊时期单列为新生儿期。此期特点是儿童脱离母体独立生活,是胎儿出生后生理功能进行调节并适应宫外环境的时期。由于内外环境发生巨大变化,新生儿适应外界环境的能力差,较易出现适应不良的问题,如体温低于正常、感染等。如有产伤、窒息、溶血等疾病出现,则死亡率较高,尤其是新生儿早期。此期的护理要点是注意保暖,合理喂养,最好选用母乳喂养,保持环境清洁,采取隔离手段等预防感染。

胎龄满28周至出生后7天为围生期,是胎儿经历分娩、生命遭受最大危险的时期,此期死亡率最高,应加强围生期保健,重视优生优育。

3. 婴儿期(infant period) 从出生到1周岁之前为婴儿期。此期特点是:生长发育迅速,是出生后的第一个生长高峰,对营养的需求量相对较多,但消化功能不完善,易患消化功能紊乱、营养不良等疾病;免疫功能差,易患急性感染性疾病。此期的护理要点是提倡母乳喂养,合理人工喂养,及时引入辅助食物,有计划地进行各种预防接种,重视卫生习惯的培养和注意消毒隔离。

4. 幼儿期(toddler period) 从1周岁后到3周岁之前为幼儿期。此期特点是:体格发育速度减慢;智力发育加快,语言、思维和社会适应能力增强,自主性和独立性不断发展,能独立行走,活动范围迅速扩大,接触事物增多,但对危险的识别能力和自我保护能力不足,应注意防止意外伤害;乳牙出齐,膳食从乳类逐渐过渡为成人饮食,易发生营养不良和消化功能紊乱;感染性疾病及传染病仍较多见。此期的护理要点是注意合理喂养并养成良好的饮食及卫生习惯,注意安全护理及预防传染病。

5. 学龄前期(preschool age) 从3周岁后到入小学前(6~7岁)为学龄前期。此期特点是:体格发育速度进一步减慢,处于稳步增长状态;智力发育更加迅速,求知欲强,好问,好奇心强,好模仿,语言和思维能力进一步发展,自理能力和社交能力得到锻炼;因接触范围广,识别危险的能力不足,仍可能发生各种意外和感染性疾病,且易患免疫性疾病,如急性肾炎、风湿热等。此期的护理要点是促进智力发育,满足求知欲;培养良好的道德品质和生活自理能力;预防免疫性疾病及意外伤害。

6. 学龄期(school age) 从6~7岁入学起到进入青春期前为学龄期。此期特点是:体格发育稳步增长,除生殖系统以外其他系统的发育基本接近成人水平;智力发育较前更成熟,理解、分析、综合能力逐渐增强,是接受科学文化教育的重要时期;机体抵抗力增强,感染性疾病减少;易患近视眼、龋齿和脊柱畸形。此期的护理要点是保证足够的营养和睡眠,养成良好的习惯,保护视力和牙齿,注意坐、立、行姿势,预防心理和行为问题。

7. 青春期(adolescence) 从第二性征出现到生殖系统发育成熟。女童一般为11~12岁至17~18岁,男童一般为13~15岁至19~21岁。青春期进入和结束年龄存在较大个体差异,可相差2~4岁。此期的特点是生殖系统迅速发育并逐渐趋于成熟;体格生长速度再次加快,呈现第二个生长高峰;第二性征逐渐明显;患病率和死亡率相对较低;由于接触社会增多,外界环境的影响越来越大,儿童易出现种种心理冲突,情绪情感、性格特征及日常行为等方面易出现问题;这一时期是学习文化知识的最好时期。此期的护理要点是供给足够营养,加强体育锻炼,培养良好的思想品质,加强生理、心理、性知识及法律教育,建立健康的生活方式,促进身心健康。

本章小结

儿科护理是一门研究儿童生长发育规律、儿童保健、儿童疾病的防治和护理以及促进儿童身心健康的专科护理学。研究及服务的对象是身心处于不断生长发育的胎儿期至青春期的儿童,在解剖、生理、病理及疾病诊治、预防、护理等方面具有独特的学科特点。本章的重点是儿童年龄分期及各期的特点。根据不同年龄的发育特点,将儿童年龄划分为胎儿期、新生儿期、婴儿期、幼儿期、学龄前期、学龄期和青春期。各期儿童均有其生理特点、疾病和保健重点,如婴儿期和青春期体格生长发育最快,幼儿期和学龄前期儿童智力发育最快,生殖系统在青春期发育加速并渐趋成熟。儿科护士承担着护理计划者、护理活动执行者、健康教育者、健康咨询者、健康协调者、儿童及家庭代言人等多元角色,应具有儿科护理岗位所需要的高尚的职业道德素质、科学文化素质、身体素质和心理素质。

(高　凤　王瑞珍)

女童,5个月,系第1胎第1产,足月顺产,出生体重3.2kg,身长50cm。查体:体重6.3kg,身长65cm。生命体征及身体各方面发育均正常。母亲带着女童来社区进行预防接种,咨询在养育过程中需要注意的问题。

请问:

(1)儿童年龄分期有哪几期?该儿童处于哪一个年龄期?

(2)该儿童所处年龄期的特点有哪些?

(3)该儿童的护理要点有哪些?

第二章 | 生长发育

02章 数字资源

1. 具有儿科护理人员所需要的严谨、细致、慎独的职业素养,较好的护患沟通与团队合作能力,尊重儿童及其家庭成员、关爱儿童、保护儿童隐私的职业态度。
2. 掌握儿童生长发育的规律、体格生长的常用指标及儿童各阶段体格生长规律。
3. 熟悉儿童神经系统、感知觉、运动、语言发育及心理活动发展的规律。
4. 了解影响儿童生长发育的因素。
5. 学会儿童体格发育常用指标的测量方法。

生长发育是儿童区别于成人的重要特点,指从受精卵开始到青春期的整个过程。生长(growth)是指儿童身体各器官、系统的长大,主要表现为形态变化,可以通过具体的测量值来表示,是"量"的改变;发育(development)是指细胞、组织及器官的分化与功能上的成熟,是"质"的变化。生长和发育两者紧密相关,生长是发育的物质基础,生长过程中量的变化可在一定程度上反映身体器官、系统的成熟状况,因此,通常把生长和发育合在一起来概括生长发育的两个方面。

第一节 生长发育规律

生长发育在总的速度或器官、系统的发育顺序上遵循一定的规律。掌握这些规律有助于对儿童生长发育状况进行正确的评价和指导。

(一)生长发育的连续性和阶段性

生长发育是一个连续不断的过程,贯穿于整个儿童时期,但不同年龄时期的生长发育速度不同,呈阶段性。例如,体重和身高(长)在出生后第 1 年,尤其是前 3 个月增长很快,第1年为出生后的第一个生长高峰;第2年以后生长速度逐渐减慢,到青春期再次加快,出现第二个生长高峰(图2-1)。

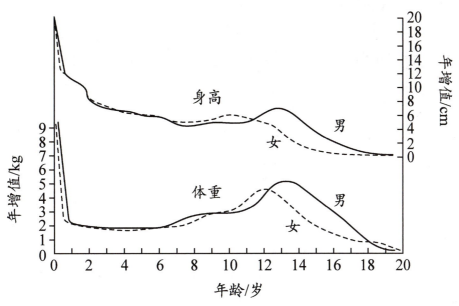

图2-1 男女童身高(长)、体重生长速度曲线

（二）生长发育的顺序性

生长发育遵循一定的顺序规律:①由上到下,如先抬头,后抬胸,再会坐、立、行;②由近到远,如先抬肩,后伸臂,再双手握物;③由粗到细,如先会用全掌抓握物体,再到能用手指捏取物体;④由简单到复杂,如先会画直线,进而能画图形及人物;⑤由低级到高级,如先会靠感官感知事物,再发展到记忆、思维、分析和判断等。

（三）各器官系统生长发育的不平衡性

儿童机体各器官系统的发育在不同年龄阶段各有先后,如神经系统发育较早,生殖系统发育较晚,淋巴系统发育先加快后回缩,皮下脂肪在年幼时较发达,肌肉组织到学龄期发育才加速等(图2-2)。

（四）生长发育的个体差异性

儿童生长发育虽然遵循一般规律发展,但在一定的范围内受机体内、外因素的影响,存在较大的个体差异,各有其自己的生长"轨迹"。因此,生长发育的正常值不是绝对的,评价儿童的生长发育水平应在一定的正常范围内,同时必须充分考虑各种因素对个体的影响,并进行连续动态的观察,才能做出较正确的评价。

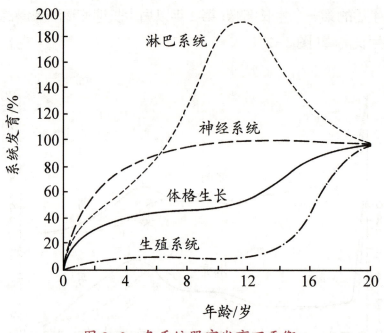

图 2-2　各系统器官发育不平衡

第二节　影响生长发育的因素

遗传因素和环境因素是影响儿童生长发育的两个最基本的因素。遗传因素决定了生长发育的潜力，而环境因素影响着这个潜力，两者相互作用，决定了个人的生长发育水平。因此，生长发育水平是遗传和环境共同作用的结果。

（一）遗传因素

儿童生长发育的"轨迹"或特征、潜力、趋向等受父母双方遗传因素的影响，如皮肤及毛发的颜色、相貌特征、身材高矮、性成熟的早晚、对疾病的易感性等，同时遗传因素也影响着儿童的性格、气质和能力等方面。

男女性别也可造成生长发育的差异。如一般女童平均身高（长）、体重较同龄男童低，女童青春期开始比男童约提前两年，此时其身高、体重可超过男童，但青春期末男童体格生长最终超过女童。此外，女童的语言、运动发育略早于男童。因此，男童、女童的生长发育应分别评价。

（二）环境因素

1. 营养　是儿童生长发育的物质基础，年龄越小受营养的影响越大。如宫内营养不良，胎儿不仅体格生长落后，严重时还影响脑的发育；出生后营养不良，特别是第1~2年的严重营养不良，可影响体重、身高（长）及智力的发育，同时可造成机体免疫、内分泌、神经调节等功能低下，而儿童摄入热量过多导致的肥胖也会对其生长发育造成不良影响。

2. 疾病　疾病对生长发育的影响十分明显。急性疾病常使体重减轻；慢性疾病则影响体重和身高（长）的增长；内分泌疾病常引起骨骼生长和神经系统发育迟缓；先天性疾病明显影响体格和神经精神的发育等。若疾病持续时间长，患儿不断处于疾病所造成的不平衡状态中，可对患儿身心造成永久性的影响。

3. 孕母状况　母亲在妊娠期间的生活环境、营养、情绪、疾病、放射线及药物接触等因素均可影响胎儿的发育。如妊娠早期病毒感染可导致胎儿畸形；妊娠期严重营养不良可引起流产、早产和胎儿体格及脑的发育迟缓。

4. 生活环境　生活环境对儿童健康的影响已越来越受到人们的重视。良好的居住环境和卫生条件（如阳光充足、空气新鲜、水源清洁、季节气候适宜、居住条件舒适等）能促进儿童的生长发育，反之，则给儿童带来不良影响。家庭生活模式、亲子关系、父母育儿理念等直接影响儿童的早期发展水平。健康的生活方式、科学的护理、正确的教养、适当的锻炼和完善的医疗保健服务都是保证儿童体格、神经、心理发育达到最佳状态的重要因素。

第三节　体 格 生 长

工作情景与任务

导入情景：

男童，3岁，家长带他来医院儿童保健科做体检。体格检查：体重 20kg，身高 96cm，头围 49cm，胸围 53cm。

工作任务：

1. 请根据体格检查结果判断该儿童的发育情况。
2. 请护士对该男童进行正确的健康指导。

一、体格生长的常用指标

体格生长通常选择易于测量、有较好人群代表性的指标来表示。常用的指标有体重、身高（长）、坐高（顶臀长）、头围、胸围、上臂围等。

二、出生至青春前期的体格生长规律

（一）体重的增长

体重（weight）是身体各器官、系统、体液的总重量。它是反映体格生长和营养状况的重要指标，也是临床计算补液量和给药量等的重要依据。

儿童体重的增长并不是匀速的，而是年龄越小，体重增长越快。新生儿出生体重与

胎次、胎龄、性别及宫内营养状态有关。2015 年中国九市七岁以下儿童体格发育调查结果显示,城区男婴平均出生体重为(3.38±0.40)kg,女婴平均出生体重为(3.26±0.40)kg。出生后前 3 个月体重增长最快,约为出生时的 2 倍,12 月龄婴儿体重约为出生时的 3 倍,即第 1 年内婴儿体重在前 3 个月的增加值约等于后 9 个月的增加值。2 岁时体重约为出生时的 4 倍。2 岁至青春前期体重增长减慢,年增长值约为 2kg。同年龄、同性别正常儿童的体重存在个体差异,评价时应以儿童自己体重增长的变化为依据,发现体重增长过多或不足时,须追寻原因。当无条件测量体重时,为便于医务人员计算儿童用药量和补液量,可用表 2-1 中的公式来估算体重。

表 2-1　儿童体重估算公式

年龄	体重 /kg
1~6 个月	出生体重 + 月龄 × 0.7
7~12 个月	6 + 月龄 × 0.25
2 岁至青春期前	年龄 × 2 + 8

儿童进入青春期后,由于性激素和生长激素的协同作用,体格发育加快,体重增长迅速,故不能再用以上公式推算。

(二) 身高(长)的增长

身高(height)是指头顶至足底的垂直距离,是头部、躯干(脊柱)与下肢长度的总和。3 岁以下儿童采用测量床仰卧位测量,称身长(recumbent length)。3 岁以后采用身高计立位测量,称身高。

身高(长)的增长规律与体重相似,年龄越小增长越快,也出现婴儿期和青春期两个生长高峰。正常新生儿出生时平均身长为 50cm,出生后前 3 个月增长 11~13cm,约等于后 9 个月的增长值,故 1 岁时身长约 75cm。第 2 年增长速度减慢,到 2 岁时身长约 87cm。2 岁以后到青春前期身高(长)稳步增长,平均每年增长 5~7cm。2~12 岁儿童身高(长)可按下列公式估算:身高(长)(cm)= 年龄 × 7 + 75。儿童进入青春期后,身高增长速度加快,不能用此公式估算。

由于头、躯干(脊柱)、下肢三部分的增长速度并不一致,因此,这三部分的比例在生长过程中发生变化。头占身高(长)的比例从婴幼儿的 1/4 减为成人后的 1/8(图 2-3)。

身高(长)的增长受遗传、内分泌、营养、运动和疾病等因素的影响。短期的疾病与营养波动不会影响身高(长)的增长。明显的身材异常往往由甲状腺功能降低、生长激素缺乏、长期营养不良、严重佝偻病等引起。

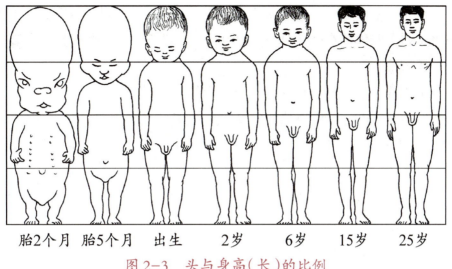

胎2个月　胎5个月　出生　2岁　6岁　15岁　25岁

图2-3　头与身高(长)的比例

我国第五次儿童体格发育调查结果

2015年,国家卫生和计划生育委员会委托首都儿科研究所开展了第五次儿童体格发育调查,调查经过充分的科学论证、详细的方案制订、严格的质量控制,得出如下主要结果:

1. 10年来儿童体格发育水平进一步提高。

2. 40年间我国儿童体格发育状况变化显著　一是九市7岁以下儿童体格发育水平显著提高。二是儿童体格发育水平的增长随着时代变迁呈现出不同的特点。三是城乡儿童身高、体重差别逐渐缩小。

3. 我国九市儿童体格发育水平与国际数据的比较　2015年我国九市城乡7岁以下各年龄组儿童体格发育平均水平均已明显超过了世界卫生组织颁布的儿童生长标准。其中,城区儿童体重超出0.1～1.2kg,身高超出0.5～2.1cm。农村儿童体重超出0.3～0.9kg,身高超出0.3～2.1cm。

注:2015年6—11月应用分层随机整群抽样的方法,调查北京、哈尔滨、西安、上海、南京、武汉、广州、福州、昆明9个城市(简称九市)及其郊区7岁以下健康儿童体格发育现状。

(三)坐高(顶臀长)的增长

坐高(sitting height)指由头顶至坐骨结节的垂直距离,3岁以下采用测量床取仰卧位测量,称顶臀长(crown-rump length)。3岁以后采用坐高计测量,称坐高。坐高代表头颅与脊柱的生长。由于下肢增长速度随年龄增长逐渐加快,坐高占身高(长)的百分比则随年龄增长逐渐下降,由出生时约67%降至14岁时约53%,身体上、下部比例的改变反映了身材的匀称性,比坐高绝对值更有意义。任何影响下肢生长的疾病,可使坐高(顶臀长)与身高(长)的比例停留在幼年状态,如甲状腺功能低下、软骨营养不良等。

(四)头围的增长

头围(head circumference, HC)指自眉弓上缘经枕骨结节绕头一周的长度,是反映脑发育及颅骨生长的重要指标。正常新生儿头围平均为 33~34cm,出生后前 3 个月和后 9 个月均增长 6cm,故 1 岁时头围约为 46cm;2 岁时约为 48cm;5 岁时约为 50cm;15 岁时头围接近成人,为 54~58cm。头围过小提示脑发育不良,头围过大或增长过快提示脑积水、脑肿瘤的可能。头围测量在 2 岁以下最有价值。测量时,将软尺 0 点固定于头部一侧眉弓上缘,软尺紧贴头皮绕枕骨结节最高点及另一侧眉弓上缘回到 0 点,读头围厘米数(图 2-4)。

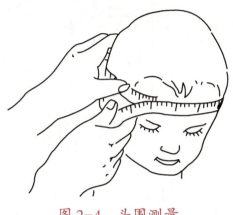

图 2-4　头围测量

(五)胸围的增长

胸围(chest circumference, CC)指自乳头下缘经肩胛下角水平绕胸一周的长度,反映肺和胸廓的发育。儿童出生时胸围比头围小 1~2cm,平均为 32cm;1 岁时胸围约等于头围,出现头围、胸围生长曲线交叉;1 岁以后胸围逐渐超过头围,1 岁至青春期前胸围超过头围的厘米数,约等于儿童年龄(岁)减 1。但肥胖儿童由于胸部皮下脂肪厚,胸围超过头围的时间可提前,而营养不良、佝偻病等儿童胸围超过头围的时间可推迟到 1 岁半以后。测量胸围时,儿童两手自然下垂,将软尺 0 点固定于一侧乳头下缘(乳腺已发育的女童,固定于胸骨中线第 4 肋间),将软尺紧贴皮肤,经两侧肩胛下角回到 0 点,取平静呼气、吸气时平均值的厘米数(图 2-5)。

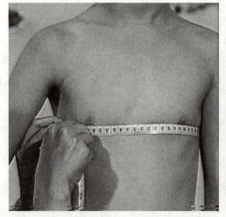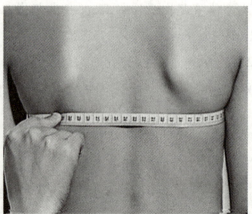

图 2-5　胸围测量

（六）上臂围的增长

上臂围（upper arm circumference，UAC）指沿肩峰与尺骨鹰嘴连线中点绕上臂一周的长度，反映上臂骨骼、肌肉、皮下脂肪和皮肤的发育水平，常用以评估儿童的营养状况。1 岁以内上臂围增长迅速，1～5 岁增长缓慢。在无条件测量体重和身高（长）的地方，可用左上臂围测量值筛查 1～5 岁儿童的营养状况。评估标准：13.5cm 为营养良好；12.5～13.5cm 为营养中等；<12.5cm 为营养不良（图 2-6）。

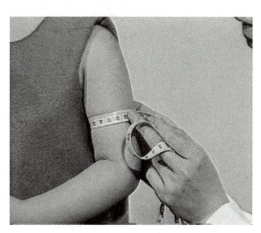

图 2-6　上臂围测量

 边学边练

实训一　儿童体格测量

（七）骨骼的发育

1. 颅骨的发育　颅骨随脑的发育而增长，故其发育较面部骨骼早。颅骨间小的缝隙为骨缝，大的缝隙为囟门。可根据头围、骨缝及前、后囟闭合时间来评价颅骨的发育。儿童出生时颅骨未闭合形成颅缝和囟门。正常儿童出生时只有前囟和后囟。前囟为 2 块额骨与 2 块顶骨边缘形成的菱形间隙，出生时为 1.5～2.0cm（测量对边中点连线长度），6 个月左右逐渐骨化而变小，在 1～1.5 岁时闭合，闭合最迟不超过 2 岁。后囟为 2 块顶骨与枕骨边缘形成的三角形间隙，出生时即已闭合或很小，最迟出生后 6～8 周闭合（图 2-7）。

前囟的检查在儿科工作中非常重要，大小及张力的变化均提示某些疾病的可能。前囟迟闭或过大见于佝偻病、甲状腺功能减退症等；前囟早闭或头围小提示脑发育不良、小头畸形；前囟饱满常提示颅内压增高，多见于脑膜炎、脑炎、脑积水、脑水肿等；前囟凹陷多见于脱水或重度营养不良。

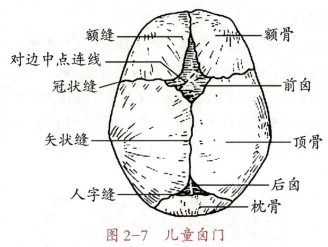

图 2-7 儿童囟门

2. 脊柱的发育 脊柱的生长反映脊椎骨的发育。出生后第 1 年脊柱生长快于四肢，以后四肢生长快于脊柱。新生儿时脊柱仅轻微后凸。婴儿 3~4 个月抬头动作的发育使颈椎前凸，形成第 1 个生理弯曲——颈曲；6~7 个月会坐时胸椎后凸，形成第 2 个生理弯曲——胸曲；1 岁左右开始行走时腰椎前凸，形成第 3 个生理弯曲——腰曲，脊柱形成类似于 S 形的弯曲。6~7 岁时韧带发育完善，这三个脊柱自然弯曲为韧带所固定。生理弯曲的形成与直立姿势有关，是人类的特征，可加强脊柱弹性，缓解运动压力，有利于身体平衡。儿童坐、立、行走姿势不正确，可导致脊柱发育异常或脊柱畸形。因此，选择合适的桌、椅，有利于保持儿童脊柱的正常形态。

3. 长骨的发育 长骨的生长自胎儿开始，直到成年期才结束，主要由于长骨干骺端软骨骨化和骨膜下成骨作用使其增长、增粗。干骺端骨性融合，标志长骨生长结束。

随着年龄的增长，长骨干骺端的软骨次级骨化中心按一定的顺序及骨解剖部位有规律地出现，骨化中心的多少反映长骨的成熟程度。通过 X 线测定不同年龄儿童长骨干骺端骨化中心的出现时间、数目、形态的变化，并将其标准化，即为骨龄（bone age）。出生时腕部尚无骨化中心，腕部骨化中心出现次序为：头状骨、钩骨（3~4 个月）；下桡骨骺（约 1 岁）；三角骨（2~2.5 岁）；月骨（3 岁左右）；大、小多角骨（3.5~5 岁）；舟骨（5~6 岁）；下尺骨骺（6~8 岁）；豌豆骨（9~10 岁），出现顺序见图 2-8。腕部骨化中心 10 岁出齐，共 10 个，1~9 岁腕部骨化中心的数目约为儿童的年龄加 1。出生时股骨远端及胫骨近端已出现骨化中心，因此，婴儿早期可拍摄膝部 X 线骨片，年长儿童可拍摄左手腕部 X 线骨片，以判断长骨的生长。动态观察儿童骨龄变化可评价生长状况及内分泌系统疾病的治疗效果。如甲状腺功能减退症、生长激素缺乏症等患儿的骨龄明显落后，骨骼发育明显迟缓；性早熟、先天性肾上腺素皮质增生症等患儿的骨龄超前。但正常骨化中心出现的年龄个体差异较大，诊断骨龄延迟时一定要慎重，需结合临床综合分析。

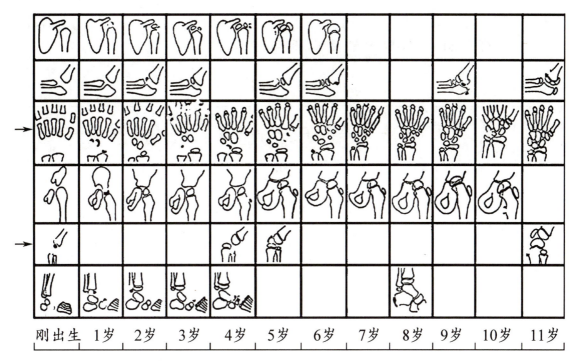

图 2-8　次级骨化中心出现模式图

（八）牙齿的发育

牙齿的发育与骨骼的发育有一定的关系，但因胚胎来源不完全相同，故牙齿与骨骼的生长不完全平行。人一生有乳牙（共20颗）和恒牙（共28～32颗）两副牙齿。

1. 乳牙　婴儿一般于出生后6个月左右（4～10个月）乳牙开始萌出，萌出顺序见图2-9。

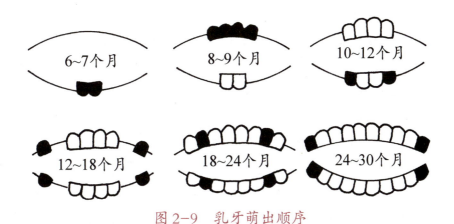

图 2-9　乳牙萌出顺序

乳牙的萌出时间存在较大的个体差异，若出生13个月后仍未出牙为乳牙萌出延迟。乳牙于2～2.5岁出齐，2岁以内儿童的牙齿数目约等于月龄减4～6。

2. 恒牙　恒牙的骨化从新生儿时期开始，6岁左右开始在第二乳磨牙后方萌出第一颗恒牙，即第一恒磨牙，又称为六龄齿；然后乳牙开始按萌出顺序逐个脱落，被恒牙取代，

12岁左右出第二恒磨牙,18岁以后出第三恒磨牙(又称智齿),但也有人终生不出第三恒磨牙。一般恒牙在20~30岁时出齐,萌出顺序见表2-2。

表2-2　恒牙萌出顺序

牙	出牙年龄/岁	
	上颌	下颌
第一磨牙	6~7	6~7
中切牙	7~8	6~7
侧切牙	8~9	7~8
第一前磨牙	10~11	10~12
尖牙	11~12	9~11
第二前磨牙	10~12	11~13
第二磨牙	12~13	12~13
第三磨牙	17~30	17~30

出牙为生理现象,出牙时个别儿童可有低热、唾液增多、流涎及睡眠不安、烦躁等症状。

(九)肌肉及脂肪组织的发育

1. 肌肉的发育　胎儿期肌肉组织生长发育较差,出生后随着活动增加逐渐生长发育,其生长发育基本与体重增加平行。5岁以后肌肉组织发育加快,青春期性成熟时肌肉组织发育迅速,并有性别差异,男性肌肉组织占体重比例明显大于女性。肌肉组织发育程度与营养状况、生活方式和运动量有关。

2. 脂肪组织的发育　主要表现为细胞数目增加和体积增大。

(1)脂肪细胞数目增加:主要在胎儿后期3个月、出生后第一年和11~13岁三个阶段。从胎儿中期开始到1岁末脂肪细胞数目增加达高峰,以后呈减速增加,2~15岁时脂肪细胞数目再增加约5倍。

(2)脂肪细胞体积增大:增大速度从胎儿后期加快,到出生时增加1倍,以后逐渐减慢,学龄前期至青春前期脂肪细胞大小变化不大,青春期时脂肪细胞体积又再次增大。

(3)脂肪组织占体重的百分比:与生长速度一致,出生时占体重的16%;1岁时占体重的22%;5岁时占体重的12%~15%,以后保持此比例;青春前期占体重比例上升,女童尤为显著,达24.6%,为男童的2倍。

(4)脂肪细胞的种类:人体脂肪组织包括棕色脂肪和白色脂肪两种,棕色脂肪随年龄增长而减少,故年长儿和成人主要为白色脂肪,分布于皮下和内脏,50%的脂肪为皮下脂肪,测量皮下脂肪的厚度可反映全身脂肪的量,还可间接计算体脂率、身体密度,判断肥胖与营养不良的程度。

三、青春期的体格生长规律

青春期是儿童到成人的过渡期,受性激素等因素的影响,体格生长出现出生后的第二个高峰,尤其身高增长迅速,称身高增长高峰,有明显的性别差异。

1. 身高的增长　女童多在9～11岁乳房发育,男童多在11～13岁睾丸增大,标志青春期开始。青春期始动1～2年后,身高开始加速增长,达身高增长高峰,并持续2.5～3年,女童平均年增高8～9cm,男童平均年增高9～10cm。在第二生长高峰期,身高增长值约为最终身高的15%。青春期开始和持续的时间受多种因素的影响,个体差异较大。生长高峰提前者,身高的停止增长较早。

2. 体重的增长　青春期体重的增长与身高平行,无论男女,体重增长为25～30kg,体重增长值约为成人理想体重的25%。

3. 体型的改变　青春期儿童体型发生显著改变,女童逐渐形成身体曲线,耻骨与髂骨下部的生长和脂肪堆积使臀围加大。男童则显示肩部增宽、下肢较长、肌肉增强的体型特点。

第四节　神经心理的发育

 工作情景与任务

导入情景:

女童,1岁,出生时体重为3.3kg。家长带她来医院儿童保健科做体检。体格检查:体重10kg,身长75cm,头围46cm。

工作任务:

1. 请根据体格检查结果判断该女童的发育情况。
2. 请说出该女童感知觉发育情况。
3. 请说出该女童目前能完成的粗细动作。
4. 请说出该女童目前最可能的心理活动发展情况。

一、神经系统的发育

在胚胎时期,神经系统首先形成,脑的发育最迅速。新生儿脑重量已达到成人脑重量的25%。出生时大脑表面已有较浅而宽的沟回,但皮质较薄,沟裂较浅;3岁时神经细胞基本分化完成;8岁时神经细胞接近成人;神经纤维髓鞘化到4岁时才完成。因此,婴儿时期神经冲动传入大脑,不仅传导慢,而且易泛化,不易形成明显的兴奋灶,易疲劳而进入睡眠状态。生长时期的脑组织耗氧量较大，在基础代谢状态下，儿童脑的耗氧量占机体总耗氧量的50%，而成人脑的耗氧量仅为20%。

出生时即具有吸吮反射、觅食反射、吞咽反射、拥抱反射、握持反射等，这些反射随年龄增长而逐渐消失。新生儿和婴儿肌腱反射不如成人灵敏，腹壁反射和提睾反射也不易引出，到1岁时才稳定。3～4个月前的婴儿肌张力较高，凯尔尼格征可为阳性，2岁以下儿童巴宾斯基征阳性亦可为生理现象。

二、感知觉的发育

感觉是通过各种感觉器官从环境中选择性地获取信息的能力。知觉是人脑对直接作用于感觉器官的事物整体的反映，是对感觉信息的组织和解释过程。感知觉的发育对儿童运动、语言、社会适应能力的发育起着重要的促进作用。

（一）视感知发育

新生儿已有视觉感应功能，但此时不能根据物体远近及时调节晶状体的厚度，故只能看清15～20cm范围内的事物，以后视觉发展迅速。第2个月起可协调注视物体，开始有头眼协调，视线和头可随物体水平移动90°；3～4个月时头眼协调较好，可追物180°，辨别彩色和非彩色物体；6～7个月时目光可随上下移动的物体垂直转动，出现眼手协调动作，追随跌落的物体，开始认识母亲和常见物品如奶瓶，喜欢红色等鲜亮的颜色；8～9个月时开始出现视深度的感觉，能看到小物体；18个月时能辨别形状，喜看图画；2岁时两眼调节好，可区别垂线与横线，逐渐学会辨别红、白、黄、绿等颜色，视力达到4.7；4～5岁时视深度已充分发育，视力达到5.0。

（二）听感知发育

新生儿出生时鼓室无空气，听力差；生后3～7日听力良好；3～4个月时可有定向反应（头转向声源），听到悦耳声音时会微笑；6个月时能区别父母的声音，唤其名有应答表示；7～9个月时能确定声源，区别语言的意义；10～12个月时能听懂自己的名字；1～2岁时能听懂简单的指令；4岁时听觉发育逐渐成熟，并持续至青少年期。

（三）味觉发育

新生儿出生时味觉发育已很完善；4～5个月时甚至对食物轻微的味道改变已很敏感，是味觉发育的关键期，故应适时引入各类转乳期食物。

（四）嗅觉发育

新生儿出生时嗅觉已发育完善，出生后1～2周的新生儿已经可以辨别母亲与他人的气味，3～4个月时能区别愉快和不愉快的气味，7～8个月时开始对芳香气味有反应。

（五）皮肤感觉发育

皮肤感觉包括触觉、痛觉、温度觉和深感觉。触觉是引起某些反射的基础。新生儿触觉很灵敏，其较敏感部位是眼、口周、手掌及足底等，触之即有瞬目、张口、缩回手足等反应。新生儿已有痛觉，但反应较迟钝，2个月后才逐渐改善。新生儿温度觉很灵敏，环境温度骤降时即啼哭，保暖后就安静。2～3岁时儿童通过接触能区分物体的冷、热、软、硬等属性，5～6岁时能分辨体积和重量不同的物体。

（六）知觉发育

知觉是人对事物各种属性的综合反映。知觉的发育与视、听、触等感觉的发育密切相关。儿童在6个月以前主要是通过感觉认识事物，6个月后已有手眼协调动作，通过看、咬、摸、闻、敲击等活动，逐步对物体的形状、大小、质地及颜色等产生初步的综合性知觉，其后随着语言的发展，儿童的知觉开始在语言的调节下进行。1岁末开始有空间和时间知觉的萌芽；3岁时能辨上下；4岁时能辨前后；5岁时能辨别以自身为中心的左右。4～5岁时已有时间的概念，能区别早上、晚上、今天、明天、昨天；5～6岁时能逐渐掌握周内时序、四季等概念。

三、运动的发育

运动的发育可分为粗大运动的发育和精细运动的发育两大类（图2-10）。

（一）粗大运动的发育

粗大运动（gross motor）指身体对大动作的控制，包括颈肌、腰肌的平衡能力，以及爬、站、走、跑、跳等动作。

1. 抬头　因颈后肌发育先于颈前肌，新生儿俯卧位时能抬头1～2秒；2～3个月时俯卧可抬头45°～90°；3个月直立状态时能竖直抬头；4个月时抬头很稳并能自由转动（图2-11）。

2. 翻身　出现翻身动作的先决条件是不对称颈紧张反射的消失。儿童大约从7个月时能有意识地从仰卧位翻至俯卧位，然后从俯卧位翻至仰卧位。

3. 坐　儿童6个月时能双手向前撑住独坐；8～9个月时能坐稳并能左右转身；1岁左右身体前倾时出现向后伸手的保护性反射（图2-12）。

4. 匍匐、爬　新生儿俯卧位时已有反射性的匍匐动作；2个月时俯卧能交替踢腿；3～4个月时可用手撑起上半身数分钟；7～8个月时已能用手支撑胸腹，使上身离开床面或桌面，有时可后退或能在原地转动身体；8～9个月时可用双上肢向前爬，但上、下肢的协调性不够好；12个月左右爬时可手、膝并用。学习爬的动作有助于胸部及智力的发育，并能提早接触周围环境，促进神经系统发育。

5. 站、走、跳　儿童5～6个月扶立时双下肢可负重，并能上、下跳动；8～9个月时可扶站片刻；10～14个月时可独站和扶走；15～18个月时走路较稳；18～24个月时已能跑及双足并跳；2～2.5岁时能单足站；3岁时能上下楼梯，可并足跳远、单足跳。

（二）精细运动的发育

精细运动（fine motor）指手和手指的动作，如抓握物品、涂画、叠方木等。

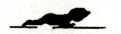
1个月
腹卧时尝试着
要抬起头来

2个月
垂直位时能
抬起头来

3个月
腹卧时以肘能
支起前半身

4个月
扶着两手或
髋骨时能坐

5个月
坐在妈妈身上
能抓住玩具

6个月
扶着两个前臂时
可以站得很直

7个月
会爬

8个月
自己能坐

9个月
扶着栏杆站起来

10个月
推着推车能走几步

11个月
拉着一只手走

11~12个月
自己会站立

12~14个月
自己会走

15个月
会蹲着玩

18个月
会爬上小梯子

2岁
会跑、跳

图 2-10　儿童运动发育图

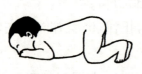
新生儿

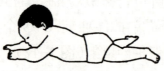
2~3月龄

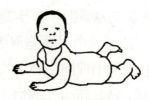
5~6月龄

图 2-11　俯卧抬头姿势发育

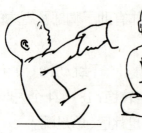
5月龄

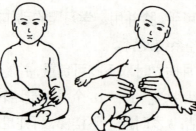
8~9月龄

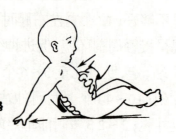
12月龄

图 2-12　坐姿发育

新生儿两手握拳很紧；3～4个月时握持反射消失，试用全手掌抓握物体；5～6个月时主动伸手抓物体；6～8个月时能独自摇摆或玩弄小物体，出现换手及捏、敲等探索性动作；8～10个月时可用拇、示指取物，喜欢撕纸；12～18个月时能拿笔涂画；18个月时能叠2～3块方积木；2岁时可叠6～7块方积木、叠纸、一页一页翻书；2～2.5岁时能用积木搭桥；3～4岁时能使用一些"工具性"玩具；4～5岁时能穿鞋带、剪纸；5～6岁时能学习写字。

四、语言的发育

儿童语言的发育除受语言中枢控制外，还需要正常的听觉和发音器官，同时，周围人群经常与儿童进行语言交流是促进其语言发育的重要条件。语言发育要经过发音、理解语言和表达语言3个阶段。

1. 发音阶段　新生儿已会哭叫；1～2个月开始发喉音；3～4个月能咿呀发音；7～8个月能发"ba ba""ma ma"等语音，但都没有词语的真正意义；8～9个月喜欢模仿成人的口唇动作练习发音。

2. 理解语言阶段　婴儿在发音的过程中逐渐理解语言。6～7个月能听懂自己的名字；9个月左右能听懂简单的词意，如"再见""欢迎""谢谢"等；10个月左右已能有意识地叫"爸爸""妈妈"。

3. 表达语言阶段　在理解的基础上，儿童学会表达语言。一般1岁开始会说单词；2岁时能说简单的人、物品和图片，能讲2～3个字的词组；3～4岁时能说短小的歌谣，会唱歌。以后语言不断发展、完善。

儿童神经精神发育进程见表2-3。

表2-3　儿童神经精神发育进程表

年龄	粗细动作	语言	适应周围人和物的能力及行为
新生儿	无规律，不协调动作，紧握拳	能哭叫	铃声使全身活动减少；或哭渐止，有握持反射
2个月	直立位及俯卧位时能抬头	发出和谐的喉音	能微笑，有面部表情，眼随物转动
3个月	仰卧位变为侧卧位，用手摸东西	咿呀发音	头可随看到的物品或听到的声音转动180°，注意自己的手
4个月	扶着髋部时能坐或在俯卧位时用两手支撑抬起胸部，手能握持玩具	笑出声	抓面前物体，自己玩手，见食物表示喜悦，较有意识地哭、笑

年龄	粗细动作	语言	适应周围人和物的能力及行为
5个月	扶着腋下能站得直,两手各握一玩具	能喃喃地发出单调音节	伸手取物,能辨别人声,望镜中人笑
6个月	能独坐一会儿,用手摇玩具		能认识熟人和陌生人,自拉衣服,自握足玩
7个月	会翻身,自己独坐很久,将玩具从一手换入另一手	能发"爸爸""妈妈"等复音,但无意识	能听懂自己的名字,自握饼干吃
8个月	会爬,会自己坐起来、躺下去,能扶栏杆站起来,会拍手	能重复大人所发简单音节	能注意观察大人的行动,开始认识物体,两手会传递玩具
9个月	试独站,能从抽屉中取出玩具	能懂几个较复杂的词句,如"再见"	看见熟人会伸手要人抱,或与人合作游戏
10~11个月	能独站片刻,扶椅或推车能走几步,拇、示指能对指拿东西	开始用单词,一个单词表示很多意义	能模仿成人的动作,招手"再见",抱奶瓶自食
12个月	独走,弯腰拾东西,会将圆圈套在木棍上	能叫出物品名字,指出自己的手、眼	对人和事物有喜憎之分,穿衣能合作,用杯喝水
15个月	走得好,能蹲着玩,能叠一块方木	能说出几个词和自己的名字	能表示同意和不同意
18个月	能爬台阶,有目标地扔皮球	能认识和指出身体各部分	会表示大小便,懂命令,会自己进食
2岁	能双脚跳,手的动作更准确,能用勺子吃饭	会说2~3个字构成的句子	能完成简单的动作,如拾起地上的物品,能表达喜、怒、怕、懂
3岁	能跑,会骑三轮车,会洗手、脸,脱、穿简单衣服	能说短歌谣,数几个数	能认识画上的东西,认识男女,自称"我",有自尊心和同情心,怕羞
4岁	能爬梯子,会穿鞋	能唱歌,讲述简单故事情节	能画人像,初步思考问题,记忆力强,好发问
5岁	能单腿跳,会系鞋带	开始识字	能分辨颜色,数10个数,知道物品用途及性能
6~7岁	参加简单劳动,如扫地、擦桌子、剪纸等	能讲故事	开始写字,能数几十个数,可简单加减,喜独立自主,形成性格

五、心理活动的发展

　　儿童出生时不具有心理现象,条件反射的形成标志着心理活动发育的开始,且随着年龄的增长,心理活动不断发展。了解儿童不同年龄阶段的心理特征,对保证儿童心理发展的健康具有重要作用。

　　1. 注意的发展　注意可分为无意注意和有意注意。婴儿期以无意注意为主,随着年龄的增长、活动的增多、语言的发展等,逐渐出现有意注意。儿童3个月开始能短暂注意人脸和声音。5~6岁儿童能较好控制自己的注意力。注意是一切认知的开始,应及时培养儿童的注意力。

　　2. 记忆的发展　婴幼儿时期的记忆特点是时间短、内容少,易记忆带有欢乐、愤怒、恐惧等情绪的事情,以机械记忆为主,精确性差。随着年龄增长和思维、理解、分析能力的增强,逻辑记忆逐渐发展,记忆内容逐渐广泛,记忆时间逐渐延长。

　　3. 思维的发展　1岁开始儿童产生思维;3岁前的思维为直觉活动思维,即思维与对客观物体的感知和行动有关。3岁以后开始有初步抽象思维,6~11岁以后儿童逐渐学会综合分析、分类比较等抽象思维方法,具有进一步独立思考的能力。

　　4. 想象的发展　新生儿无想象能力;1~2岁的儿童仅有想象的萌芽;3岁后的儿童想象内容增多,但仍为片段和零星的内容;学龄前期儿童有所发展,但仍以无意想象和再造想象为主,想象的主题也易变;学龄期儿童有意想象和创造性想象才迅速发展。

　　5. 情绪、情感的发展　婴幼儿情绪表现特点是时间短暂、反应强烈、容易变化、外显而真实。随着年龄的增长儿童对不愉快因素的耐受性逐渐增加,能够有意识地控制自己,情绪反应趋向稳定,情感也日益分化,产生信任感、安全感、责任感、荣誉感、道德感等。

　　6. 意志的发展　新生儿期无意志;婴幼儿期开始有意行动或抑制自己某些行动时即为意志的萌芽。随着年龄的增长,儿童的意志逐步形成并不断发展。积极的意志主要表现为自觉、果断、自制和坚持等;消极的意志则表现为依赖、任性、顽固和冲动等。

　　7. 个性和性格的发展　婴儿期因一切生理需要均依赖成人完成,逐渐建立对亲人的依赖性和信任感,如不能产生依恋关系,将产生不安全感。幼儿期能独立行走,说出自己的需要,自主控制大小便,故有一定自主感,但此时并未脱离对亲人的依赖,常出现违拗言行与依赖行为交替现象;学龄前期儿童生活基本能自理,主动性增强,但主动行为失败时易出现失望和内疚;学龄期儿童开始正规学习生活,重视勤奋学习的成就,如不能发现自己的学习潜力将产生自卑;青春期体格生长,性发育成熟,社会交往增多,心理适应能力增强,但容易波动,感情问题、伙伴问题、职业选择、道德价值和人生观等问题处理不当易发生性格改变。

在儿童性格的发展中，父母教育有着十分重要的影响（表2-4）。

表2-4　父母教育态度与儿童性格的关系

父母态度	儿童性格
民主	独立、大胆、机灵、善于与人交往、协作、有分析思考能力
过于严厉，经常打骂	冷酷、顽固、缺乏自信及自尊
溺爱	骄傲、自私、任性、缺乏独立性和主动性、依赖性强
父母意见分歧	两面讨好、投机取巧、易说谎
支配性	顺从、依赖、缺乏独立性

本章小结

　　本章学习重点为儿童生长发育的规律、体格生长的常用指标、儿童各阶段体格生长规律及儿童神经心理的发育特点。儿童生长发育的规律包括生长发育的连续性和阶段性、生长发育的顺序性、各器官系统生长发育的不平衡性和生长发育的个体差异性。体格生长的常用指标有体重、身高（长）、坐高（顶臀长）、头围、胸围、上臂围等。儿童各阶段体格生长规律主要包括出生至青春前期的体格生长规律和青春期的体格生长规律。儿童神经心理的发育包括儿童神经系统、感知觉、运动、语言的发育及心理活动的发展。本章学习难点为体格发育常用指标的测量方法和对儿童进行营养和生长发育状况的综合评估。在学习过程中，要学会儿童体重、身高（长）、坐高（顶臀长）、头围、胸围、上臂围的测量方法，培养护生通过测量结果对儿童的营养及生长发育状况进行综合评估的能力。

（李　研　张　梅）

思考题

　1. 某男童出生时身长是50cm，体重为3.3kg，现已4个月。

请问：

（1）该男童目前能完成哪些粗大运动和精细运动？

（2）该男童目前最可能的语言发育特点是什么？

　2. 女童，2岁。家长带她来医院儿童保健科做体检。体格检查：体重12kg，身高（长）89cm，头围48cm。

请问：

（1）如何判断该女童的发育情况？

（2）该女童的感知觉有哪些发育特征？

（3）该女童的心理活动发展特征是什么？

第三章 | 儿童营养与喂养

03章 数字资源

学习目标

1. 具有儿科护理人员所需要的严谨、细致、慎独的职业素养,较好的护患沟通与团队合作能力,尊重儿童及其家庭成员、关爱儿童、保护儿童隐私的职业态度。
2. 掌握儿童能量的需要及母乳喂养、人工喂养、部分母乳喂养、婴儿食物转换的特点与护理。
3. 熟悉儿童营养素的需要。
4. 了解幼儿、学龄前儿童、学龄儿童、青少年的营养特点及膳食安排。
5. 学会儿童喂养的方法。

营养是指人体获得和利用食物维持生命活动的整个过程。食物中经过消化吸收和代谢能够维持生命活动的物质称为营养素。营养素分为宏量营养素(包括蛋白质、脂类、碳水化合物)、微量营养素(包括矿物质和维生素)及其他膳食成分(包括膳食纤维和水)。儿童生长发育快且对营养需求高,但自身消化功能尚不完善且正确的膳食行为有待建立,因此处理好以上矛盾对儿童健康成长十分重要。

第一节　能量与营养素的需要

儿童生长发育迅速,新陈代谢旺盛,需要的能量与营养素相对较多,因此供给适合儿童生理需要的营养是促进其健康成长的重要保证。

一、能量的需要

儿童所需的能量主要来自食物中的宏量营养素。宏量营养素在体内产能分别为蛋白质 4kcal/g（16.8kJ/g），脂肪 9kcal/g（37.8kJ/g），碳水化合物 4kcal/g（16.8kJ/g）。儿童总的能量消耗包括基础代谢、食物的特殊动力作用、生长发育所需、活动消耗、排泄消耗 5 个方面。

1. 基础代谢　指机体在安静状态下，为维持生命各器官进行最基本的生理活动所需要的能量。儿童此项所需的能量比成人多，且年龄越小所需越多。婴幼儿时期基础代谢需要的能量占总能量的 50%～60%，以后随年龄增长而逐渐减少，12 岁时需要量接近成人。

2. 食物的特殊动力作用　指人体摄入食物而引起的机体能量代谢的额外增多，主要用于食物消化、吸收、转运、代谢和储存。摄入不同食物消耗的能量各不相同，蛋白质的特殊动力作用最大，为本身产生能量的 30%，碳水化合物为 6%，脂肪为 4%。婴儿食物中蛋白质含量较高，食物的特殊动力作用占总能量的 7%～8%，年长儿多食用混合食物，食物的特殊动力作用占总能量的 5% 左右。

3. 生长发育所需　生长发育所需的能量是儿童时期特有的需要，它与儿童的生长速度成正比。婴儿期体格发育速度较快，需要量相对较多，占总能量的 25%～30%，以后逐渐减低，至青春期又增加。

4. 活动消耗　儿童活动所需能量与其活动的类型、强度及持续时间有关，喜爱活动的儿童此项能量的消耗比同龄安静儿童多 3～4 倍。故活动所需能量波动较大，并随年龄增加而增加。当能量摄入不足时，儿童首先表现为活动减少，以此来减少能量消耗，保证机体基本功能和满足重要脏器的代谢。

5. 排泄消耗　正常情况下，指未被完全消化吸收的食物排出体外损失的能量，此项不超过总能量的 10%，当腹泻或消化功能紊乱时排泄消耗的能量可成倍增加。

上述 5 项能量的总和就是儿童总的能量需要。不同年龄各项能量消耗不同（图 3-1）。

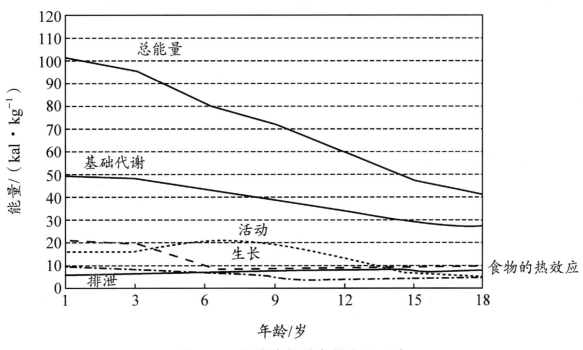

图 3-1　能量消耗随年龄变化曲线

一般6月龄及以下婴儿能量平均需要量为90kcal（376.56kJ）/（kg•d），7～12月龄为80kcal（334.72kJ）/（kg•d），1岁后以"岁"计算（表3-1）。

表3-1　中国儿童膳食能量需要量　　　　　　　　　　　单位：kcal/d

年龄/岁	身体活动水平（轻）		身体活动水平（中）		身体活动水平（重）	
	男	女	男	女	男	女
0～	—	—	90kcal/（kg•d）	90kcal/（kg•d）	—	—
0.5～	—	—	80kcal/（kg•d）	80kcal/（kg•d）	—	—
1～	—	—	900	800	—	—
2～	—	—	1 100	1 000	—	—
3～	—	—	1 250	1 200	—	—
4～	—	—	1 300	1 250	—	—
5～	—	—	1 400	1 300	—	—
6～	1 400	1 250	1 600	1 450	1 800	1 650
7～	1 500	1 350	1 700	1 550	1 900	1 750
8～	1 650	1 450	1 850	1 700	2 100	1 900
9～	1 750	1 550	2 000	1 800	2 250	2 000
10～	1 800	1 650	2 050	1 900	2 300	2 150
11～	2 050	1 800	2 350	2 050	2 600	2 300
14～17	2 500	2 000	2 850	2 300	3 200	2 550

备注：未制订参考值者用"—"表示。

二、营养素的需要

（一）宏量营养素

1. 碳水化合物　是供给能量的主要物质。儿童对碳水化合物的需要量较成人多。6个月内儿童的碳水化合物主要是乳糖、蔗糖、淀粉。2岁以上儿童膳食中碳水化合物所产生的能量应占总能量的55%～65%。碳水化合物主要来源于谷类食物。

2. 脂类　是脂肪、胆固醇和磷脂的总称。脂类是机体的第二供能营养素，是构成人体细胞的重要成分，同时还具有提供必需脂肪酸、帮助脂溶性维生素吸收、防止散热和机械保护的作用。婴幼儿饮食中脂肪供给的能量占总能量的35%～50%，需脂肪4～6g/（kg•d），随着年龄增长，脂肪供给的能量占总能量的比例逐渐下降，年长儿为25%～30%。脂类主要来源于乳类、肉类、植物油。

3. 蛋白质　是构成人体细胞、组织的基本物质，也是体液、酶和激素的重要组成部分，具有保证机体生长发育、修复组织、供给能量、维持体液渗透压等多项功能。蛋白质供给的能量占总能量的 8%～15%。儿童生长发育迅速，需要的蛋白质相对较多。新生儿期蛋白质需要较高，1 岁以内儿童蛋白质的推荐摄入量为 1.5～3g/(kg·d)，以后随年龄逐渐下降，至青春期又增加。蛋白质主要来源于乳类、蛋类、鱼、瘦肉和豆类食物。

（二）微量营养素

1. 维生素　是维持人体正常生理活动所必需的一类有机物质，在体内含量极少，多数维生素在体内不能合成或合成不足，必须由食物供给。维生素按其溶解性不同分为脂溶性（维生素 A、D、E、K）与水溶性（B 族维生素和维生素 C）两大类。其中，脂溶性维生素不溶于水，溶解于脂肪及脂肪溶剂，需有足够的脂肪才能保证其吸收，吸收后可储存于体内，不需每日供给，过量易中毒，缺乏时症状出现较迟。水溶性维生素溶于水，从尿中排泄迅速，不储存于体内，必须每日供给，过量一般不引起中毒，缺乏时症状出现迅速（表 3-2）。

表 3-2　各种维生素的作用和来源

维生素种类		作用	来源
脂溶性维生素	维生素 A	促进生长发育，维持上皮细胞的完整性，增加皮肤黏膜的抵抗力，为形成视紫红质所必需的成分，促进免疫功能	肝、牛乳、鱼肝油、胡萝卜素
	维生素 D	调节钙磷代谢，促进肠道对钙的吸收，维持血液钙浓度，有利于骨骼矿化	鱼肝油、肝、蛋黄；人皮肤依靠日光合成
	维生素 E	促进细胞成熟与分化，是一种有效的抗氧化剂	麦胚油、豆类、蔬菜
	维生素 K	由肝脏利用，合成凝血酶原	肝、蛋类、豆类、绿色蔬菜、肠内细菌合成
水溶性维生素	维生素 B$_1$	是构成脱羧辅酶的主要成分，为糖代谢所必需，维持神经、心肌的活动功能，调节胃肠蠕动，促进生长发育	米糠、麦麸、豆类、花生、酵母
	维生素 B$_2$	为辅黄酶主要成分，参与机体氧化过程，维持皮肤、口腔和眼的健康	肝、蛋类、乳类、蔬菜、酵母
	维生素 B$_6$	为转氨酶和氨基酸脱羧酶的组成成分，参与神经、氨基酸及脂肪代谢	存在于各种食物中，亦可在肠道由细菌合成
	维生素 B$_{12}$	参与核酸的合成，促进四氢叶酸的形成，促进细胞及细胞核的成熟，对造血和神经组织代谢有重要作用	肝、肾、肉等动物性食品

维生素种类	作用	来源
维生素C	参与人体羟化和还原过程,对胶原蛋白、细胞间黏合质、神经递质(去甲肾上腺素等)的合成,类固醇的羟化,氨基酸代谢,抗体及红细胞的生成等均有重要作用	各种水果及新鲜蔬菜
维生素PP(烟酸、尼克酸)	是辅酶Ⅰ及辅酶Ⅱ的组成成分,为体内氧化过程所必需;维持皮肤、黏膜和神经健康,防止烟酸缺乏症,促进消化系统功能	肝、肉类、谷类、花生、酵母
叶酸	活性形式四氢叶酸是体内转移"一碳基团"的辅酶,参与核苷酸的合成,特别是胸腺嘧啶核苷酸的合成,有造血作用;胎儿期缺乏引起神经管畸形	绿叶蔬菜、肝、肾,酵母中含量较丰富,乳类中含量次之,羊乳中含量甚少

2. 矿物质(表3-3)

(1)常量元素:指体内含量大于体重的0.01%的矿物质,如钾、钠、钙、镁、磷等。其中钠和氯在维持机体酸碱平衡与渗透压方面起重要作用;钙与磷是构成骨骼和牙齿的主要成分;钾具有维持心律、细胞内渗透压、水平衡以及调节神经肌肉兴奋性、参与酶的构成等生理功能。

(2)微量元素:指体内含量很少,含量绝大多数小于体重的0.01%的矿物质,需通过食物摄入,有一定的生理功能,如铁、铜、锌、碘、硒等。其中铁、碘、锌缺乏症是全球最主要的营养素缺乏症。

表3-3　各种元素的作用和来源

元素种类		作用	来源
常量元素	钙	为凝血因子,能降低神经、肌肉的兴奋性,是构成骨骼、牙齿的主要成分	乳类、豆类、绿叶蔬菜
	磷	是骨骼、牙齿、细胞核蛋白、各种酶的主要成分,协助糖、脂肪、蛋白质的代谢,参与缓冲系统,维持酸碱平衡	乳类、豆类、肉类、谷类
	钾	构成细胞质的要素,维持酸碱平衡,调节神经肌肉活动	果汁、紫菜、乳类、肉类
	镁	构成骨骼、牙齿成分,激活糖代谢酶,与神经肌肉兴奋性有关,为细胞内阳离子,参与细胞代谢过程	谷类、豆类、干果、肉类、乳类
	钠、氯	调节人体体液酸碱性,调节水分交换,保持渗透压平衡	食盐、新鲜食物、蛋类

元素种类		作用	来源
微量元素	铁	血红蛋白、肌红蛋白、细胞色素和其他酶系统的主要成分,帮助氧的运输	肝、蛋黄、血、豆类、肉类、绿色蔬菜
	锌	为多种酶的成分,如与能量代谢有关的碳酸酐酶,与核酸代谢有关的酶,调节 DNA 的复制转录,促进蛋白质的合成,还参与和免疫有关酶的作用	鱼、蛋类、肉类、麦胚、全谷
	铜	对红细胞血红蛋白的合成和铁的吸收起很大作用,与许多酶如细胞色素酶、氧化酶的关系密切,存在于人体红细胞、脑、肝等组织,缺乏时引起贫血	肝、肉类、鱼、豆类、全谷
	碘	为甲状腺素主要成分,缺乏时引起单纯性甲状腺肿及地方性甲状腺功能减退症	海带、紫菜、海鱼等
	硒	保护心血管,维护心肌健康,促进生长,保护视力	肝、肾、肉类、海带

（三）其他膳食成分

1. 膳食纤维　指一般不易被消化的食物营养素,包括纤维素、半纤维素、木质素、果胶、树胶等。膳食纤维在肠道不被吸收,但可吸收大肠水分,软化粪便,增加粪便体积,促进肠蠕动,防止便秘;膳食纤维在大肠被细菌分解,产生短链脂肪酸,降解胆固醇,改善肝代谢,防止肠萎缩。膳食纤维主要来源于谷类、新鲜蔬菜和水果。

2. 水　是机体的重要组成部分,人体内所有的新陈代谢和体温调节活动都需要水的参与。儿童代谢旺盛,需水量相对较多,且年龄愈小需水量相对愈多。1 岁以内儿童需水量约为 150ml/（kg·d）,以后每增长 3 岁减去 25ml/（kg·d）,至成人需 40～45ml/（kg·d）。

第二节　婴儿喂养

 工作情景与任务

导入情景:

小王是一位新妈妈,顺产后 5 天出院。小王离开医院前询问护士母乳喂养的方法、注意事项以及断奶的时间。

工作任务:

1. 请指导小王进行母乳喂养,讲解注意事项。

2. 请告知小王断奶的情况及时间安排。

婴儿生长发育快,需要充足的营养,但消化功能尚未发育完善,易发生消化功能紊乱,因此合理的喂养非常重要。婴儿喂养的方式包括母乳喂养、部分母乳喂养和人工喂养3种,其中以母乳喂养最为理想。

一、母 乳 喂 养

母乳是婴儿出生数月内最适宜的天然食品,母乳喂养是全球范围内提倡的婴儿健康饮食的重要方式,应积极指导母亲采用母乳哺育婴儿。一般健康母亲的乳汁分泌量可满足4~6个月内婴儿的营养需要。

(一)母乳的成分

1. 蛋白质　母乳生物效价高,易被婴儿利用。母乳所含必需氨基酸比例适宜。母乳蛋白质中乳清蛋白与酪蛋白比值为4:1,易被消化吸收。母乳所含18种游离氨基酸中由半胱氨酸转化而来的牛磺酸是牛乳的10~30倍,牛磺酸能促进婴儿神经系统和视网膜的发育。

2. 碳水化合物　母乳中90%的碳水化合物为乙型乳糖,有利于脑的发育;有利于双歧杆菌、乳酸杆菌生长,产生B族维生素;有利于钙、镁和氨基酸的吸收;有利于促进肠蠕动。

3. 脂肪　母乳脂肪中含不饱和脂肪酸较多,有利于婴儿神经系统的发育;含较多解脂酶,有助于脂肪的消化和吸收。母乳中宏量营养素产能比例适合(表3-4)。

表3-4　母乳与牛乳宏量营养素产能比例(100ml)

	母乳	牛乳	理想标准
碳水化合物	41%(6.9g)	29%(5.0g)	40%~50%
脂肪	50%(3.7g)	52%(4.0g)	50%
蛋白质	9%(1.5g)	19%(3.3g)	11%
能量	67kcal(280.33kJ)	69kcal(288.70kJ)	—

4. 矿物质　电解质浓度低,适应婴儿肾的不成熟发育水平,钙、磷的比例适宜(2:1),易被吸收;母乳中含低分子量的锌结合因子-配体,锌吸收率高;母乳中铁含量与牛乳相似(5×10^{-4}g/L),但母乳的铁吸收率(49%)高于牛乳(4%)。

5. 维生素　除维生素D、维生素E、维生素K外,营养状况良好的乳母可提供婴儿所需的各种维生素。母乳中维生素D含量较低,因此婴儿应补充维生素D,护士应鼓励家长尽早带婴儿进行户外活动,促进皮肤的光照合成维生素D。母乳中维生素K含量仅为牛乳的1/4,且出生时储存量低,肠道菌群未建立也不能合成维生素K_1,新生儿出生时应肌注维生素K_1,以预防维生素K_1缺乏所致出血性疾病。

6. 免疫物质　母乳中含有大量的免疫物质,特别是初乳中免疫物质含量更高,如丰富的分泌型 IgA(sIgA)、大量免疫活性细胞、较多的乳铁蛋白及溶菌酶等,对预防新生儿和婴儿感染有重要意义。

7. 生长调节因子　为一组对细胞增殖、发育起重要作用的因子,如牛磺酸、激素样蛋白(上皮生长因子、神经生长因子)、某些酶和干扰素。

(二)母乳成分的变化

母乳成分在产后不同时期及每次哺乳开始和结束都有不同的变化(表3-5)。

1. 初乳　指产后 7 日以内分泌的乳汁,量少,质地略稠而色淡黄,含脂肪少而蛋白质多,其中以免疫球蛋白为主,尤其是 sIgA。初乳含维生素 A、牛磺酸和矿物质较丰富,有利于新生儿的生长发育和提高抗感染能力。

2. 过渡乳　指产后 7 ~ 15 日分泌的乳汁,量多,含脂肪高而蛋白质和矿物质逐渐减少。

3. 成熟乳　指产后 15 日 ~ 9 个月分泌的乳汁,质较稳定,量随婴儿生长而增加。

4. 晚乳　指产后 10 个月以后分泌的乳汁,各种营养成分和量均有所下降。

表3-5　各期母乳成分　　　　　　　　　　　　　　单位:g/L

成分	初乳	过渡乳	成熟乳
碳水化合物	75.9	77.4	75.0
脂肪	28.5	43.7	32.6
蛋白质	22.5	15.6	11.5
矿物质	3.08	2.41	2.06
钙	0.33	0.29	0.35
磷	0.18	0.18	0.15

每次哺乳时乳汁的成分随时间也有变化,开始时蛋白质高而脂肪低,以后蛋白质含量逐渐降低而脂肪含量逐渐增加,结束前脂肪含量最高(表3-6)。

表3-6　各部分乳汁成分变化　　　　　　　　　　单位:g/L

成分	第一部分	第二部分	第三部分
蛋白质	11.8	9.4	7.1
脂肪	17.1	27.7	55.1

(三)母乳喂养的优点

1. 母乳中的成分营养价值高,宏量营养素比例适宜,适合婴儿消化吸收。

2. 母乳中含有多种免疫物质,能增强婴儿的抗病能力,预防感染。

3. 母乳喂养安全、经济、方便,温度适宜。

4. 母乳喂养可增进母子感情,并可密切观察婴儿细微变化,有利于婴儿身心健康和情感发展。

5. 母乳喂养可促进子宫收缩并加快其复原速度。

6. 连续哺乳6个月以上还可使乳母孕期储备的脂肪消耗,促使乳母体型逐渐恢复至孕前状态,可降低母亲2型糖尿病、卵巢癌和乳腺癌的发病风险。

（四）母乳喂养的护理

1. 产前准备　绝大部分孕妇具有哺乳的能力,要在产前做好身心两方面的准备。孕妇应充分了解母乳喂养的优点,树立母乳喂养的信心;保证合理营养;保障充足的睡眠,防止各种有害因素的影响;做好乳头保健。

2. 指导哺乳技巧

（1）尽早开奶,按需哺乳:新生儿应在出生后15分钟至2小时内尽早开奶,吸吮对乳头的刺激可反射性地促进泌乳,尽早开奶可减轻婴儿生理性黄疸,同时还可减轻生理性体重下降,减少低血糖的发生。0~2个月的婴儿应按需哺乳,通过多次吸吮刺激乳汁分泌增加。待婴儿与母亲相互协调后逐渐固定喂哺模式,一般每2~3小时喂1次,逐渐延长到每3~4小时喂1次,3个月后夜间可停1次,每天共6~7次。

（2）促进乳汁分泌:吸乳前让母亲湿热敷乳房,促进乳房血液循环。2~3分钟后,从外侧边缘向乳晕方向轻拍或者按摩乳房,促进乳房感觉神经的传导和泌乳。两侧乳房交替哺乳,每次哺乳应让乳汁排空,充分排空乳房会有效刺激催乳素分泌,产生更多乳汁。

（3）掌握正确的喂哺技巧:①哺乳前先洗净双手,用温开水清洗乳头、乳晕;②唤起婴儿最佳的进奶状态(清醒状态、有饥饿感),哺乳前让婴儿用鼻推压或用舌舔母亲的乳房,婴儿的气味、身体的接触刺激乳母的射乳反射;③哺乳时母亲应取舒适姿势,产后最初几天可取半卧位,以后宜采用坐位,哺乳一侧的脚稍抬高(置一小凳于脚下),抱婴儿于斜坐位,让婴儿的头、肩枕于哺乳侧的肘弯,用另一手呈"C"形托住乳房,使婴儿含住乳头及大部分乳晕吸吮,并能自由地用鼻呼吸。当奶流过急时,母亲可采取示指、中指轻夹乳晕两旁的"剪刀式"喂哺姿势。每次哺乳时间为15~20分钟,应根据婴儿吸吮能力和体质强弱适当调整,以吃饱为度(图3-2);④哺乳结束后,为防止溢乳,应将婴儿竖起直抱,头部紧靠母亲肩上,用手掌轻拍背部将咽下的空气排出,然后将婴儿置于右侧卧位,以防溢乳造成窒息(图3-3)。

（4）注意事项:①哺乳时应防止乳房阻塞婴儿鼻部,导致窒息;②每次哺乳应做到两侧乳房交替,应先吸空一侧,然后再吸另一侧;③哺乳期母亲应始终保持愉快的心情、有规律的生活和足够的睡眠,加强营养;④若排乳不畅或喂哺时未将乳汁吸空引起乳汁淤积时,可发生乳房小硬块(乳核),有胀痛,应及早进行局部湿热敷及轻轻按摩使其软化,并于喂乳后用吸乳器将乳汁吸尽，以防乳腺炎的发生；⑤防止发生乳头皲裂，在妊娠晚期就应经常用湿毛巾擦洗乳头，使乳头能耐受吸吮；哺乳后可挤出少许乳汁均匀地涂在乳头上，乳汁中的成分对乳头表皮有保护作用。

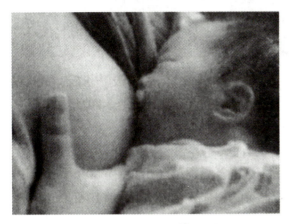

图 3-2　母乳喂养方法

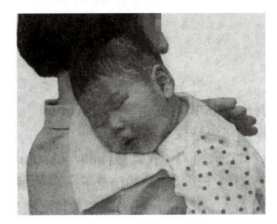

图 3-3　竖抱拍背

3. 掌握母乳喂养的禁忌　乳母感染人类免疫缺陷病毒（HIV）、患有严重疾病如活动性肺结核、精神病、恶性肿瘤或重症心、肾疾病等不宜哺乳。乳母若患急性传染病、乳腺炎时暂停哺乳，应用吸乳器将乳汁吸出。乙型肝炎的母婴传播主要发生在临产或分娩时，通过胎盘或血液传递，因此乙肝病毒携带者并非哺乳禁忌，这类患者的婴儿应在出生后24小时内给予高效乙肝免疫球蛋白，继之接受乙肝疫苗免疫接种。新生儿患有某些疾病，如半乳糖血症（一种常染色体隐性遗传病），是母乳喂养的禁忌证。

4. 把握断乳时机　随着婴儿月龄增长，母乳的量和质已不能完全满足婴儿需要，且婴儿的各项生理功能也逐步适应非流质食物，因此一般可自4～6个月起开始引入转乳期食物，同时逐步减少哺乳次数，增加引入食物的量。健康婴儿于10～12个月可完全断乳（世界卫生组织建议母乳喂养应至2岁）。

二、人 工 喂 养

人工喂养是指以配方奶或其他代乳品完全替代母乳喂养的方法，具体指4～6个月内的婴儿，母亲因各种原因不能喂哺婴儿时所采取的方法。

（一）常用乳品及代乳品

1. 配方奶　是以母乳的营养素含量及其组成为依据，对牛乳进行改造的奶制品。这种奶的营养接近母乳，但不具备母乳喂养的其他优点，尤其缺乏免疫活性物质和酶，不能代替母乳，但较兽乳或全脂奶更易消化吸收，营养更平衡、全面，应用方便，是人工喂养的首选食品。

2. 兽乳　包括牛乳、羊乳等，但其成分均不适合婴儿。

牛乳中蛋白质含量较母乳高,但多为酪蛋白,在胃中形成的凝块较大,不易消化;脂肪含量与母乳相似,所含不饱和脂肪酸少,脂肪颗粒大,缺乏脂肪酶,故较难消化吸收;乳糖含量较少,主要以甲型乳糖为主,利于大肠埃希菌生长;矿物质较多,可中和胃酸,不利于消化,并可增加肾负担;缺乏免疫物质,导致婴儿易患感染性疾病。

羊乳的营养价值与牛乳相似,蛋白质与脂肪较牛乳多,凝块较牛乳细而软,脂肪球大小接近母乳,比牛乳易于消化,叶酸含量很少,长期单纯羊乳喂养可致巨幼红细胞贫血。

人工喂养时,如选择牛乳,可通过稀释、加糖、煮沸对牛乳进行加工,矫正其缺点。稀释即加水或米汤;加糖即每100ml牛乳加糖5~8g;煮沸即用温火煮3~4分钟。

3. 代乳品 常用大豆类代乳品如豆粉及豆乳粉等,其营养价值比一般谷类高,消化吸收不如乳类,因此适用于婴儿不能进食乳类如乳清蛋白过敏、乳糖不耐受等或乳类获得困难的情况。

(二)人工喂养的护理

1. 乳量估算 一般<6月龄婴儿能量平均需要量为90kcal(376.56kJ)/(kg·d),需水量约为150ml/(kg·d)。

(1)配方奶粉:一般市售婴儿配方奶粉100g供能约500kcal(2 029kJ),配备统一规格的专业小勺。如盛4.4g配方奶粉的专用小勺,1平勺宜加入30ml温开水。以<6月龄婴儿为例,需婴儿配方奶粉18g/(kg·d)或125ml/(kg·d)。

(2)牛乳:8%糖牛奶100ml供能约100kcal(418kJ),以<6月龄婴儿为例,需8%糖牛奶90ml/(kg·d),全牛奶喂养时,因蛋白质和矿物质浓度较高,应两次喂哺之间加喂水,结合需水量150ml/(kg·d),需喂水总量为60ml/(kg·d)。

2. 喂哺次数 配方奶粉一般每2~3小时喂哺1次;因牛乳在胃中排空时间较长,故间隔时间可略长,一般每3~4小时喂哺1次。

3. 喂哺方法 哺乳前应先给婴儿换尿布、洗手。用奶瓶喂哺时,要选择开孔合适的奶嘴和奶瓶;将乳汁滴在喂哺者手背部或前臂内侧,以不烫手为宜(图3-4);将婴儿抱起置于膝上,使之呈半卧位姿势;持奶瓶为斜位,使乳汁充满奶嘴及奶瓶的前半部分进行喂哺(图3-5)。

每次喂哺时间持续15~20分钟,哺乳结束时,应参照母乳喂养法竖抱婴儿,轻拍其背部,排出空气后再将婴儿置右侧卧位。

4. 注意事项 婴儿食量存在个体差异,在初次喂奶后,要观察婴儿食欲、体重、粪便性状,随时调整奶量,婴儿获得合理营养的标志是发育良好、二便正常、吃奶后安静;加强奶具卫生,奶瓶、奶嘴、匙、盆、碗、杯等食具每次用后都要洗净、消毒;应由母亲亲自喂哺,尽量能保持目光对视,加强母婴之间的接触与沟通,增进母婴感情,有利于婴儿的心理发育。

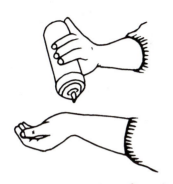

图 3-4　试乳液温度方法

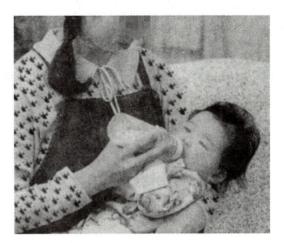

图 3-5　人工喂养法

 边学边练

实训二　儿童营养与喂养

三、部分母乳喂养

部分母乳喂养指母乳与配方奶或其他乳品同时喂养婴儿,分为补授法和代授法两种。

1. 补授法　指补充母乳量不足的方法。即母乳喂哺次数不变,每次先喂母乳,将两侧乳房吸空后,再根据婴儿需要补充配方奶或其他乳品,"缺多少补多少"。补授法可防止因吸吮刺激减少而引起母乳分泌减少。

2. 代授法　指用配方奶或其他乳品一次或数次替代母乳的方法。采用此法的母亲,仍应按时挤出或用吸乳器吸出乳汁,同时要注意全日喂哺母乳次数不宜少于 3 次,否则母乳分泌可能迅速减少。母乳喂养婴儿准备断离母乳开始引入配方奶或兽乳时宜采用代授法。即在某一次母乳喂养时,有意减少喂哺母乳量,增加配方奶量或兽乳,逐渐替代此次母乳量。依此类推,直到完全替代所有的母乳。

四、婴儿食物转换

随着婴儿的生长发育逐渐成熟,需要进入到由出生时的纯乳类食物向固体食物转换的转乳期。婴儿的食物转换过程是培养婴儿对其他食物的兴趣,让其逐渐适应各种食物的味道,并培养其自行进食能力及良好的饮食习惯,最终顺利地由进食乳类为主的食物过渡到进食固体类为主的食物。

1. 不同喂养方式婴儿的食物转换　不同喂养方式婴儿的食物转换略有不同。纯母乳喂养婴儿的食物转换是逐步用配方奶或兽乳完全替代母乳,同时引入其他食物;部分母乳喂养和人工喂养婴儿的食物转换是逐步引入其他食物。

2. 食物转换的原则　引入食物的质和量要循序渐进,应遵循由少到多、由稀到稠、由细到粗、由一种到多种的原则,并根据婴儿的消化情况而定。天气炎热和婴儿患病时应暂停引入新食物。食物转换时应先选择易于消化吸收、不易引发过敏又能满足婴儿生长发育需要的食物。

3. 食物转换的步骤和方法　除母乳或配方乳外,过渡到成人固体食物所引入的富含能量和各种营养素的食物为转乳期食物(也称辅助食物)。应根据婴儿发育情况、消化系统成熟程度决定引入食物的种类,具体步骤和方法见表3-7。

表3-7　转乳期食物的引入

月龄	食物形状	引入的食物	餐数		进食技能
			主餐	辅餐	
4～6个月	泥状食物	含铁配方米粉、配方奶、菜泥、水果泥	6次奶(断夜间奶)	逐渐加至1次	用勺喂
7～9个月	末状食物	粥、烂面条、烤馒头片、饼干、鱼、肝泥、肉末	4次奶	1餐饭1次水果	学用杯
10～12个月	碎食物	软饭、面条、馒头、碎肉、碎菜、豆制品、带馅食品	3餐饭	2～3次奶1次水果	抓食断奶瓶自用勺

 课堂讨论

妈妈带着7个月的女儿来医院儿童保健科咨询,女儿一直母乳喂养,但妈妈最近发现自己的奶量逐渐减少,已经不能满足女儿的需要,想要给女儿添加转乳期食物。请问:如何给这位妈妈进行婴儿转乳期食物添加的保健指导?

第三节　幼儿营养

一、营养特点

1岁以后幼儿生长速度减慢,仍处于快速生长发育的时期,仍需保证充足的能量和优质蛋白质的摄入。幼儿神经心理发育迅速,充满好奇心,表现出探索性行为,进食时也表现出强烈的自我进食欲望,应允许幼儿参与进食,培养其独立进食的能力。幼儿喜好模仿,家庭成员进食的行为和对食物的反应可作为幼儿的榜样,家长应注意培养幼儿良好的进食习惯。幼儿的进食技能与婴儿期的训练有关,错过训练吞咽、咀嚼的关键期或长期进食过细的食物,会使幼儿不愿吃固体食物。

二、膳食安排及进食技能培养

幼儿膳食中应供给足够的能量,蛋白质每日需摄入 40g 左右,其中优质蛋白应占总蛋白的 1/2。蛋白质、脂肪和碳水化合物产能所占比例为 10%~15%、30%~35%、50%~60%。食物种类多样化,注意肉类、蛋类、鱼、豆制品、水果、蔬菜的供给。保证每天摄入乳类 500ml 左右。食物制作要软、细、碎、烂,烹调时应低盐,不放花椒、辣椒等刺激性调味品。每日可在 3 次正餐中再加 1~2 次点心。进餐环境要清洁整齐,幼儿最好能与大人共同进餐。培养幼儿 2 岁后自我自由进食,不规定进食方法,不强迫进食。

第四节　学龄前儿童营养

一、营　养　特　点

学龄前儿童生长发育平稳发展,仍需要充足营养素。口腔功能较成熟,消化功能逐渐接近成年人,已可进食成人食物。学龄前儿童进入幼儿园集体生活,应培养儿童良好的饮食习惯。功能性便秘、营养性缺铁性贫血、肥胖在该年龄段发病率较高,应得到足够的重视。

二、膳　食　建　议

学龄前儿童的膳食应以谷类食物为主,并适当注意粗细粮的合理搭配。蛋白质每天 30~35g,蛋白质供能占总能量的 14%~15%,并建议一半来源于动物性蛋白质;每天摄入乳类 300~400ml,常吃豆制品。注意每天进食适量的膳食纤维,全麦面包、麦片粥、蔬菜是膳食纤维的主要来源。膳食应清淡少盐,少油煎、油炸食物及高糖饮料,科学吃零食。学习遵守餐桌礼仪,鼓励儿童参与餐前准备工作,注意口腔卫生。食量与体力活动要平衡,保证体重增长。不挑食、不偏食,培养良好的饮食习惯。

第五节　学龄儿童和青少年营养

一、营　养　特　点

多数学龄儿童体格仍维持稳步的增长,口腔咀嚼和吞咽功能发育成熟,消化吸收能力基本达成人水平。学龄儿童学习任务重,活动量大,能量摄入量需满足其生长速度、体育活动的需要。青少年时期是生长发育的第二高峰,总能量的 20%～30% 用于生长发育;骨骼快速生长,矿物质如钙的需求量要大;各种维生素的需要亦增加。家庭、同伴、教师、媒体等因素影响着学龄期儿童特别是青少年的饮食行为。注意营养性缺铁性贫血、神经性厌食、超重或肥胖症的及早预防。

二、膳食安排与营养知识教育

学龄儿童、青少年的膳食安排与成人相同,需保证足够的能量和蛋白质的摄入,主食宜选用可保留 B 族维生素的粗加工的谷类,食物种类多样性,搭配合理;提供含钙丰富的食物,如乳类和豆制品。

普及学龄儿童、青少年有关预防营养性疾病的知识,使学龄儿童、青少年学会选择有益健康的食物。如普及平衡膳食,养成良好饮食习惯,预防肥胖症、糖尿病、心脏病和高血压等知识。

本章小结

本章学习重点为能量的需要及母乳喂养、人工喂养、部分母乳喂养、婴儿食物转换的特点与护理。儿童总的能量消耗包括基础代谢、食物的特殊动力作用、生长发育所需、活动消耗、排泄消耗 5 个方面。母乳是婴儿最适宜的天然食品,应积极指导母亲采用母乳喂哺婴儿。人工喂养是指以配方奶或其他代乳品完全替代母乳喂养的方法,具体指 4～6 个月内的婴儿,母亲因各种原因不能喂哺婴儿时所采取的方法。部分母乳喂养指母乳与配方奶或其他乳品同时喂养婴儿,分为补授法和代授法两种。食物转换过程中,引入食物的质和量要循序渐进,应遵循由少到多、由稀到稠、由细到粗、由一种到多种的原则。本章学习难点为人工喂养的特点与护理。在学习过程中,要学会母乳喂养法、配方奶的配制方法、奶瓶喂哺法,培养护生具有针对儿童具体情况选择合适的喂养方法的能力。

（张　梅　李　研）

 思考题

1. 足月出生的新生儿,出生时体重 3.2kg,身长 50cm,哭声响亮,面色红润。请问:
（1）该新生儿最合适的喂养方式是什么?
（2）母乳喂养的禁忌是什么?

2. 女婴,现 6 个月,体重 6.8kg,身长 68cm,面色红润,食欲、睡眠良好,家长来医院儿童保健科咨询食物转换的相关知识。请问:

（1）婴儿食物转换的原则有哪些?

（2）该女婴此时需要引入的转乳期食物是什么?

第四章 │ 儿童保健和疾病预防

04章 数字资源

1. 具有儿科护理人员所需要的严谨、细致、慎独的职业素养,较好的护患沟通与团队合作能力,尊重儿童及其家庭成员、关爱儿童、保护儿童隐私的职业态度。
2. 掌握计划免疫程序。
3. 熟悉不同年龄期儿童的保健特点;儿童体格锻炼常见的方式;预防接种的注意事项及预防接种后的反应及处理。
4. 了解儿童游戏的功能;常见事故伤害发生的原因及预防措施;计划免疫的基本概念。
5. 学会根据儿童的实际情况,制订合适的保健要点;指导家长选择适合儿童的玩具、游戏或体格锻炼方法;指导家长正确处理预防接种后的反应。

儿童保健是根据儿童各年龄阶段生长发育的规律、特点,为提高儿童免疫力,增强儿童体质,降低发病率,降低死亡率而采取的各种有效措施。熟悉和掌握这些保健要点,对儿童健康成长尤为重要。本章重点介绍不同年龄期儿童的保健特点,儿童游戏、体格锻炼和事故伤害预防,儿童计划免疫的相关知识。

第一节 不同年龄期儿童的保健特点

(一)胎儿期保健

此期保健重点是孕母的保健,通过对孕母的产前保健达到对胎儿的保健目的。

1. 预防遗传性疾病与先天畸形 应大力提倡和普及婚前男女双方检查及遗传咨询,禁止近亲结婚。应避免接触放射线和铅、汞、苯、有机磷农药等化学毒物;避免吸烟、酗酒及滥用药物;高危产妇除定期产前检查外,应加强观察,一旦出现异常,及时就诊。

2. 保证充足营养　孕母应注意膳食搭配,保证营养均衡摄入,特别是妊娠后期应加强铁、钙、锌、维生素D等营养素的补充。

 知识窗

增补叶酸预防神经管缺陷项目

叶酸缺乏可导致无脑儿、脊柱裂等神经管缺陷发生率增加,已被医学所证实。为减少神经管缺陷发生,国家为农村地区育龄妇女在怀孕前3个月和怀孕后3个月免费增补叶酸。通过实施该项目,我国神经管缺陷的发生率大幅下降。

3. 预防感染　包括孕期及分娩时。孕妇早期应预防弓形虫、风疹病毒、巨细胞病毒及单纯疱疹病毒的感染,以免造成胎儿畸形及宫内发育不良。分娩时应预防来自产道的感染,以免影响即将出生的新生儿。

4. 给予良好的生活环境,避免环境污染,注意劳逸结合,减少精神负担和心理压力。

5. 避免妊娠合并症　加强高危孕妇的随访,预防流产、早产及其他异常产的发生。

（二）新生儿期保健

新生儿各器官系统发育不完善,适应和调节功能差,应加强喂养、保暖及预防感染。新生儿保健重点在出生后第1周。

1. 护理　新生儿娩出后应迅速清理口腔内黏液,保证呼吸道通畅;严格消毒、结扎脐带;记录出生时阿普加评分(Apgar score)、体温、呼吸、心率、体重与身长。应接种卡介苗和乙型肝炎疫苗。新生儿应着棉制的宽松衣物,每天洗澡保持皮肤清洁,注意脐部护理,预防感染,注意臀部护理,清洁后及时给予疏水的护臀膏,避免臀部皮肤糜烂、感染。新生儿睡眠时建议采用仰卧位睡姿,要注意防止窒息。父母应多与婴儿交流、多抚摸婴儿,有利于亲子早期的情感交流。应尽量避免过多的外来人员接触新生儿。

2. 保暖　新生儿房间应阳光充足,空气清新,通风良好。室温保持在22～24℃,湿度以55%～65%为宜;保持新生儿体温正常稳定。不同季节应该注意及时调节温度,增减衣被。

3. 喂养　新生儿出生后,应该尽早吸吮母乳,早期吸吮可以促使母乳分泌,提高母乳喂养率。足月新生儿出生后几天即开始补充维生素D(400IU/d),同时应注意因维生素K缺乏而发生的出血性疾病。母乳喂养的婴儿应该尽量避免使用容易通过乳汁影响婴儿健康的药物。

4. 新生儿疾病筛查　包括苯丙酮尿症、先天性甲状腺功能减退症等在内的遗传代谢疾病的筛查;新生儿听力筛查,以期在早期发现听力障碍并及时干预,避免语言能力受到损害。目前也逐渐推荐进行发育性髋关节发育不良以及先天性心脏病的早期筛查。

5. 家庭访视　新生儿期一般访视3～4次,高危儿或检查发现有异常者适当增加访视次数。访视的内容包括：①出生时的情况；②回家后的生活情况；③预防接种情况；④营养与护理指导；⑤体重测量；⑥体格检查，重点应注意有无产伤、黄疸、畸形、皮肤与脐部感染等；⑦咨询及指导。如在访视中发现严重问题应立即转医院诊治。

（三）婴儿期保健

婴儿期是生长发育的第一个高峰期，这时婴儿从母体获得的免疫球蛋白 IgG 逐渐降低，此期的保健重点是保证充足营养及预防感染。

1. 合理喂养　4～6个月以内婴儿宜母乳喂养，根据婴儿具体情况指导断乳。对人工喂养或部分母乳喂养者应首选配方奶粉。6个月以上婴儿要及时给予转乳食品，为断奶做准备。断奶应采取渐进的方式，以春、秋两季较为适宜。

2. 日常护理　每日给婴儿擦洗或温水浴。婴儿的衣服应简单、宽松，以利于穿脱和四肢活动。保证儿童睡眠时间，6个月前每天睡 15～20个小时，1岁时每天睡 15～16个小时。乳牙萌出时，指导家长用软布或指套牙刷帮助婴儿清洁牙齿。

3. 预防疾病和意外　应按时完成基础免疫；定期进行体格检查，6个月内的婴儿每月体检1次，7～12个月的婴儿每2～3个月体检1次；进行生长发育监测，尽早发现营养不良、佝偻病、贫血等疾病，并及时干预和治疗。意外事故是婴儿最常见的死因之一，包括异物吸入、窒息、中毒、烧伤和烫伤、溺水、跌伤等，应注意预防。

4. 早期教育　早期培养如睡眠、饮食、排便及卫生习惯等。提供视觉、触觉、听觉等刺激活动，促进感知觉、语言和动作的发育。

5. 户外活动　家长应每日带婴儿进行户外活动，呼吸新鲜空气和晒太阳，以增强体质和预防佝偻病的发生。还可进行皮肤抚触、被动体操等活动。

 知识窗

捂热综合征

捂热综合征又称"婴儿蒙被缺氧综合征"，是由于过度保暖、捂闷过久引起婴儿高热、缺氧、大汗、脱水、抽搐、昏迷，乃至呼吸、循环衰竭的一种冬季常见急症，每年11月至次年4月为发病高峰期。1岁以内的婴儿，特别是新生儿，若不注意科学护理，最易诱发此症。

婴儿体温调节中枢尚未发育完善，排汗散热功能弱，反应能力较差。包盖过紧、过严、过厚时，婴儿无力摆脱不利环境，出现高热、大汗淋漓，严重者会造成水和电解质紊乱，甚至循环衰竭。此时，若室内通风不良或空气污浊，还将引起婴儿呼吸困难，甚至呼吸衰竭、惊厥或昏迷。若抢救不及时，很快出现休克乃至死亡。侥幸存活的婴儿，可能出现智力低下、运动障碍、聋哑、癫痫等严重后遗症。

（四）幼儿期保健

由于感知能力和自我意识的发展，对周围环境产生好奇、乐于模仿，幼儿期是社会心理发育最为迅速的时期。免疫功能仍不健全，对危险事物的识别能力差，感染性和传染性疾病发病率仍较高，事故发生率增加。

1. 合理膳食搭配、安排规律生活　幼儿需要提供丰富、平衡的膳食，保证体格发育；要培养良好的进食行为和卫生习惯。鼓励幼儿自己用餐具进餐、按时进餐、每次进餐时间不宜超过 30 分钟，不吃零食、不偏食挑食；培养幼儿的独立生活能力，安排规律生活，养成良好的生活习惯，如睡眠、进食、排便、沐浴、游戏、户外活动等，须保证每日睡眠 10～12 个小时，白天小睡 1～2 次。

2. 促进语言及各种能力的发展　幼儿期是语言发展的关键时期，父母应该重视与幼儿的交流、利用各种游戏、故事情景帮助幼儿的语言发展。适当地增加户外运动的时间，让幼儿有充分的机会发展运动能力。幼儿期是儿童心理行为发育的关键期，父母除了正确引导以外，还需要注意自己的言行，给幼儿树立一个良好的榜样。

3. 定期体检、预防疾病　进行生长发育监测，预防肥胖、营养不良等营养性疾病的发生。每 3～6 个月体检 1 次，筛查缺铁性贫血，进行眼保健和口腔保健。定期进行预防接种，预防异物吸入、烫伤、跌伤等意外伤害的发生。

4. 体格锻炼　坚持户外活动，进行"三浴"（日光浴、空气浴、水浴）锻炼，做简单的体操和游戏，如幼儿模仿操、丢手绢、滚球等。

5. 防治常见的心理行为问题　幼儿常见的心理行为问题包括违抗、发脾气和破坏性行为等，应针对原因采取有效措施。

（五）学龄前期保健

学龄前期是儿童性格形成的关键时期，智力发展快，独立活动范围大，具有较大的可塑性。应加强早期教育，培养儿童良好的学习习惯，想象与思维能力，使之具有优良的心理素质。

1. 合理膳食、保证营养　供给平衡的膳食，保证食物多样化以促进食欲，同时需要保证乳类的摄入。这一阶段儿童大部分在幼儿园，每天适合安排 3 餐主食、1～2 餐点心。优质蛋白的比例占总蛋白的 1/2。

2. 培养良好的生活习惯　学龄前期儿童已有部分自理能力，虽然在进食、洗脸、刷牙时动作不协调，常需他人帮助，但应给予鼓励，不能包办。每日保证 11～12 小时的睡眠时间。

3. 定期体检、预防疾病　每 6～12 个月进行一次体检，继续使用生长发育监测图监测营养状况。筛查缺铁性贫血，做好眼保健、口腔保健，定期进行免疫接种，预防溺水、外伤、误服药物以及食物中毒等意外伤害。

4. 学前教育　学前教育不应该单纯是知识的灌输，甚至是把小学的课程提前至学前进行教学。这样不仅会影响学习效率，更有可能使得儿童因为挫败感而丧失对学习的兴趣。此期应该是以游戏的方式培养学龄前期儿童的思维能力和想象力、创造力，同时注意培养儿童良好的学习习惯,使儿童养成讲卫生、讲礼貌的好习惯并具有爱集体、爱劳动的道德品质。

5. 防治常见的心理行为问题　学龄前儿童常见的心理行为问题包括吮拇指、咬指甲、遗尿、攻击性或破坏性行为等,应针对原因采取有效措施。

（六）学龄期保健

学龄期是儿童接受科学文化教育的重要时期,也是儿童心理发展上的一个重大转折时期,周围环境对其影响较大。

1. 加强营养,合理安排作息时间　膳食中注意荤素搭配,保证优质蛋白的摄入,多吃富含钙的食品以保证身体快速生长的需要。学龄期儿童睡眠应保证在 10 小时以上,每天应该保证 60 分钟以上的中高强度身体活动,每天看电子屏幕时间限制在 2 小时以内。

2. 提供良好学习环境,培养良好学习习惯　家长与老师多沟通,为学龄期儿童创造良好的学习环境与氛围,培养学龄期儿童对学习的兴趣。培养学龄期儿童自我管理的能力,家长不要事事包办。注意学龄期儿童看书写字的姿势,积极预防近视、斜视等。

3. 积极参加体育锻炼,增加防病抗病能力　鼓励学龄期儿童多参加户外运动及活动,积极参加体育锻炼,增强体质,增加机体抵抗能力。

4. 预防疾病和意外　继续按时预防接种,每年进行体格检查 1 次,宣传常见传染病的预防知识。除了预防缺铁性贫血、肥胖等营养性疾病以外,还应积极预防屈光不正、龋齿等常见病的发生;尤其需要密切注意学龄期儿童的心理行为问题。预防车祸、溺水、外伤或骨折等,积极进行法制教育,普及交通规则和意外伤害的防范知识。

5. 防治常见的心理行为问题　学龄儿童常见的心理行为问题是对学校的不适应,表现为焦虑、恐惧或拒绝上学。家长一定要查明原因,采取相应措施。同时,需要学校和家长相互配合,帮助儿童适应学校生活。

（七）青春期保健

青春期是生长发育的第二个高峰期,是由儿童过渡到成人的时期,也是人的一生中决定体格、体质、心理和智力发育发展的关键时期。

1. 合理营养　青春期是体格发育的高峰时期,合理的营养非常重要,必须保证能量、优质蛋白以及维生素和矿物质(如铁、钙、碘)的摄入。及时发现青少年的心理问题,正确疏导,避免营养不良以及厌食症的发生。

2. 积极参加身体活动　每天至少累计达到 60 分钟的中高强度身体活动,包括每周至少 3 天的高强度身体活动和增强肌肉力量、骨骼健康的抗阻活动;每天看电子屏幕时间限制在 2 小时内,鼓励青少年更多地动起来。

3. 重视心理卫生的咨询　青少年处于第二个生理违拗期,家长及老师需要正确认识这一特点,善于理解和帮助青少年。避免粗暴的教育,要善于与青少年交流,善于引导并培养青少年正确的人生观、价值观,帮助青少年提高承受压力、应对挫折的能力,帮助青少年正确认识社会的不良现象,提高是非辨别能力。

4. 正确的性教育　　通过课堂教育等帮助青少年正确认识性发育,防止早恋及过早发生性行为。

5. 预防疾病和意外　　定期进行健康检查,重点防治结核病、风湿病、沙眼、龋齿、肥胖、屈光不正、缺铁性贫血和脊柱弯曲等疾病。此期常发生的意外伤害包括车祸、溺水、外伤或骨折等,应继续进行安全教育。

6. 防治常见的心理行为问题　　青少年最常见的心理行为问题是多种原因引发的出走、对自我形象不满等。家长及社会应给予重视,并积极采取措施解决问题。

第二节　儿　童　游　戏

游戏是儿童生活中的一个重要组成部分,是儿童与他人沟通的一种重要方式。通过游戏,儿童能识别自我及外界环境,发展智力及动作的协调性,初步建立社会交往模式,学会解决简单的人际关系问题等。

一、游戏的功能

游戏能促进儿童的身心发育,其作用包括:

1. 促进儿童感觉运动功能的发展及体格发育　　通过捉迷藏、骑车、踢足球等游戏,儿童的视、听、触等感觉功能及走、跑、跳等运动能力得到大力发展,动作的协调性越来越好,复杂性越来越高。同时,这些游戏增加了儿童的活动量,促进了儿童体格生长。

2. 促进儿童智力的发展　　通过游戏,儿童可以学习识别物品的颜色、形状、大小、质地及用途,理解数字的含义,了解空间及时间等抽象概念,增进语言表达能力及技巧,获得解决简单问题的能力。

3. 促进儿童的社会化及自我认同　　通过一些集体游戏,儿童学会与他人分享,关心集体,认识自己在集体中所处的地位,并能适应自己的社会角色;同时,儿童在游戏中能够测试自己的能力并逐渐调整自己的行为举止,遵守社会所接受的各种行为准则,如公平、诚实、自制、关心他人等,建立一定的社会关系,并学习解决相应的人际关系问题。婴幼儿还可通过游戏探索自己的身体,并把自己与外界环境分开。

4. 促进儿童的创造性　　游戏为儿童的创造性提供了机会。在游戏中,儿童可以充分发挥自己的想象,发明新的游戏方法,塑造新的模型,绘制新的图案等。不管结果如何,成人如对他们的想法或试验经常给予鼓励,将有助于其创造力的发展。

5. 治疗性价值　　对于住院患儿来说,游戏为患儿提供了发泄不良情绪,缓解其紧张或压力的机会;为护理人员提供了观察患儿病情变化,了解患儿对疾病的认识程度、对住院、治疗及护理等经历的感受的机会,同时,它还为护理人员向患儿解释治疗和护理过程、进行健康教育等提供了机会。

二、不同年龄阶段游戏的特点

1. 婴儿期 主要通过抓握、抱持、爬行和走的方式进行游戏。婴儿早期游戏需要大人的陪伴和参与,后期逐渐演变为单独性游戏。婴儿游戏的主要内容往往就是自己的身体,玩手脚、翻身、爬行和学步等身体动作能带来极大的乐趣,喉部发出的各种声响也使其无比兴奋,婴儿喜欢用眼、口、手来探索陌生事物,对一些颜色鲜艳、能发出声响的玩具感兴趣。

2. 幼儿期 属于运用玩具的阶段,游戏的形式转变为平行性游戏,即幼儿与其他小朋友一起玩耍,但没有联合或合作性行动,玩伴之间偶有语言的沟通和玩具的交换。玩水、沙土、橡皮泥,在纸上随意涂画,随音乐手舞足蹈,唱简单的歌谣,翻看故事书或看动画片等是幼儿喜欢的游戏。因此,应安排适当的户外活动以满足幼儿的需求。

3. 学龄前期 多为联合性或合作性游戏。许多儿童共同参加一个游戏,彼此能够交换意见并相互影响,但游戏团体没有严谨的组织、明确的领袖和共同的目标,每个儿童可以按照自己的意愿去表现。此期儿童的想象力非常丰富,模仿性强,如玩"过家家"等。绘画、搭积木、剪贴和做模型的复杂性、技巧性明显增加。

4. 学龄期 多为竞赛性游戏。儿童在游戏中制订一些规则,彼此遵守,并进行角色分工,以完成某个目标,如制造某个东西、完成一项比赛或表演等。游戏的竞争性和合作性高度发展,并出现游戏的中心人物。此期儿童希望有更多的时间与同伴一起玩耍。如6～8岁儿童喜欢扮演一些他们所了解的不同职业的人员角色。学龄儿童开始收集他们认为不平常的东西,如石子、各种图片等,并且喜欢读较简单有趣的故事书。活动内容有骑车、游泳、溜冰、踢足球、跳绳,以及看电视、玩游戏机、弹奏乐器和绘画等。

5. 青春期 青少年的游戏内容因性别而有很大的差异。女童一般对社交性活动感兴趣,喜欢参加聚会,爱看小说、电影及电视节目,并与朋友讨论自己的感受。男童则喜欢运动中的竞争及胜利感,对机械和电器装置感兴趣。青少年对父母的依赖进一步减少,愿意花更多的时间与朋友在一起,他们主要从朋友处获得自我认同感。

第三节　体格锻炼

体格锻炼是促进儿童健康成长、增强体质的重要措施,可锻炼儿童的意志,促进德、智、体、美、劳全面发展。儿童体格锻炼的形式多种多样,必须根据其生理解剖特点安排适宜的锻炼内容、运动量、环境及用具。应充分利用自然因素,如阳光、空气和水进行锻炼。

(一)户外活动

一年四季均可进行,可增强儿童体温调节功能及对外界气温变化的适应能力,同时可促进儿童生长及预防佝偻病的发生。婴儿出生后应尽早户外活动,到人少处接触新鲜空气。户外活动时间由开始每日1～2次,每次10～15分钟,逐渐延长至1～2小时。年长儿除恶劣气候外,应多在户外玩耍。外出时,衣着适宜,避免过多。

(二)皮肤锻炼

1. 婴儿抚触 抚触可刺激皮肤,有益于循环、呼吸、消化、肢体肌肉的放松与活动。皮肤抚触不仅给婴儿以愉快的刺激,同时也是父母与婴儿之间最好的交流方式之一。抚触可以从新生儿期开始,一般在婴儿洗澡后进行,抚触时房间温度要适宜,每日1～2次,每次10～15分钟,抚触力度应逐渐增加,以婴儿舒适合作为宜。

2. 空气浴 空气浴可促进机体新陈代谢、促进呼吸系统功能,增强心脏的活动。健康儿童从出生时即可进行。可先在室内进行,预先做好通风换气使室内空气新鲜,室温不低于20℃,逐渐减少衣服至只穿短裤,习惯后可移至户外。宜从夏季开始,随着气温的降低,使机体逐步适应。以在饭后0.5～1小时进行较好,每日1～2次,每次2～3分钟,逐渐延长至夏季2～3小时,冬季以20～25分钟为宜,室温每4～5天下降1℃。一般3岁以下及体弱儿,气温不宜低于15℃,3～7岁不低于12～14℃,学龄儿可降至10～12℃。空气浴可结合儿童游戏或体育活动进行,儿童脱衣后先用干毛巾擦全身皮肤至微红以做准备。空气浴过程中要随时观察儿童反应,若儿童有寒冷的表现,如口唇发青、皮肤苍白等,应立即穿衣。

3. 日光浴 日光中的紫外线能将皮肤中的7-脱氢胆固醇变成维生素D,可预防佝偻病;红外线能透过表皮达到深部组织,使血管扩张,血流加快,血液循环改善。日光浴适于1岁以上的儿童,宜在气温22℃以上且无大风时进行。夏季以早餐后1～1.5小时最佳,在上午8～9时左右;春、秋季节可在上午10～12时进行。儿童应躺在树荫或凉棚下,空气流通又无强风处进行,头戴白帽,眼带遮阳镜。先晒背部,再晒身体两侧,最后晒胸腹部。开始时每侧晒半分钟,以后逐渐增加,每次日光浴时间不超过20～30分钟。不满5岁的儿童可以配合安静的游戏如玩积木等。一般日光浴前应进行一段时间的空气浴,日光浴时应避免日光直射,如出现头晕头痛、虚弱感、神经兴奋等情况应限制日光照射量或停止进行。

4. 水浴 利用水的温度及水对肌肤的摩擦力,可刺激机体皮肤血管收缩或舒张,促进机体的血液循环、新陈代谢及体温调节,提高机体的应激和调节能力。水浴方法有多种,可根据儿童的年龄和体质状况进行选择。

(1)温水浴:温水浴可保持皮肤清洁,促进新陈代谢,增加食欲,有利于睡眠和生长发育,有益于抵抗疾病。新生儿在脐带脱落后即可进行温水浴,室温22～24℃,水温在35～37℃。每日1～2次,每次浸泡时间5分钟左右。浴毕可用较冷的水(33～35℃)冲淋儿童,随即擦干,用温暖毛巾包裹,穿好衣服。冬季要注意室温、水温,做好温水浴前的准备工作,减少体表热能散发。

(2)擦浴:适用于7～8个月以上的婴儿。擦浴时室温应保持在16～18℃,开始水温可为32～33℃,待婴儿适应后,每隔2～3天降1℃,水温可逐渐降至26℃。先将吸水性好而软硬适中的毛巾浸入水中，拧半干，然后在婴儿四肢做向心性擦浴，擦毕再用干毛巾擦至皮肤微红。擦浴时其他不擦部位要用大毛巾包裹好，擦完后让婴儿静卧10~15分钟。

（3）淋浴：适用于3岁以上的儿童，效果比擦浴好。每日1次，每次冲淋身体20~40秒钟，室温保持在18~20℃，水温35~36℃。淋浴时，儿童立于有少量温水的盆中，从上肢到胸背、下肢，不可冲淋头部。浴后用干毛巾擦磨至全身皮肤微红。待儿童适应后，年幼儿可逐渐将水温降至26~28℃，年长儿可降至24~26℃。

（4）游泳：有条件者可从小训练，应有成人在旁看护。浴场应选择水质清洁、附近无污染源的地方或游泳池。气温不应低于24~26℃，水温不低于25℃。开始时间每次1~2分钟，逐渐延长。若有寒冷感或寒战等不良反应要立即出水。空腹与饱食后均不宜立即游泳，下水前适当作热身运动，出水后尽快擦干全身，注意保暖。

（三）体育运动

1. 婴儿被动操　适合于2~6个月的婴儿，完全在成人帮助下进行四肢伸屈运动。可促进婴儿大运动的发育、改善血液循环。每日1~2次，逐渐过渡到主动操。

2. 婴儿主动操　适用于7~12个月的婴儿，在成人适当扶持下，婴儿有部分主动动作。可训练婴儿爬、坐、仰卧起身、扶站、扶走、双手取物等动作，扩大婴儿视野，促进智力发展。

3. 幼儿体操　对12~18个月尚不会走路或独走不稳的幼儿，在成人的扶持下，主要锻炼走、前进、后退、平衡、扶物过障碍物等动作，如竹竿操。幼儿模仿操适用于18个月~3岁的幼儿，可配合儿歌或音乐进行有节奏的运动。

4. 儿童体操　如广播体操、健美操，适用于3~6岁的儿童，以增加大肌群、肩胛带、背及腹肌的运动，以及手足动作的协调性。在集体儿童机构中，应每日按时进行广播体操，四季持之以恒。

5. 田径及球类　年长儿可利用器械进行锻炼，如木马、滑梯，还可进行各种田径活动、球类、舞蹈、跳绳等。

第四节　事故伤害预防

事故伤害是指因各种因素综合作用而引起的人体损伤。它已成为威胁儿童健康和生命的主要问题，是5岁以下儿童死亡的首位原因。事故伤害是可预防的。

（一）窒息与异物进入机体

1. 窒息的原因　窒息是3个月内婴儿较常见的事故，多发生于严冬季节。如婴儿包裹过严，床上的大毛巾等物品不慎盖在婴儿脸上，或因母亲与婴儿同床，熟睡后误将身体或被子捂住婴儿的脸部而导致婴儿窒息等。另外，婴儿易发生溢奶，如家长未能及时发现，婴儿可将奶液或奶块呛入气管引起窒息。

2. 异物进入机体的可能　由于婴幼儿的好奇心重，在玩耍时，他们可能会将小物品如豆类、塑料小玩具、硬币、纽扣等塞入鼻腔、外耳道或放入口内,从而引起这些部位异物进入,多见于1~5岁儿童。呼吸道异物则多见于学龄前儿童。儿童将果冻、瓜子、花生等放入口中,因哭闹、嬉笑或突然的惊吓而引起深吸气,使异物进入呼吸道;饮食时不慎将枣核、鱼刺、骨头等吞下,也有因成人喂药不当而引起。

3. 预防措施

(1)看护婴幼儿时,必须做到"放手不放眼,放眼不放心"。对易发生事故的情况有预见性。

(2)小婴儿要注意盖被,保持口、鼻不被堵塞;避免躺着给婴儿喂奶,以防母亲乳房堵住婴儿口鼻;婴儿与母亲分床睡时,婴儿床上无杂物。

(3)培养儿童良好的饮食习惯,细嚼慢咽,以免将鱼刺、骨头或果核吞入。儿童在进餐时成人切勿惊吓、逗乐、责骂儿童,以免儿童大笑、大哭而将食物吸入气管。

(4)不给婴幼儿整粒的瓜子、花生、豆子及带刺、带骨、带核的食品。

(5)危险物品要放在儿童不易取到的地方;不给儿童玩体积小、锐利、带有毒性物质的玩具及物品,如小珠子、纽扣、棋子、别针、图钉、硬币、小刀、剪刀等,以免塞入耳、鼻或放入口中误吞,造成耳、鼻、气管及食管异物,刺伤、割伤及中毒等。

(二)中毒

引起儿童中毒的物品较多,常见的急性中毒物品包括食物、有毒动植物、药物、化学物品等。儿童中毒的预防措施有:

1. 保证儿童食物的清洁和新鲜,防止食物在制作、储备、运输、出售过程中处理不当所致的细菌性食物中毒;腐败变质及过期的食品不能食用;生吃蔬菜瓜果要洗净。

2. 教育儿童勿随便采集植物及野果,避免食用有毒的植物,如毒蘑菇、含氰果仁(苦杏仁、桃仁、李仁等)、白果仁(白果二酸)等,尤其是家庭盆栽植物。

3. 口服药物及日常使用的灭虫、灭蚊、灭鼠等剧毒物品应放置在儿童拿不到的地方,使用时应充分考虑儿童的安全;家长喂药前要认真核对药瓶标签、用量及用法,切勿提供变质、标签不清的药物。世界卫生组织(WHO)建议,通过立法对药品和有毒物质进行儿童防护式包装;包装内容物不得达到致死剂量。

4. 冬季室内使用煤炉或烤火炉应注意室内通风,并定期清扫管道,避免管道阻塞。经常检查煤气是否漏气,以免一氧化碳中毒。

(三)外伤

常见的外伤有骨折、关节脱位、灼伤及电击伤等。儿童外伤的预防措施有:

1. 不能单独将婴幼儿放在床上或房间。婴幼儿居室的窗户、楼梯、阳台、睡床等应设有合适的栏杆,防止发生坠床或跌伤。家具边缘最好是圆角,以减少碰伤。室内地面宜用木制地板或铺有地毯。

2. 儿童最好远离厨房,避免开水、油、汤等烫伤;热水瓶、热锅应放在儿童不能触及的地方;给儿童洗脸、脚及洗澡时,要先倒冷水再加热水;暖气片应加罩;指导家长正确使用热水袋。

3. 妥善存放易燃、易爆、易损品，如鞭炮、焰火、玻璃器皿等。教育年长儿不可随意玩火柴、打火机、煤气等危险物品。WHO 建议，制定并执行烟雾报警器、防儿童开启打火机、热水温度调节器等的相关使用标准及法律。

4. 室内电器、电源应有防止触电的安全装置；雷雨时，勿在大树下、电线杆旁或高层建筑的墙檐下避雨。

5. 大型玩具如滑梯、跷跷板、攀登架、秋千等，应符合安全标准并专门为儿童设计，定期检查，及时维修；儿童玩耍时，应有成人监护，并做好醒目标志。

6. 户外活动场地应平整无碎石、泥沙，最好有草坪。

（四）溺水与交通事故

溺水是游泳中最严重的事故伤害，失足落井或掉入水缸、粪缸也可造成溺水。近年来随着道路和交通工具的不断发展，交通事故的发生呈上升趋势。儿童溺水与交通事故的预防措施有：

1. 幼托机构应远离公路、河塘等，以免发生车祸及溺水。在农村房前屋后的水缸、粪缸均应加盖，以免儿童失足跌入。游泳池四周应设立护栏。

2. 教育儿童不可去无安全措施的池塘、江河玩水或游泳；正确使用救生衣。绝不可将婴幼儿单独留在澡盆中。

3. 教育儿童遵守交通规则，识别红绿灯，走人行道；勿在马路上玩耍。家长做好儿童接送工作。

4. 教育儿童骑车时佩戴头盔。坐汽车时，系上安全带或使用儿童约束装置，不可坐在第一排。

5. 在校园、居住区和游戏场所周围强制车辆减速，建议机动车安装昼间行驶灯，不同车辆和行人分道行驶。

第五节　儿童计划免疫

 工作情景与任务

导入情景：

一出生 3 个月的女婴，母亲抱其前来儿保门诊进行预防接种，并咨询有关预防接种的知识，护士接待这位母亲和女婴。

工作任务：

1. 请护士告知该母亲 3 个月时预防接种的种类及程序。

2. 请护士告知该母亲预防接种的禁忌证。

3. 请护士给该母亲讲解预防接种的不良反应及处理原则。

儿童计划免疫(planed immunization)是根据免疫学原理、儿童免疫特点和传染病疫情的监测情况制订的免疫程序,是有计划、有目的地将生物制品接种到儿童体中,以确保其获得可靠的抵抗疾病的能力,从而达到预防、控制乃至消灭相应传染病的目的。预防接种是计划免疫的核心。

一、基 本 概 念

(一)主动免疫

主动免疫(active immunization)是指给易感者接种特异性抗原,刺激机体产生特异性抗体,从而获得免疫力,预防相应的传染病。这是预防接种的主要内容。主动免疫制剂接种后在机体产生的抗体可持续1~5年,以后逐渐减少,应适时地安排加强免疫,以巩固免疫效果。

主动免疫制剂统称为疫苗。按其生物性质可分为灭活疫苗、减毒活疫苗、类毒素疫苗、组分疫苗(亚单位疫苗)及基因工程疫苗等。

(二)被动免疫

被动免疫(passive immunization)指未接受主动免疫的易感者在接触传染源后,被给予相应的抗体而立即获得免疫力。抗体留在机体中的时间短暂,一般约3周,主要用于应急预防和治疗。如给未注射麻疹疫苗的麻疹易感儿注射丙种球蛋白以预防麻疹;受伤时注射破伤风抗毒素以预防破伤风等,均属被动免疫。

被动免疫制剂主要包括特异性免疫球蛋白、抗毒素、抗血清。此类制剂来源于动物血清,对人体是一种异型蛋白,注射后容易引起过敏反应或血清病,特别是重复使用时更应慎重。

二、计划免疫程序

计划免疫程序见表4-1。

表4-1　儿童计划免疫程序

可预防疾病	疫苗	接种年龄	接种剂次	接种途径	剂量
乙型病毒性肝炎	乙肝疫苗	0、1、6月龄	3	肌内注射	10μg或20μg
结核病	卡介苗	出生时	1	皮内注射	0.1ml
脊髓灰质炎	脊灰灭活疫苗	2、3月龄	2	肌内注射	0.5ml
	脊灰减毒活疫苗	4月龄、4岁	2	口服	1粒或2滴

可预防疾病	疫苗	接种年龄	接种剂次	接种途径	剂量
百日咳、白喉、破伤风	百白破疫苗	3、4、5、18 月龄	4	肌内注射	0.5ml
	白破疫苗	6 周岁	1	肌内注射	0.5ml
麻疹、风疹、流行性腮腺炎	麻腮风疫苗	8、18 月龄	2	皮下注射	0.5ml
流行性乙型脑炎	乙脑减毒活疫苗	8 月龄,2 周岁	2	皮下注射	0.5ml
	乙脑灭活疫苗	8 月龄(2 剂次,间隔 7~10d),2 周岁,6 周岁	4	肌内注射	0.5ml
流行性脑脊髓膜炎	A 群流脑多糖疫苗	6、9 月龄	2	皮下注射	0.5ml
	A 群 C 群流脑多糖疫苗	3 周岁,6 周岁	2	皮下注射	0.5ml
甲型病毒性肝炎	甲肝减毒活疫苗	18 月龄	1	皮下注射	0.5 或 1ml
	甲肝灭活疫苗	18、24 月龄	2	肌内注射	0.5ml

注:注射部位通常为上臂外侧三角肌处和大腿前外侧中部。当多种疫苗同时注射接种(包括肌内、皮下和皮内注射)时,可在左右上臂、左右大腿分别接种,卡介苗选择上臂。

三、预防接种的注意事项

1. 环境准备　接种场所光线明亮,空气新鲜,温度适宜;接种及急救物品(如肾上腺素)摆放有序。

2. 心理准备　做好解释、宣传工作,消除家长和儿童的紧张、恐惧心理;接种不宜空腹进行。

3. 严格执行免疫程序　掌握接种的剂量、次数、间隔时间和不同疫苗的联合免疫方案。及时记录及预约,交代接种后的注意事项及处理措施。

4. 严格掌握禁忌证　通过问诊及查体,了解儿童有无接种禁忌证。患急性传染病(包括疾病恢复期、有急性传染病接触史而未过检疫期者)、慢性消耗性疾病、活动性肺结核、过敏性疾病、先天性免疫缺陷疾病、肝肾疾病以及发热的儿童均不能接种疫苗;正在接受免疫抑制剂治疗的儿童,应推迟常规的预防接种;近 1 个月内注射过丙种球蛋白者,不能接种活疫苗。每种疫苗都有其特殊的禁忌证,应严格按照使用说明执行。

5. 严格执行查对制度及无菌操作原则　仔细核对儿童姓名、年龄、疫苗名称及剂量、用药途径；疫苗的储存、运输应符合相应疫苗的冷链要求；疫苗瓶有裂纹、标签不明或不清晰、有异物者均不可使用；消毒皮肤，待干后方可注射（疫苗开启后切勿与消毒剂接触）；接种活疫苗时，只用75%乙醇消毒；疫苗瓶开封后，疫苗应在2小时内用完；接种后剩余活菌苗应烧毁。

6. 其他　①3个月以上婴儿接种卡介苗前应做PPD试验，阴性者才能接种；②脊髓灰质炎疫苗冷开水送服，且服用后1小时内禁热饮；③接种麻疹疫苗前1个月及接种后2周避免使用胎盘球蛋白、丙种球蛋白制剂。

四、预防接种后的反应及处理

1. 一般反应

（1）局部反应：少数儿童于接种后数小时至24小时或稍后，注射局部会出现红、肿、热、痛，有时伴有局部淋巴结肿大。红肿直径和硬结<15mm，一般不需处理；15～30mm者可用干净的毛巾先冷敷，出现硬结者可热敷，每日数次，每次10～15分钟；≥30mm者应及时到医院就诊。接种卡介苗2周左右，局部可出现红肿，随后化脓，形成小溃疡，大多在8～12周后结痂，一般不需处理，保持局部清洁即可，不能热敷。

（2）全身反应：少数儿童在接种灭活疫苗24小时内出现发热，一般持续1～2天；接种减毒活疫苗，发热时间稍晚，如麻疹疫苗，可在接种后6～10天出现。还伴有头晕、恶心、呕吐、腹痛、腹泻、全身不适等表现，一般持续1～2天。发热在≤37.5℃时，应加强观察，适当休息，多饮水；>37.5℃或≤37.5℃并伴有其他全身症状、异常哭闹者应及时就诊。

2. 异常反应

（1）过敏性休克：于注射后数秒或数分钟发生，出现烦躁不安、面色苍白、口周青紫、四肢湿冷、呼吸困难、脉搏细速、恶心呕吐、惊厥、大小便失禁甚至昏迷，如不及时抢救，可在短期内危及生命。一旦发生，应立即抢救。应让患儿平卧，头稍低，注意保暖，并立即皮下或静脉注射1∶1 000肾上腺素0.5～1ml，必要时可重复注射，同时给予氧气吸入，尽快转至医院继续治疗。

（2）晕针：个别儿童常由于空腹、疲劳、室内闷热、紧张或恐惧等原因，在接种时或接种后几分钟内，出现头晕、心慌、面色苍白、出冷汗、手足冰凉、心跳加快等症状，重者意识丧失、呼吸减慢。此时，应立即使患儿平卧，头稍低，保持安静，饮少量温开水或糖水，必要时可针刺人中穴，短时间可恢复正常。

（3）过敏性皮疹：以荨麻疹最多见，一般于接种后几小时至几天内出现，经服用抗组胺药物后即可痊愈。

（4）全身感染：有严重原发性免疫缺陷或继发性免疫功能受损者，接种活疫苗后可扩散为全身感染，应积极抗感染及对症处理。

3. 偶合症　是指受种者正处于某种疾病的潜伏期，或者存在尚未发现的基础疾病，接种后巧合发病，因此，偶合症的发生与疫苗接种无关，仅是时间上的巧合，如冬季偶合流感，夏季偶合腹泻等。

 课堂讨论

4个月婴儿，今天第二次接种了百白破疫苗，出现烦躁不安、哭闹。查体：体温37.4℃，右上臂外侧注射部位有轻微红肿，咽部无充血，心肺无异常，其他无异常。

请问：

1. 该患儿出现了什么问题？
2. 护士应给予何种最恰当的处理措施？

本章小结

　　本章学习重点为不同年龄儿童的保健重点、不同年龄阶段游戏的特点、体格锻炼、事故伤害预防及儿童计划免疫。各年龄期儿童均应注意合理营养，做好日常护理，根据不同年龄的发育特点进行早期教育、注意预防感染及意外事故的发生。新生儿期还要做好访视护理，青春期应注意建立健康的生活方式，进行科学的性教育和法治教育。根据儿童的年龄、体质和环境特点，选择合适的户外活动、皮肤锻炼、体育运动及游戏。儿童常见的意外事故主要有窒息与异物吸入、中毒、外伤及溺水和交通事故，要了解常见原因，有针对性地预防。预防接种是预防、控制和消灭相应传染病发生的关键措施，1岁以内的免疫程序内容为"7苗防11病"，预防接种时要严格查对及无菌操作，注意观察和处理接种后的反应。学习难点为预防接种及其注意事项，接种后的反应和处理措施。在学习过程中，要学会根据儿童的实际情况，制订合适的保健要点；指导家长选择适合儿童的玩具、游戏或体格锻炼方法；指导家长正确处理预防接种的反应。

（王灿灿　袁　芬）

 思考题

1. 女婴，6个月，第一胎，足月顺产，出生后状况良好，人工喂养。4个月时看见母亲会微笑，5个月时会有意识地伸手取物，现体重8kg，出牙2颗，能独坐片刻，已接种了卡介苗、乙肝疫苗、百白破疫苗、脊髓灰质炎疫苗。儿童保健科的医务人员对该婴儿的父母进行儿童保健指导。

请问：

（1）该婴儿生长发育是否正常？

（2）按计划免疫程序预防接种，该婴儿目前应接种哪种疫苗？

（3）对该婴儿体格锻炼和早期教育的内容主要有哪些？

（4）该婴儿较易发生的意外伤害有哪些？

2. 男婴，5个月。父母带其来儿童保健门诊进行预防接种。

请问：

（1）按免疫程序，此时应给该婴儿接种何种疫苗？

（2）预防接种后，婴儿出现烦躁不安、面色苍白、四肢湿冷、脉搏细速等症状。该婴儿最可能发生了什么情况？护士应如何处理？

第五章 │ 住院患儿的护理

05章 数字资源

学习目标

1. 具有儿科护理人员所需要的严谨、细致、慎独的职业素养,较好的护患沟通与团队合作能力,尊重儿童及其家庭成员、关爱儿童、保护儿童隐私的职业态度。
2. 掌握儿童常用的给药方法。
3. 熟悉住院患儿及其家庭的心理反应及护理、儿童用药时药物剂量的计算。
4. 了解儿科门诊、急诊、病房的设置及儿童用药时药物的选择。
5. 学会运用沟通技巧,评估患儿及其家庭的心理反应,为患儿及其家庭提供心理护理。

　　不同年龄阶段的儿童患病住院,由于对疾病、住院和诊疗以及护理活动的理解与接受程度不同,患儿及其家庭对住院的压力反应以及应对方式也有所差异,护士应该充分了解住院儿童及其家庭的心理反应,对患病儿童进行详细的评估,提供以家庭为中心、个性化、持续性的护理。本章主要介绍儿科医疗机构的组织特点、住院患儿及其家庭的心理护理、儿童用药护理。

第一节　儿科医疗机构的组织特点

　　我国儿童医疗机构主要有三类:妇幼保健院、儿童医院及综合医院中的儿科。其中儿童医院的设施最全面,包括门诊、急诊和病房。

一、儿科门诊、急诊设置

(一)儿科门诊设置

儿科门诊设置有预诊处、挂号处、候诊处、检查室、治疗室、采血中心、化验室、配液中心和输液室等，根据医疗机构的规模和儿科就诊对象的特殊性，部分儿科门诊的设置具有独特性。

1. 预诊处　预诊可帮助识别急重症患儿，尽快安排急诊就诊，赢得抢救危重患儿的时机；也可以检出传染病患儿，及时隔离，减少交叉感染；同时可以协助家长选择就诊科室，节省就诊时间。预诊主要通过简单扼要的病史询问及必要的体格检查，在较短的时间内做出判断。预诊处应设在医院内距大门最近处或儿科门诊的入口处，与急诊、门诊、传染病隔离室相通，方便转运。

2. 候诊处　儿科门诊由于陪伴就诊人员多，人员流动量大，候诊处应宽敞、明亮、空气流通，有足够的候诊椅，并设有换尿布、包裹所需的台面，提供热水等具有儿科特点的便民设施。有条件的医院，候诊处可以划分出发热儿童的专门区域。环境布置、装饰和摆设可尽量生活化，也可以设置儿童娱乐的场地，播放儿童影视节目，以减轻患儿的陌生感和恐惧感。

（二）儿科急诊设置

儿科急诊一般设置有分诊处、抢救室、观察室、手术室等，各室备有抢救设备和药物等，考虑到儿童年龄和体格差异，儿科急诊应备有适合各个年龄阶段儿童使用的医疗设备和药品，如不同规格的简易呼吸器、不同型号的气管插管、心脏除颤器、儿科急救尺等，及时准确地为患儿进行诊治。

人、医疗技术、药品、仪器设备和时间是急诊抢救的五要素，起主要作用的是人。儿童起病急、表现常不典型、病情变化快、突发情况多，急诊护士应具有高度的责任心、敏锐的观察力，出现紧急情况时，能迅速敏捷地配合医生抢救。

二、儿科病房设置

儿科病房可分为普通病房和重症监护室，重症监护室还可分为新生儿监护病房（neonatal intensive care unit，NICU）、儿科监护病房（pediatric intensive care unit，PICU）和普通病房设置的监护室。

1. 普通病房设置　儿科普通病房设有病室、护士站、治疗室、值班室、配膳（奶）室、厕所等，可配置若干间负压房和正压房。具有儿科特色的是病区设置有游戏室或游戏区，提供适合不同年龄患儿的玩具和书籍，定时开放，能帮助患儿尽快适应住院生活，有条件的话游戏室或游戏区可配备专门的医护人员。此外，病室的设置也应为患儿和家长考虑，如墙壁可粉刷为柔和的颜色并装饰患儿喜爱的卡通图案，配膳（奶）室备有配奶器具，新生儿病房设置婴儿沐浴设备等。儿科的病床也应有适合各年龄患儿的床挡，厕所可有门但不加锁，浴室设有防滑装置等，以保障住院患儿的安全，防止意外事故。

2. 重症监护室设置　重症监护室主要收治病情危重、需要观察及抢救者。监护室应与普通病房、产房或手术室邻近，方便转运和抢救，室内备有各种抢救设备和监护设备。

监护室主要由监护病房、隔离病房和辅助用房(治疗室、护士站、医护办公室等)组成。监护病房的床位安排可分为集中式和分散式。集中式是将床位集中在一个大房间内,中央设置护士站,便于观察抢救;分散式是将床位分散于小房间内,房间之间用透明玻璃隔开,方便观察,防止交叉感染,较安静。为了满足患儿家长的探视需求,监护室的一面可设置为透明玻璃墙,或在监护室内设置摄像器材,家长可通过监护室外的电视屏幕看到患儿的情况,以促进医患沟通,体现人文关怀。

第二节 住院患儿及其家庭的心理护理

 工作情景与任务

导入情景:

患儿,男,5岁,被确诊为白血病,父母在医院陪伴其治疗,现家中有事需要离开两三天,父母请陪护帮忙照顾患儿,但患儿坚决不让父母离开。

工作任务:

1. 请判断该患儿的心理反应。

2. 请针对该患儿的心理反应,给其做心理护理。

疾病给患儿带来躯体上的痛苦,住院后接触陌生的环境、接受各种检查和治疗护理操作等,又会使患儿产生恐惧、焦虑不安等心理反应。同时,患儿住院也会使家庭进入应激状态,家庭会做出调整以应对危机,良好的适应能帮助和支持患儿应对疾病,因此,护士应了解住院患儿及其家庭的心理反应,做好心理护理。

一、住院患儿的心理反应及护理

(一)各年龄阶段患儿对疾病的认识

1. 婴儿期 对疾病没有认识,但生理上的不适会造成哭闹、易激惹。

2. 幼儿期与学龄前期 这一阶段患儿对自己身体各部位和器官有所了解,但对疾病的病因常用自身的感情和行为模式来解释,易将疾病和痛苦认为是对自身不良行为的惩罚。

3. 学龄期 随着认知能力的提高,学龄期患儿开始了解身体各部位的功能,能听懂关于疾病和诊疗程序的解释,喜欢询问相关的问题,对身体的损伤和死亡感到恐惧。

4. 青春期 能够理解疾病及治疗,也易对疾病和治疗所导致的后果感到焦虑恐惧,自我意识增强,常常难以接受疾病造成的身体功能损害和外表改变。

（二）住院患儿的心理反应

1. 分离焦虑（separation anxiety） 指由现实的或预期的与家庭、日常接触的人、事物分离时引起的情绪低落，甚至功能损伤，一般表现为三个阶段。

（1）反抗期：表现为侵略性、攻击性行为。患儿常表现为哭闹、认生、对陌生人用言语攻击（如"你讨厌、你走开！"）、身体攻击（如用手打、用脚踢、用口咬），拒绝医护人员的照顾和安慰等。

（2）失望期：发现经过自身努力不能改变，停止哭泣。表现为明显抑郁、沮丧、不爱说话、对周围事物不感兴趣、顺从，部分患儿出现逃避压力的行为——退行性行为（吮指、尿床、过度依赖等）以得到安慰。

（3）否认期：长期与父母分离可进入此阶段。患儿把对父母的思念压抑下来，克制自己的情感，配合医护人员的诊疗程序，以不在乎的态度对待父母的探望与离去。这一阶段往往会被误认为患儿对住院生活适应良好，但却使患儿与父母之间的信任关系受到伤害，患儿成年后不易与他人建立信任关系，甚至影响成年后的人际交往。

分离焦虑在不同年龄阶段的表现也有所不同，6个月前的患儿满足生理需要就能安静，6个月后的患儿常表现为明显的哭闹行为；幼儿期患儿对时间的概念并不清楚，是分离焦虑最明显的阶段；学龄前期患儿常表现为偷偷哭泣，拒绝配合治疗，反复询问父母探视的时间等；学龄期和青春期患儿的分离焦虑更多来自与同学朋友的分离，常担心学业的落后，感到孤独等。

2. 失控感（loss of control） 是一种对生活中和周围所发生的事情感到有一种无法控制的感觉。医院的各项规章制度和住院期间的各种诊疗活动常使患儿体验到失控感。

不同年龄患儿导致失控感的原因和后果也不一样。婴儿期患儿主要对侵入性的诊疗活动有失控感，易导致患儿产生不信任感和不安全感；幼儿期及学龄前期患儿对住院的规章制度和诊疗活动有失控感，常有剧烈的反抗，同时伴有明显的退化行为；学龄期患儿对疾病住院引起的死亡、残疾和失去同学朋友的恐惧会导致失控感；青春期患儿很难接受诊疗引起的外表和生活方式的改变。

3. 焦虑或恐惧 分离焦虑、失控感、不熟悉的环境以及各种医疗护理操作，特别是侵入性操作引起的疼痛，会引起患儿恐惧或焦虑。对疼痛的恐惧各年龄阶段都相似，但幼儿及学龄前期患儿会因疾病及治疗破坏了身体的完整性，对侵入性操作和手术过程会感到焦虑或恐惧。

4. 羞耻感和罪恶感 幼儿和学龄前儿童易将患病和住院视为惩罚，如错误观念得不到纠正，随着学龄期道德观念的建立，患儿会产生羞愧、内疚和罪恶感等心理反应。

5. 住院临终患儿的心理反应 2岁前的婴幼儿把死亡看成是可逆的、暂时的，如同与父母或照顾者的分离；2~6岁患儿将死亡看作是可逆的，是一种惩罚；学龄期患儿开始认识死亡，能理解死亡是不可逆和无法改变的，开始用具体语言表达其内心对死亡的恐惧，但对自己或亲友的死亡难以理解。对这一阶段的患儿来说，难以忍受的主要是疾病和治疗的痛苦及与亲人的分离，而不是死亡的威胁；能够缓解痛苦，与亲人在一起，便能有安全感。随着心理的发展，青春期患儿逐渐懂得死亡是生命的终结，是不可逆的、普遍的和必然要发生的，自己也不例外，对死亡有了和成人相似的概念，但通常认为死亡会发生在遥远的未来，面临死亡时也有恐惧和痛苦的表现。

（三）住院患儿的心理护理

入院前注意引导儿童对医院的印象，熟悉环境，防止或减少被分离的副作用，鼓励父母和照顾者陪护患儿，让患儿自由活动或保持住院前的活动，以缓解失控感，应用游戏或表达性活动来减轻压力。

1. 住院婴儿的心理护理　护士首次接触患儿，要了解患儿住院前的习惯，可把患儿喜欢的玩具或物品放在床旁，让患儿对护士有一个熟悉和适应的过程并产生好感。尽量做到由固定的护士对患儿进行连续护理，在治疗和护理的同时，多抚摸、拥抱、亲近患儿，以满足患儿的情感需求，使患儿对护士建立起信任感。提供颜色鲜艳、声音适宜的玩具进行感知觉的刺激，帮助患儿进行动作训练，使患儿得到正常的发育。

2. 住院幼儿的心理护理　运用沟通技巧，讲解医院的环境、生活安排，认真倾听患儿诉说，了解患儿表达需要的特殊方式，使其获得情感上的满足，缓解焦虑情绪。对患儿入院后出现的反抗、哭闹等行为给予理解，允许其发泄不满。为患儿创造表现其自主性的机会，如自己吃饭、穿衣或参与个人清洁等，以满足其独立行动的愿望。如发现患儿有退行性行为时，给予抚摸、拥抱，以暗示和循循善诱的方法帮助患儿疏泄其内心的压抑，激发其释放情绪，帮助其恢复健康。

3. 住院学龄前期患儿的心理护理　应关心、爱护、尊重患儿，用患儿容易理解的语言介绍病房的环境、相关医护人员和其他病友，说明住院的原因、各种操作的必要性，为患儿提供自我选择的机会。酌情组织适当的游戏并鼓励患儿参加力所能及的活动及自我护理，尽量使患儿表达感情，发泄恐惧和焦虑情绪，树立自信心。

4. 住院学龄期患儿的心理护理　向患儿介绍有关病情、治疗和住院的目的，讲解健康知识，解除患儿的顾虑，增加信任感和安全感。鼓励患儿与伙伴、同学保持联系，允许他们来院探望，如病情允许可帮助患儿补习功课。进行体格检查及各项操作时，要做好解释工作，保护患儿的隐私，给患儿一定的自主选择权。及时帮助患儿调整情绪，创造轻松、愉快的环境，使患儿保持积极、乐观、稳定的心理状态。

5. 住院青春期患儿的心理护理　应注意运用沟通技巧与之建立良好的护患关系，增加患儿的安全感，鼓励其表达情绪反应，以减轻焦虑情绪。与患儿及家长共同制订合理的作息时间表。尊重患儿，在治疗护理过程中提供给患儿部分选择权，使之更好地配合。

6. 住院临终患儿的心理护理　帮助患儿正确面对死亡，尽量满足患儿的需要，减少临终患儿的痛苦，允许家长守护在患儿身边，鼓励父母搂抱、抚摸患儿，认真回答患儿提出的关于死亡的问题，但避免给予预期死亡的时间，随时观察患儿情绪的变化，提供必要的支持和鼓励。患儿死亡后,要理解、同情家长的痛苦,给予安慰,尽量满足他们的要求,允许他们在患儿身边停留一些时间,并提供家长发泄痛苦的场所。

二、住院患儿家庭的心理反应及护理

(一)家庭对患儿住院的心理反应

1. 父母对患儿住院的心理反应　最初是否认和质疑,不相信自己的孩子会出现如此严重的健康问题,继而会感到自责和内疚,认为是由于自己的过失而使儿童患病,特别是由于自己护理不当以及对疾病的重视不够使病情加重。慢性病及危重症患儿家长常因不了解疾病相关知识及不知如何照顾患儿产生焦虑、恐惧心理;因昂贵的医疗费、家庭正常生活和工作秩序被打乱等产生失望、悲观等情绪;患有遗传性疾病的患儿家长会因疾病由自己遗传引起而产生极大的罪恶感。

2. 兄弟姐妹对患儿住院的心理反应　可因父母过多地关心患儿、家庭生活秩序被打乱、担心患儿的健康、不能为父母分忧等而产生嫉妒、不安、内疚等心理。

(二)住院患儿家庭的心理护理

要热情接待患儿家属,帮助其积极应对各种困难,介绍医院的环境、工作人员、患儿所患疾病的相关知识、患儿的病情、治疗方案和护理计划等,充分理解家长对检查、治疗、护理、预后的心情。在患儿进行各项治疗、护理之前做好解释工作,使其有充分的心理准备,更好地配合,确保治疗和护理顺利进行。对疑难、危重疾病患儿,可向家长介绍目前医疗技术的发展,介绍治愈个案,使其树立信心。对经济困难的家庭,帮助家长利用社会力量得到援助。对患有遗传性疾病的患儿家长,要介绍疾病的发生及预防要点,减轻其罪恶感。对患儿的兄弟姐妹多做解释工作,使他们与患儿及家长多沟通,促进相互理解。

第三节　儿童用药护理

 工作情景与任务

导入情景:

5个月女婴,精神差,发热,咳嗽,妈妈判断可能是"感冒"了,带女婴来医院儿科门诊看病。医生诊断为急性上呼吸道感染,给予口服药物治疗,妈妈向护士咨询有关药物的使用方法。

工作任务:

1. 请告知女婴母亲口服给药的方法。
2. 请告诉女婴母亲婴幼儿一般不用镇咳药的原因。

药物治疗是儿童综合治疗的重要组成部分和手段,合理、正确地用药在治疗中常常起到关键作用。儿童在体格发育和器官功能成熟方面都处于不断变化的过程中,具有独特的生理特点,对药物有特殊的反应。因此,不同年龄阶段儿童在药物选择、剂量、给药途径及间隔时间等方面必须慎重。

一、药物的选择

儿童用药应慎重选择,不可滥用。医生用药时,会根据儿童的年龄、病种、病情以及儿童对药物的特殊反应和药物的远期影响有针对性地选择药物。

(一)抗生素

严格掌握适应证,有针对性地使用,防止抗生素滥用。应用抗生素时要注意药物的毒副作用,如儿童应用链霉素、卡那霉素等药物时,应注意有无听力和肾损害,且要注意用药的剂量和疗程。婴儿长时间滥用广谱抗生素,容易诱发鹅口疮、肠道菌群失调和消化功能紊乱等疾病。

(二)退热药

发热是儿童常见症状,婴幼儿发热首选多饮水及物理降温,必要时应用对乙酰氨基酚和布洛芬,可反复使用,但不可剂量过大。用药后需注意观察患儿的体温和出汗情况,及时补充液体。复方解热止痛片(APC)对胃有刺激性,且可引起白细胞减少、再生障碍性贫血、过敏等不良反应,大量服用时会因出汗过多、体温骤降而导致虚脱,婴幼儿应禁用此类药物。婴儿不宜用阿司匹林,以免发生瑞氏综合征(Reye syndrome,RS)。

(三)镇静止惊药

儿童有高热、烦躁不安等情况时,使用镇静药可以使其得到休息,有利于病情恢复。常用的药物有苯巴比妥、地西泮、水合氯醛等,使用中应特别注意观察呼吸情况,以免发生呼吸抑制。因婴幼儿对镇静药物耐受量较大,应用巴比妥类药物时用量较成人相对大。婴幼儿对阿片类药物(如吗啡)较敏感,易造成呼吸中枢抑制,故婴幼儿禁用阿片类药物。

(四)镇咳祛痰平喘药

婴幼儿支气管较窄,又不会主动咳嗽,支气管有炎症时易发生阻塞,引起呼吸困难。故婴幼儿一般不用镇咳药,多用祛痰药或雾化吸入稀释分泌物,配合体位引流排痰,使痰液易于咳出。哮喘患儿应用平喘药时,应注意观察有无精神兴奋、惊厥、心悸等。新生儿、小婴儿应慎用茶碱类药物。哮喘患儿可局部吸入 β_2 受体激动剂类药物。

(五)止泻药和泻药

儿童腹泻一般不主张使用止泻药,多采用调整饮食和补充液体等方法,因为使用止泻药后虽然腹泻可以暂时得到缓解,但加重了肠道毒素吸收甚至可能发生全身中毒现象。可适当使用保护肠黏膜的药物(如蒙脱石散),或辅以含双歧杆菌、乳酸杆菌制剂以调整肠道的微生态环境。儿童便秘一般不用泻药,多采用调整饮食和松软大便的通便法。

（六）糖皮质激素

严格掌握适应证，在诊断未明确时一般不用，以免掩盖病情，不可随意减量或停药，防止出现反弹现象。长期使用糖皮质激素可抑制骨骼生长，影响水、电解质、蛋白质、脂肪代谢，降低机体免疫力，还可引起血压增高和库欣综合征。此外，水痘患儿禁用糖皮质激素，以免加重病情。

二、药物的剂量计算

儿童用药剂量较成人更应准确，可按下列方法计算。医生会根据患儿具体情况进行调整，得出比较确切的药物用量。

（一）按体重计算

此法是最常用、最基本的计算方法。多数药物已给出每千克体重、每日或每次用药量，方便易行，故在临床广泛应用。

每日（次）剂量＝患儿体重（kg）× 每日（次）每千克体重所需药量。

须连续数日用药者，如抗生素、维生素等，按每日剂量计算，再分 2～3 次服用；临时对症治疗用药者，如退热药、催眠药等，常按每次剂量计算。

患儿体重应以实际测得值为准，若计算结果超出成人量，则以成人量为限。

临床应用

准确抽取注射药物剂量

临床上的注射用药物，护士需准确地将医嘱的药量换算为抽取注射药液量。如地西泮针剂规格为每支 10mg/2ml，若注射剂量为 4mg，注射量＝4mg÷10mg×2ml＝0.8ml。

若注射药物为瓶装粉剂，护士应先计算好溶化粉剂的液量，并计算出抽取的药液量。如苯巴比妥针剂规格为 0.1g，注射剂量为 0.08g，用生理盐水 2ml 溶解，注射液量＝0.08g÷0.1g×2ml＝1.6ml。

无论采取何种计算方法，都需认真计算、仔细核对，防止出现差错。

（二）按体表面积计算

此法计算药物剂量较其他方法更为准确，因体表面积与基础代谢等生理活动的关系更为密切。

每日（次）剂量＝患儿体表面积（m²）× 每日（次）每平方米体表面积所需药量。

儿童体表面积可按下列公式计算：

体重≤30kg，儿童体表面积（m²）＝体重（kg）×0.035＋0.1

体重＞30kg，儿童体表面积（m²）＝[体重（kg）－30]×0.02＋1.05

（三）按年龄计算

此法简单易行，用于剂量大、不需要剂量十分精确的药物，如营养类药物、止咳药等。

（四）按成人剂量折算

此法仅用于未提供儿童剂量的药物，所得剂量一般偏小，故不常用。

儿童剂量＝成人剂量×儿童体重（kg）/50。

三、给药方法

儿童给药的方法应以保证用药效果为原则，综合考虑患儿的年龄、疾病、病情，决定适当的剂型、给药途径，以排除各种不利因素，减少患儿的痛苦。

（一）口服法

口服法是临床最常用的给药方法，特点是使用方便，对患儿的身心影响较小，只要条件许可应尽量使用口服给药。

婴幼儿通常选用糖浆、混悬剂、水剂或冲剂，也可将药片研碎加少量水或果汁，但任何药均不可混于奶中或主食中喂哺，以免患儿因药物的苦味产生条件反射而拒绝进食。肠溶或缓释片剂、胶囊则不可研碎或打开服用，以免破坏药效。

婴儿口服药物时，可用滴管或去掉针头的注射器喂服。若用小药匙喂药，应从婴儿的口角处顺口颊方向将药液缓缓倒入，待药液咽下后再将药匙拿开，若患儿一时不吞咽，则用拇指和示指轻捏双颊，使之吞咽。注意不要让婴儿完全平卧或在其哽咽时给药，喂药时最好抱起婴儿或抬高其头部，不可捏住鼻子强行灌药，以防呛咳。对年长儿则应鼓励并教其自己服药。

（二）注射法

注射法多用于急重症患儿或不宜口服药物的患儿。主要采用肌内注射、静脉推注和静脉滴注。其特点是起效快，但易造成患儿恐惧，故使用前应对患儿做适当的解释，多给予鼓励。2岁以下儿童肌内注射多选用臀中肌、臀小肌，对哭闹挣扎的婴幼儿，可采取"三快"的注射技术，即进针快、注药快、拔针快，以缩短时间，防止发生意外。静脉推注多在抢救时使用，在推注过程中速度要慢，避免药液外渗。静脉滴注应用广泛，不仅用于静脉给药，而且还用于补充液体、热量及各种营养等，应用时要注意保持静脉通畅，根据病情需要调整滴速。

（三）外用药

外用药有水剂、粉剂、膏剂等，以软膏最常用。因儿童皮肤、黏膜柔嫩，血管丰富，外用药较易吸收，故应用时注意药物的浓度、剂量，以防药物过量中毒。同时应用时可根据用药部位的不同，对患儿进行适当约束，以免因患儿抓摸使药物误入眼、口而发生意外。

（四）其他

肺泡表面活性物质主要用于新生儿呼吸窘迫综合征，通过气道给药；雾化吸入常用于支气管哮喘患儿；灌肠法儿童采用不多，可用缓释栓剂；含剂、漱剂很少用于儿童，年长儿可采用。

本章小结

　　本章学习重点为住院患儿及其家庭的心理护理和儿童用药护理。各年龄期儿童对住院的反应主要为分离焦虑，但不同的年龄段表现不同，要根据儿童的特点做好相应的护理。不同年龄儿童用药特点不同，要注意常用药物的选择。按体重计算药物剂量在临床上最常用。口服法是常用的给药方法，注射法多用于急重症患儿及不宜口服药物的患儿。学习难点为儿童药物的选择、药物剂量的计算，不同途径给药方法的注意事项。在学习过程中，要学会运用沟通技巧，对患儿及其家庭的心理反应进行全面、详细的评估，为患儿及其家庭提供心理护理。

（王灿灿　袁　芬）

 思考题

　　1. 患儿，女，8 岁。母亲带其去社区卫生服务中心接种流感疫苗。接种过程中，患儿出现头晕、心悸、面色苍白、出冷汗。查体：T 37.2℃，P 120 次/min，R 24 次/min，诊断为晕针。立即对患儿进行紧急处理，现患儿已逐步恢复正常。患儿母亲仍然非常焦虑，不停哭泣。请问：

　　针对目前患儿母亲的情况，护士该如何做好其心理护理？

　　2. 患儿，11 个月，因"发热、咳嗽、咳痰 3 天"来医院就诊。查体：T 38.5℃，P 112 次/min，R 35 次/min，两肺可闻及湿啰音，诊断为"肺炎"，收住入院。遵医嘱口服布洛芬混悬液和静脉滴注头孢地嗪钠。请问：

　　（1）如何给患儿正确进行口服药物的喂服？

　　（2）现有头孢地嗪钠粉剂 0.5g/瓶，遵医嘱静脉滴注该药 0.13g，用 5ml 注射用水溶解后，护士应抽取的药液量是多少毫升？

第六章 ｜ 儿科常用护理技术

06章 数字资源

学习目标

1. 具有儿科护理人员所需要的严谨、细致、慎独的职业素养，较好的护患沟通与团队合作能力，尊重儿童及其家庭成员、关爱儿童、保护儿童隐私的职业态度。
2. 掌握一般护理技术、协助治疗的护理技术的操作前准备、注意事项。
3. 熟悉儿科协助检查诊断的护理技术的操作前准备、操作方法和注意事项。
4. 了解儿科常用护理技术的目的及外周静脉穿刺中心静脉置管法。
5. 学会一般护理技术、协助治疗的护理技术的操作方法。

　　儿童由于生长发育的特点，护理项目多，操作要求高，需要护理人员具有扎实的理论知识和娴熟的护理技能。本章重点介绍儿科常用护理技术，包括一般护理技术、协助检查诊断的护理技术和协助治疗的护理技术。一般护理技术包括一般测量法、臀红护理法、约束保护法、更换尿布法、婴儿盆浴法。协助检查诊断的护理技术包括颈外静脉穿刺术、股静脉穿刺术。协助治疗的护理技术包括头皮静脉输液法、静脉留置针输液法、外周静脉穿刺中心静脉置管法、婴幼儿灌肠法、光照疗法、温箱使用法、儿童心肺复苏。其中臀红护理法、头皮静脉输液法、光照疗法、温箱使用法是儿科特有的护理技术。

第一节　一般护理法

　工作情景与任务

导入情景：

　　患儿，女，日龄7天。出生后因"羊水吸入性肺炎"入院治疗，现疾病痊愈，医生准予出院，出院前要进行一系列护理。

工作任务:

1. 请护士为该患儿进行体重、身长的测量。

2. 请护士为该患儿进行盆浴。

一、一般测量法

体重测量法

【目的】

评价儿童体格发育和营养状况;为临床观察病情变化、用药、输液、奶量计算提供依据。

【操作前准备】

1. 用物准备

(1)磅秤:①盘式杠杆秤(图6-1),载重10~15kg,婴儿使用;②坐式杠杆秤(图6-2),载重20~30kg,幼儿使用;③站式杠杆秤(图6-3),载重50kg,3~7岁儿童使用;载重100kg,7岁以上儿童使用。

(2)尿布、衣服或毛毯、清洁布、记录本。

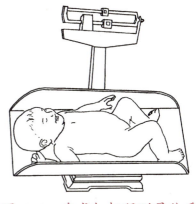

图6-1　盘式杠杆秤测量体重

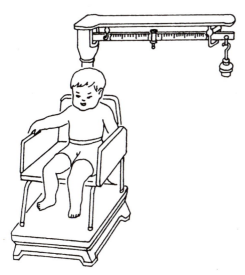

图6-2　坐式杠杆秤测量体重

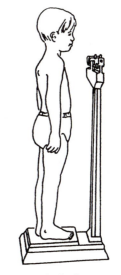

图6-3　站式杠杆秤测量体重

2. 环境准备　室内安静、整洁,光线充足,温湿度适宜。

3. 护士准备　按要求做好准备,仪表大方,举止端庄,态度和蔼,语言温和恰当;服装、鞋帽整洁,洗手。

【操作方法】

1. 婴儿测量法　把清洁布铺在婴儿磅秤的秤盘上,调节指针到零点。脱去婴儿衣服及尿布,将婴儿轻放于秤盘上,观察重量,准确读数至10g;若天气寒冷、体温偏低或婴儿病重,先称出婴儿衣服、尿布、毛毯的重量,然后给婴儿穿上称过的衣服,包好毛毯,再测量重量,减去衣物、毛毯重量即得婴儿体重;记录测量结果。

2. 幼儿及以上儿童测量法　1～3岁可坐位测量,坐稳后观察重量,准确读数至50g;3岁以上可站式测量,儿童站立于站板中央,两手自然下垂,站稳后观察重量,准确读数至100g;称量时儿童不可接触其他物体或摇动,不合作或病重的患儿,由成人抱着一起称重,称后减去衣物及成人体重即得儿童体重;记录测量结果。

【注意事项】

1. 测量体重前必须校正磅秤。

2. 每次测量应在同一磅秤、同一时间进行,以晨起空腹排尿后或进食后2小时为佳。

3. 测得数值与前次差异较大时,应重新测量核对,儿童体重变化较大应报告医生。

身高(长)测量

【目的】

评价儿童骨骼发育状况;为疾病判断提供依据。

【操作前准备】

1. 用物准备

(1)测量器具:①身长测量板(图6-4),3岁以下儿童卧位测量用;②立位测量器(图6-5)(或有身高测量杆的磅秤),3岁以上儿童立位测量用;③坐高测量凳(图6-6),3岁以上儿童坐高测量用。

(2)清洁布、记录本。

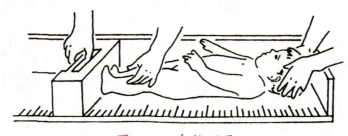

图6-4　身长测量

2. 环境、护士准备　同体重测量。

【操作方法】

1. 卧位测量法　将清洁布铺在测量板上;脱去儿童鞋、帽,使其仰卧于测量板上;助手将儿童头扶正,头顶轻贴测量板顶端;测量者一手按住儿童双膝使双下肢伸直,一手推动滑板贴于足底,读出身长厘米数;记录测量结果。

2. 立位测量法　脱去儿童鞋、帽,取立正姿势,站在立位测量器或有身高测量杆的磅秤上,双眼平视正前方,两臂自然下垂,足跟靠拢,足尖分开60°,足跟、臀部、两肩胛、枕骨粗隆均同时紧贴测量杆;将推板轻轻拉至头顶,推板应与测量杆呈90°,读出身高厘米数;记录测量结果。

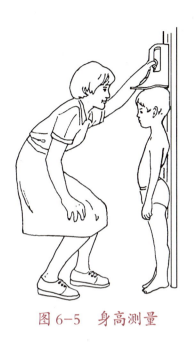

图 6-5　身高测量

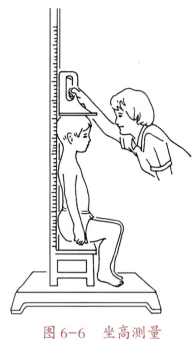

图 6-6　坐高测量

3. 坐高(顶臀长)测量法

（1）顶臀长测量法：将清洁布铺在测量板上；脱去儿童鞋、帽，使其仰卧于测量板上；助手将儿童头扶正，头顶轻贴测量板顶端；测量者一手握住儿童小腿使膝关节屈曲，一手推动滑板贴于臀部，读出厘米数(图6-7)；记录测量结果。

（2）坐高测量法：脱去儿童鞋、帽，儿童坐于坐高计凳上，骶部紧靠量板，膝关节屈曲成直角；将推板轻轻拉至头顶，读出厘米数；记录测量结果。

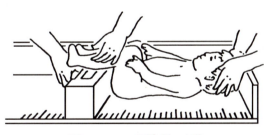

图 6-7　顶臀长测量

【注意事项】

1. 婴幼儿易动，推动滑板时动作应轻快，并准确读数。
2. 儿童立位测量时头部保持正直，眼眶下缘与耳孔上缘在同一水平线上。

二、臀红护理法

臀红是婴儿臀部皮肤长期受尿液、粪便及漂洗不净的湿尿布刺激、摩擦或局部湿热如用塑料膜、橡胶布等，引起皮肤潮红、溃破甚至糜烂及表皮剥脱，又称尿布皮炎。臀红多发生于外生殖器、会阴及臀部,皮损易继发感染。

1. 臀红的分类

（1）轻度:主要表现为表皮潮红。

（2）重度:又分为3度。重Ⅰ度,表现为局部皮肤潮红,伴有皮疹;重Ⅱ度,除以上表现外,并有皮肤溃破、脱皮;重Ⅲ度,局部大片糜烂或表皮剥脱,可继发感染。

2. 臀红的预防

（1）保持臀部清洁干燥,勤换尿布。

（2）腹泻患儿应勤洗臀部,涂油保护。

（3）勿用油布或塑料布直接包裹患儿臀部。

（4）应选用质地柔软、吸水性强的棉织品作为尿布。

（5）洗涤尿布应漂净肥皂沫。

臀红护理的具体内容如下:

【目的】

保持臀部皮肤清洁、干燥,减轻疼痛,促进受损皮肤康复。

【操作前准备】

1. 用物准备　尿布、面盆内盛温开水、小毛巾、尿布桶、棉签、药物（紫草油、3%～5%鞣酸软膏、氧化锌软膏、鱼肝油软膏、康复新溶液、硝酸咪康唑霜等）、弯盘、红外线灯或鹅颈灯。

2. 环境准备　关上窗户,保持室内安静、整洁,光线充足,温湿度适宜。

3. 护士准备　着装整齐,洗手,戴口罩,评估患儿年龄和病情,向家长解释注意事项。

【操作方法】

1. 备好用物　按操作顺序将用物放于治疗车上,推车至床旁,降下床挡。

2. 清洗臀部　轻轻掀开患儿下半身盖被,解开污湿的尿布,用上端尚洁净处的尿布轻拭会阴及臀部,对折盖上污湿部分垫于臀下。用手（避免用小毛巾直接擦洗）蘸温水（禁用肥皂）清洗臀部,并用软毛巾吸干水分,取出污湿尿布,卷折放入尿布桶内。

3. 暴露或照射臀部　将清洁尿布垫于臀下,条件许可时将臀部暴露于空气或阳光下10～20分钟;重度臀红者可用红外线灯或鹅颈灯照射臀部10～15分钟,灯泡一般为25～40W,灯泡距臀部患处30～40cm。

4. 局部涂药　暴露或照射后将蘸有油类或药膏的棉签贴在皮肤上轻轻滚动涂药,用后的棉签放入弯盘内。

5. 整理记录　给患儿换好尿布,拉平衣服,盖好被子,整理用物并记录。

【注意事项】

1. 重度臀红患儿所用尿布应煮沸、消毒液浸泡或阳光下暴晒。

2. 患儿暴露时应注意保暖,一般每日2～3次。

3. 照射臀部时必须有护士守护,避免烫伤;如是男童,用尿布遮住会阴部。

4. 根据臀部皮肤受损程度选择油类或药膏：轻度臀红涂紫草油或鞣酸软膏；重Ⅰ、Ⅱ度臀红涂鱼肝油软膏；重Ⅲ度臀红涂鱼肝油软膏或康复新溶液。每日涂药3~4次，继发感染时，可涂红霉素软膏或硝酸咪康唑霜（达克宁霜），每日2次，直至局部感染控制。

5. 涂抹油类或药膏时，不可在皮肤上反复涂擦，以免加剧疼痛和导致脱皮。

三、约束保护法

【目的】

1. 为了限制患儿活动，确保诊疗、护理操作的顺利进行。

2. 保证意识不清、躁动不安患儿安全；保护伤口及敷料，以免抓伤或感染。

【操作前准备】

1. 用物准备 大毛巾或床单、小夹板、手足约束带（图6-8）、绷带、棉垫、2.5kg重的沙袋（用便于消毒的橡胶布缝制）、布套。

2. 环境准备 室内安静、整洁，光线充足，温湿度适宜。

3. 护士准备 着装整齐，洗手，戴口罩；评估患儿病情，向家长解释约束的目的和注意事项。

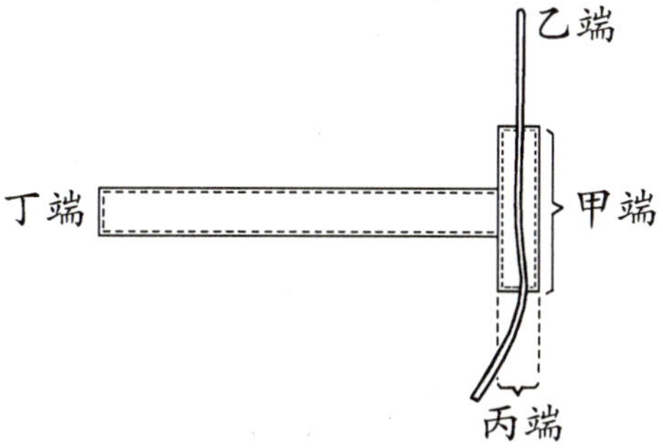

图6-8 手足约束带

【操作方法】

1. 全身约束法

（1）折叠大毛巾或床单，宽度以能盖住患儿肩至足跟部为宜。

（2）置患儿于大毛巾中间，操作者站在患儿右侧，将大毛巾紧裹患儿右侧上肢、躯干和双下肢，经胸腹部至左侧腋窝处，将大毛巾整齐地压于患儿身下。

（3）再将大毛巾左侧边紧裹患儿左侧肢体，经胸压于右侧背下（图6-9），如患儿活动剧烈，可用布带围绕双臂打活结系好。

2. 手或足约束法

（1）约束带法：置患儿手或足于约束带甲端中间，将乙丙两端绕手腕或踝部对折后系好，松紧度以手或足不易脱出且不影响血液循环为宜，将丁端系于床沿上。

（2）双套结约束法：先用棉垫包裹手腕或踝部，再用宽绷带打成双套结，套在棉垫外稍拉紧，以既不脱出，又不影响血液循环为宜，然后将带子系于床沿上（图6-10）。

（3）夹板法：用于四肢静脉输液时约束腕关节或踝关节。在输液的肢体下放置一长度超过关节处、衬有棉垫的小夹板，用绷带或胶布固定。

（4）手套法：戴并指手套，避免指甲抓伤皮肤或伤口。

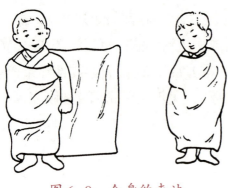

图6-9　全身约束法

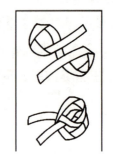

图6-10　双套结

课堂讨论

　　患儿,男,4岁,因患支气管肺炎住院治疗。护士按医嘱为其进行静脉滴注抗生素治疗,拟用手部静脉穿刺。请问:为保证静脉滴注的顺利进行,应如何约束该患儿?

　　3. 沙袋约束法　根据需约束固定的部位不同,决定沙袋的摆放位置。

　　(1)固定头部、防止头部转动时,用两个沙袋呈"人"字形摆放在头部两侧(图6-11)。

　　(2)保暖、防止患儿将被子踢开,可将两个沙袋分别放在患儿两肩旁,压在棉被上。

　　(3)侧卧避免患儿翻身时,将沙袋放于患儿背后。

【注意事项】

　　1. 结扎或包裹时松紧度适宜,一般以能伸入1~2指为宜,避免过紧损伤患儿皮肤及影响血液循环,过松则失去约束意义。

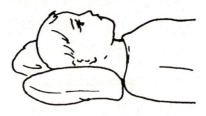

图6-11　头部沙袋约束法

　　2. 约束期间,随时注意观察约束部位皮肤颜色、温度,掌握血液循环情况。每2小时解开约束带放松一次,并协助患儿翻身;若发现肢体苍白、麻木、冰冷时,应立即放松约束带。必要时进行局部按摩,以促进血液循环。

　　3. 保持患儿姿势舒适,定时给予短时的姿势改变,减轻疲劳。

四、更换尿布法

【目的】

保持儿童臀部皮肤清洁、舒适,预防尿布皮炎或使原有的尿布皮炎逐渐痊愈。

【操作前准备】

　　1. 用物准备　清洁尿布或一次性尿布、尿布带、尿布桶、软毛巾、温水及盆、护臀霜或鞣酸软膏、棉签。

2. 环境准备　室内安静、整洁，光线充足，温湿度适宜，避免对流风。

3. 护士准备　着装整齐，洗手，戴口罩。

【操作方法】

1. 携用物至床旁，拉下一侧床挡，将尿布折成合适的长条形，放床旁备用。

2. 轻轻掀开儿童盖被下端，暴露儿童下半身，将污湿的尿布打开。

3. 一手握住儿童双脚轻轻提起，露出臀部；另一手用污湿尿布尚洁净的上端由前向后将会阴部及臀部擦净，然后对折尿布将污湿部分盖住并垫于臀下。

4. 用温水擦洗会阴及臀部，轻轻用软毛巾吸干水分。取出污湿尿布，卷折后放入尿布桶内。

5. 再握住并轻轻提起儿童双脚，使臀部略抬高，将清洁尿布的一端垫于腰骶部，用护臀霜或鞣酸软膏涂于臀部，放下双脚，由两腿间拉出尿布另一端折到并覆盖下腹部，系上尿布带。

6. 整理用物，盖好被子，拉好床挡，取走污湿的尿布。

7. 洗手，记录。

【注意事项】

1. 尿布宜选择质地柔软、透气性好、吸水性强的棉织品或采用一次性尿布，以减少对臀部的刺激。

2. 更换尿布时动作应轻、快，尽量减少身体暴露，以免受凉。

3. 若儿童较胖或尿量较多，可在尿布上再垫一长方形尿布增加厚度，女婴将加厚层垫于臀下，男婴则将加厚层放于会阴部。

4. 尿布包扎应松紧合适，过紧易影响儿童活动或擦伤外生殖器，过松易造成大便外溢。

五、婴儿盆浴法

【目的】

保持婴儿皮肤清洁、舒适；协助皮肤排泄和散热，促进血液循环；观察皮肤及全身情况。

【操作前准备】

1. 用物准备

（1）棉布类：尿布、衣服、大毛巾、毛巾被及包布、系带、面巾1块、浴巾2块。

（2）护理盘：内备水温计、梳子、指甲剪、棉签、液体石蜡、护臀霜或鞣酸软膏、中性肥皂或沐浴露、洗发水、脐带贴。

（3）浴盆：内备温热水（2/3满），洗时水温为37～39℃，另备一壶50～60℃热水随时添加。

（4）其他：必要时准备床单、被套、枕套、磅秤等。

2. 环境准备　关闭门窗,调节室温至26～28℃。

3. 护士准备　着装整齐,洗手,戴口罩。

【操作方法】

1. 携用物至床旁并按顺序摆好,浴盆置于床旁凳上或操作台上。

2. 脱衣　将盖被折成三折放在床尾,脱去婴儿衣服,保留尿布,用大毛巾包裹婴儿全身,测体重并记录。

3. 擦洗面部　用单层面巾由内眦向外眦擦拭眼睛,更换面巾部位擦拭另一眼,然后擦耳及面部,用棉签清洁鼻孔。

4. 清洗头部　抱起婴儿,左手托住枕部,腋下夹住躯干,左手拇指和中指分别向前折耳廓以堵住外耳道口(图6-12)。右手将洗发水涂于手上,洗头、颈、耳后,然后用清水冲洗后用毛巾吸干。较大婴儿可用前臂托住上身,将下半身托于腿上(图6-13)。

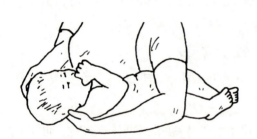

图6-12　小婴儿洗头法

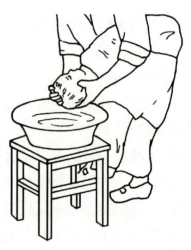

图6-13　较大婴儿洗头法

5. 清洗身体　在盆底内铺垫一块浴巾,以免婴儿滑跌。移开大毛巾及尿布,以左手握住婴儿左肩及腋窝处使其颈枕于手腕处,用右手握住左腿靠近腹股沟处使婴儿臀部位于手掌上,右前臂托住双腿,轻放婴儿于水中(图6-14)。松开右手,用毛巾淋湿婴儿全身,抹肥皂或沐浴露,按顺序洗颈下、胸、腹、腋下、上肢、手、会阴、臀部、下肢、脚,边洗边用水冲净。

6. 清洗背部　右手从婴儿前方握住左肩及腋窝处,使婴儿头颈部俯于护士右前臂,左手清洗婴儿后颈及背部(图6-15)。

7. 出盆检查　按放入水中的方法迅速抱出婴儿,用大毛巾包裹全身并将水分吸干,用棉签蘸水擦净女婴大阴唇及男婴包皮处污垢;对全身各部位进行检查,如脐带未脱落,用碘伏消毒;臀部擦护臀霜或鞣酸软膏;必要时测体重。

8. 整理　为婴儿更换衣服、尿布,核对手腕带和床号,必要时修剪指甲。整理床单位,洗手,记录。

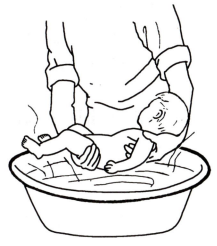

图 6-14 婴儿出入浴盆法

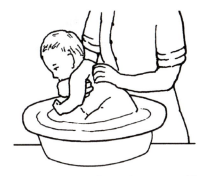

图 6-15 洗背时婴儿的扶持

【注意事项】

1. 婴儿盆浴于喂奶前或喂奶后 1 小时进行,以免呕吐和溢奶。

2. 擦洗面部时禁用肥皂,耳、眼内不得有水或肥皂沫进入。

3. 对头顶部的皮脂结痂不可用力清洗,可涂液体石蜡浸润,待次日轻轻梳去痂皮后再予洗净。

4. 注意保护未脱落的脐带残端,避免脐部被水浸泡,可用脐带贴保护脐部。

第二节 协助检查诊断的护理技术

一、颈外静脉穿刺术

【目的】

取血标本,为诊断及治疗疾病提供依据。

【操作前准备】

1. 用物准备 治疗盘内盛一次性无菌注射器(5ml 或 10ml)、2% 碘伏、75% 乙醇、干棉球、棉签、胶布、无菌手套,做血培养时应备酒精灯、火柴。

2. 环境准备 保持室内适宜的温度和湿度,环境安静、清洁、明亮、宽敞。

3. 护士准备 着装整洁,修剪指甲,操作前洗手,戴口罩。

【操作方法】

1. 携用物至床旁,核对,按全身约束法包裹患儿,患儿取仰卧位于治疗台上,肩齐台沿,头偏向一侧,肩下垫小枕。助手站在患儿足端,用两臂按住患儿身躯,两手扶着患儿面颊与枕部(勿蒙住其口、鼻),使头部稍垂于治疗台边沿下,以充分暴露颈外静脉(图 6-16)。

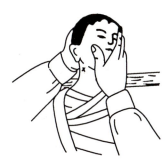

图 6-16 颈外静脉穿刺

2. 操作者站在患儿头端,选取穿刺点(下颌角和锁骨上缘中点连线之上 1/3 处),常规消毒皮肤后戴无菌手套,左手示指压迫颈外静脉近心端,右手持注射器,待患儿啼哭静脉显露最清晰时,于颈外静脉外缘处,将针头与皮肤呈 30°沿血液回心方向进针,有回血后固定针头,抽取所需血量,拔针。

3. 用消毒干棉球压迫局部 2～3 分钟。检查局部无出血后将患儿送回病室,血标本送检。

4. 安抚患儿,再次核对,平整衣服,整理用物,洗手,记录。

【注意事项】

1. 适用于婴幼儿或肥胖儿童,有严重心肺疾病患儿、新生儿、病情危重患儿以及有出血倾向的患儿禁用。

2. 固定体位后应立即操作,以防患儿头部下垂时间过长影响头部血液回流。

3. 穿刺时应随时观察患儿面色和呼吸,发现异常立即停止操作。

二、股静脉穿刺术

【目的】

采血标本,为诊断及治疗疾病提供依据。

【操作前准备】

同颈外静脉穿刺。

【操作方法】

1. 携用物至床旁,核对,清洗患儿会阴部及腹股沟区皮肤,换尿布。

2. 患儿仰卧,垫高穿刺侧臀部。助手站在头端,用双肘及前臂约束患儿躯干及上肢,两手分别固定患儿两腿使之呈青蛙状,即外展、外旋,膝关节屈曲呈直角。

3. 操作者站在患儿足端,常规消毒穿刺部位的皮肤,戴无菌手套。

4. 穿刺

(1)垂直穿刺法:操作者左手示指在腹股沟中、内 1/3 交界处触到股动脉搏动点,再次消毒穿刺点及术者手指,右手持注射器沿股动脉搏动点内侧 0.3～0.5cm 处垂直刺入,感觉无阻力见回血后固定,抽足所需血量后拔针。

(2)斜刺法:在腹股沟下 1～3cm 处,针头与皮肤呈 45°向股动脉搏动点内侧 0.3～0.5cm 处向心方向刺入,其余操作同垂直穿刺法(图 6-17)。

5. 拔针后立即用消毒干棉球加压止血 5 分钟,确认无出血方可放松。将抽取的血液沿试管壁缓慢注入试管,送检。

6. 安抚患儿,再次核对,平整衣服,整理用物,洗手,记录。

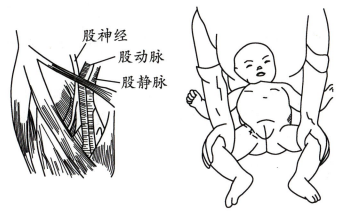

图 6-17　股静脉穿刺部位和固定法

【注意事项】

1. 适用于婴幼儿,有出血倾向或凝血功能障碍者禁用此法,以免引起出血不止。

2. 若穿刺失败,不宜在同侧多次穿刺,以免形成血肿。

3. 若回血呈鲜红色,表明误入股动脉,应立即拔出针头,用无菌纱布压迫 5～10 分钟,直到无出血为止。

第三节　协助治疗的护理技术

一、儿童头皮静脉输液法

儿童头皮静脉丰富,分支甚多,互相贯通交错成网,且静脉表浅易见,不滑动易固定,用头皮静脉输液便于保暖,不影响儿童肢体活动及其他诊疗和护理工作,最适用于新生儿、婴幼儿。常选用额上静脉、颞浅静脉及耳后静脉等(图6-18)。

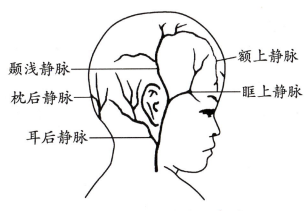

图 6-18　头皮静脉示意图

【目的】

1. 使药物快速进入婴幼儿体内以达到治疗疾病的目的。

2. 增加液体、营养,排出毒素,维持体内电解质平衡,纠正血容量不足。

【操作前准备】

1. 用物准备　治疗盘、输液器、液体及药物、头皮针、消毒液、弯盘、棉签、胶布、治疗巾,根据需要准备剃刀、纱布、约束用品。

2. 环境准备　保持室内适宜的温度和湿度,环境安静、清洁、明亮、宽敞。

3. 护士准备　着装整洁,修剪指甲,操作前洗手,戴口罩。

【操作方法】

1. 携用物至床旁,核对药液,协助患儿仰卧或侧卧,头垫小枕,助手固定患儿肢体、头部。必要时采用全身约束法。

2. 操作者立于患儿头端,必要时剃去局部头发,仔细选择静脉,消毒皮肤,再次查对。

3. 排尽输液器内空气。穿刺者一手拇指、示指分别固定静脉两端皮肤,另一手持针,在距静脉最清晰点 0.3cm 处将针头近似平行刺入头皮,然后将针头稍挑起,沿静脉走行,向向心方向穿刺,见回血后松开调节器,如点滴通畅,针尖处无肿胀,可用胶布固定,调节滴速。

4. 再次核对,签字,交代家长注意事项。

5. 整理用物,洗手,记录。

【注意事项】

1. 严格执行查对制度和无菌操作原则,合理分配加入的药物并注意配伍禁忌。

2. 注意鉴别头皮静脉与动脉(表6-1)。

表6-1　儿童头皮静脉与动脉的鉴别

	头皮静脉	头皮动脉
外观	浅蓝色,啼哭时充血明显,树枝状、细小	浅红色,啼哭时充血不明显,弯曲状、较粗
触摸	无搏动,管壁薄,易压瘪,不易滑动	有搏动,管壁厚,不易压瘪,易滑动
液体注入	滴入顺畅,血液向心方向流动	滴入不畅,血液离心方向流动

3. 需 24 小时输液者,应更换输液装置,若超过 48 小时应更换注射部位及输液管。需长期输液者,要注意保护和合理使用静脉,一般从远端小静脉开始,必要时选择静脉留置针。

4. 头皮针和输液管牢固固定,防止移动脱落。

二、静脉留置针输液法

【目的】

1. 保持静脉通道通畅,便于抢救、给药等。

2. 为需要长期输液患儿减轻痛苦。

【操作前准备】

1. 用物准备 治疗盘、输液器、液体及药物、头皮针、备不同规格的留置针、肝素帽、透明敷贴、消毒液、棉签、弯盘、胶布、治疗巾，根据需要备剃刀、肥皂、纱布、约束用品。

2. 环境准备 保持室内适宜的温度和湿度，环境安静、清洁、明亮、宽敞。

3. 护士准备 着装整洁，修剪指甲，操作前洗手，戴口罩。

【操作方法】

1. 检查药液、输液器，按医嘱加入药物，关闭调节器。

2. 携用物至床旁，核对患儿，查对药液，将输液瓶挂于输液架上，备好留置针，排尽空气，备好胶布。

3. 铺治疗巾于穿刺部位下，选择静脉，扎止血带，消毒皮肤，再次核对。

4. 留置针与皮肤呈 15°～30° 刺入血管，见回血后再进入少许，保证外套管在静脉内，将针尖退入套管内，将套管针送入血管内，松开止血带，撤出针芯，用透明敷贴和胶布妥善固定，连接输液装置，注明置管时间。

5. 调节滴速，再次核对，交代患儿和家长注意事项。

6. 清理用物，洗手，记录。

【注意事项】

1. 选择粗直、弹性好、易于固定的静脉，避开关节和静脉瓣。留置时间请参阅使用说明。

2. 在满足治疗前提下选用最小型号、最短的留置针。

3. 妥善固定，告知患儿及家长注意不要抓挠留置针，护士应注意观察。

4. 不应在穿刺肢体上端使用血压袖带和止血带。

5. 用药后应正压封管，根据使用说明定期更换透明敷贴和留置针，敷贴如有潮湿、渗血应及时更换，发生留置针相关并发症时应拔管。

三、外周静脉穿刺中心静脉置管法

经外周置入中心静脉导管（peripherally inserted central venous catheter, PICC）是利用导管从外周浅静脉进行穿刺，沿静脉走向到达靠近心脏的大静脉的置管术。

贵要静脉、肘正中静脉、头静脉以及大隐静脉都可作为穿刺静脉，其中贵要静脉一般为最佳选择，导管的尖端定位于上腔静脉。

【目的】

1. 为输注高渗液体、刺激性药物及化疗药物的患儿提供长期的静脉输液通道。

2. 保护患儿外周静脉，减轻药物对外周静脉的刺激和损伤，避免反复穿刺，减轻患儿痛苦。

【操作前准备】

1. 环境准备　保持室内适宜的温度和湿度,环境安静、清洁、明亮、宽敞。

2. 物品准备　PICC穿刺包[外包装可撕裂的套管针、导管(含导丝)、洞巾、治疗巾、5ml注射器、皮肤消毒剂、敷料、胶布、止血带、纸尺、纱布及镊子]、静脉注射盘、无菌隔离衣2件、无菌手套4副、20ml注射器2个、无菌治疗巾4块、无菌洞巾2块、0.9%氯化钠注射液(10ml,2支;250ml,2瓶)、肝素1支、安尔碘、酒精棉球、长棉签若干。

3. 护士准备　着装整洁,修剪指甲,操作前洗手,戴口罩。

【操作方法】

1. 核对患儿,解释操作目的,选择穿刺部位。

2. 患儿仰卧,将手臂外展90°,测量插管的长度。

3. 测量并记录双臂围,用于监测可能出现的并发症,如渗漏和栓塞。

4. 打开PICC穿刺包,建立无菌区,戴无菌手套,按无菌技术在患儿手臂下垫治疗巾。

5. 按规定消毒,范围在穿刺部位上下各10cm,两侧到臂缘。

6. 穿无菌手术衣,更换无菌手套,铺洞巾,检查导管的完整性,冲洗管道。

7. 请助手扎止血带,操作者穿刺,与常规静脉穿刺相同,见回血后再进少许,固定导引套管,让助手松开止血带,操作者示指固定导引套管,中指压在套管尖端所处血管处减少出血,退出穿刺针。

8. 用镊子或手从导引套管轻轻送入PICC导管,当导管进入肩部时,让患儿头转向穿刺侧,下颌贴向肩部,避免导管误入颈内静脉。将导管置入到预计刻度后退出导引套管,同时注意固定导管。

9. 用生理盐水注射器抽吸回血并注入生理盐水,确保管道通畅,无血液残留,连接正压接头或肝素帽,用肝素盐水正压封管。

10. 清理穿刺点,再次消毒,固定导管,注明穿刺日期、时间。

11. 操作完毕行X线检查,观察导管尖端是否处在预计位置。

12. 确定导管的位置正确后,将输液装置与导管相连,即可输入药物。

13. 交代患儿及家长注意事项,清理用物,洗手,记录置管过程。

【注意事项】

1. PICC置管应经专门培训,应由具有PICC置管资质的专科护士进行操作。

2. 导管送入要轻柔,注意观察患儿的反应。每次静脉输液结束后应及时冲管,减少药物沉淀。

3. 封管时禁用小于10ml的注射器,以防压力过大导致导管断裂,使用静脉输液泵时也应注意防止压力过大。

4. 封管时应采取脉冲方式,并维持导管内正压,如为肝素帽接头,退针时应维持推注,以防止血液回流导致导管堵塞。

5. 指导患儿和家长切勿进行剧烈活动,特别是穿脱贴身衣物时应保护导管,防止移位或断裂。

6. 穿刺处透明敷贴应在第一个 24 小时内更换,以后根据敷料及贴膜的使用情况决定更换频次,敷料潮湿、卷曲、松脱应立即更换。

7. 每天测量臂围,注意观察导管置入部位有无液体外渗、炎症等现象。

8. 导管的留置时间应根据医嘱决定。拔除导管时,动作应轻柔平缓,不能过快过猛。导管拔除后,立即压迫止血,创口涂抗菌药膏,封闭皮肤创口以防止空气栓塞,用敷料封闭式固定后,每24小时换药至创口愈合。拔除的导管应测量长度,观察有无损伤或断裂。

四、婴幼儿灌肠法

【目的】

1. 促进肠道蠕动,解除便秘,减轻腹胀。

2. 清洁肠道,为检查或手术做准备。

3. 清除肠道有害物质,减轻中毒。

4. 镇静剂的使用。

【操作前准备】

1. 环境准备　关闭门窗,使用屏风遮挡,保持室内适宜的温度和湿度,环境安静、清洁、明亮、宽敞。

2. 物品准备　治疗盘、灌肠筒、玻璃接头、各种型号的肛管、血管钳、垫巾、弯盘、卫生纸、手套、润滑剂、量杯、水温计、输液架、便盆、尿布,根据医嘱备灌肠液,溶液温度为 39～41℃。

3. 护士准备　着装整洁,修剪指甲,操作前洗手,戴口罩。

【操作方法】

1. 携用物至床旁,关闭门窗,遮挡患儿,核对,挂灌肠筒于输液架上,灌肠筒底距患儿臀部所在平面 30～40cm。

2. 将枕头竖放,使其厚度与便盆高度相等,下端放便盆。

3. 将垫巾一端放于枕头上,另一端放于便盆之下防止污染床单位。

4. 协助患儿脱去裤子,取仰卧位于枕头上,解开尿布,如无大小便,可用尿布垫在臀部和便盆之间,患儿臀部放于便盆宽边上,双膝屈曲,约束固定患儿,适当遮盖患儿,注意保暖。

5. 再次核对,戴手套,连接肛管,排净空气,用止血钳夹闭橡胶管,润滑肛管前端,分开臀部,暴露肛门,将肛管缓缓插入肛门,婴儿插入 2.5～4cm,幼儿插入 5～7.5cm,用手固定,可用一块尿布覆盖于会阴部,以保持床单清洁。

6. 松开止血钳,使液体缓缓流入,护士一手持肛管,同时观察灌肠液下降速度和患儿情况。

7. 灌肠后夹紧肛管,用卫生纸包裹后轻轻拔出,放入弯盘内。让患儿保留灌肠液数分钟后再排便,如果患儿不能配合,可用手夹紧患儿两侧臀部。

8. 协助患儿排便,擦净臀部,取下便盆,包好尿布,整理床单位。

9. 核对,清理用物,洗手,记录。

【注意事项】

1. 婴幼儿需使用等渗液灌肠,灌肠液量遵医嘱而定,一般小于6个月每次约为50ml;6个月~1岁每次约为100ml;1~2岁每次约为200ml;2~3岁每次约为300ml。

2. 灌肠过程中注意保暖,避免受凉。

3. 选择粗细适宜的肛管,新生儿选择7~11号,婴儿选择9~12号,幼儿选择10~13号。动作应轻柔,如溶液注入或排出受阻,可协助患儿更换体位或调整肛管插入的深度,排出不畅时可以按摩腹部,促进溶液排出。

4. 灌肠过程中及灌肠后,应注意观察患儿病情,发现面色苍白、异常哭闹、腹胀或排出液为血性时,应立即停止灌肠并和医生联系。

5. 准确测量灌入量和排出量,达到出入量基本相等或出量大于注入量。

五、光照疗法

光照疗法简称光疗,临床上用于高胆红素血症的治疗。血中的未结合胆红素经蓝光照射可转变为水溶性异构体,随胆汁、尿液排出体外。光照疗法适用于未结合胆红素增高的新生儿,以波长425~475nm的蓝光和510~530nm的绿光效果最佳,日光灯或太阳光也有较好疗效。光照疗法的不良反应有发热、腹泻、皮疹、青铜症等。

 知识窗

青铜症

青铜症是指患儿光照治疗后数小时,皮肤、尿液、泪液呈青铜色。原因可能是胆汁淤积,胆红素化学反应产物经胆管排泄障碍导致。患儿的皮肤、血浆、肝、脾呈青铜色,但脑脊液和大脑并不受影响,所以无神经系统损害。出现青铜症后应停止光照治疗,当光照治疗停止后,青铜症可逐渐消退,没有明显后遗症,但消退时间较长,需要2~3周。

【目的】

治疗新生儿高胆红素血症,降低血清胆红素浓度。

【操作前准备】

1. 用物准备　光疗箱一般采用波长425~475nm的蓝色荧光灯,以160~320W为宜。光疗箱有单面光疗箱和双面光疗箱两种,双面光优于单面光。患儿护眼罩用墨纸或胶片剪成眼镜状,其他用物有长条尿布、尿布带、胶布、工作人员用的墨镜等。

2. 环境准备　保持室内适宜的温度和湿度,环境安静、清洁、明亮、宽敞。

3. 光疗箱准备

(1)清洁光疗箱,清除灯管及反射板的灰尘。

(2)箱内的湿化器水箱内加水至2/3满。

(3)接通电源,检查灯管亮度,并使箱温升温至30~32℃,相对湿度达55%~65%。

(4)光疗箱放置在干净、温湿度变化较小、无阳光直射的场所。

4. 患儿准备　入箱前清洁患儿皮肤,禁忌在皮肤上涂粉剂和油剂;剪短指甲,防止抓破皮肤。测量患儿体温,必要时测体重,取血检测血清胆红素水平。

5. 护士准备　着装整洁,修剪指甲,操作前洗手,戴口罩、墨镜;评估患儿病情,向家长解释光疗目的和注意事项。

【操作方法】

1. 核对医嘱,向患儿家长做好解释工作。

2. 入箱操作　将患儿全身裸露,用尿布遮盖会阴部,男婴注意保护阴囊,佩戴护眼罩,抱入已预热好的光疗箱中,记录入箱时间(图6-19)。

3. 照射过程　使患儿皮肤均匀受光,尽量广泛照射身体;单面光疗箱一般每2小时更换体位1次,仰卧、侧卧、俯卧交替照射;俯卧时要有专人巡视,以免口鼻受压而影响呼吸;照射时每2~4小时测体温1次或根据病情、体温情况随时测量,使体温保持在36~37℃,并根据体温调节箱温。

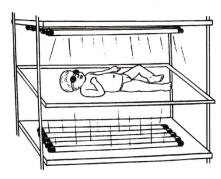

图6-19　婴儿蓝光治疗

4. 出箱准备　出箱前先将衣物预热,再给患儿穿好衣物,关闭箱体电源开关,除去护眼罩,将患儿抱回病床,并做好各项记录如出箱时间、生命体征等。

5. 整理用物　光疗结束后切断电源,倒尽湿化器水箱内的水,做好整机清洁、消毒,记录灯管使用时间。

【注意事项】

1. 光疗时出现的轻度腹泻、排深绿色多泡沫稀便、小便呈深黄色、一过性皮疹等副作用,可随病情好转而消失。

2. 光疗时要按医嘱静脉输液,按需喂乳,保证水分及营养供给。

3. 光疗时如体温超过37.8℃或低于35℃,要暂停光疗。

4. 工作人员为患儿进行检查、治疗、护理时要戴墨镜,并严格交接班。

5. 保持灯管及反射板的清洁,每日擦拭,防止灰尘影响光照强度。

6. 灯管与患儿的距离(33~50cm)遵照设备说明调节,使用时间达到设备规定的时限也必须更换。

六、温箱使用法

【目的】

温箱可为出生体重低于2 000g者及异常新生儿(如新生儿寒冷损伤综合征、体温不升等新生儿)提供一个适宜的中性温度,以维持体温在正常范围。

【操作前准备】

1. 温箱准备

(1)检查婴儿温箱(图6-20),保证安全;清洁、消毒温箱;将蒸馏水加入温箱水槽中至水位指示线,并加蒸馏水于湿化器水槽中。

(2)接通电源,打开电源开关,将箱温调至28~32℃预热。

(3)根据干湿度计读数,调整湿度控制旋钮,维持箱内湿度在55%~65%。温箱避免放置在阳光直射、有对流风或取暖设备附近,以免影响箱内温度的控制。

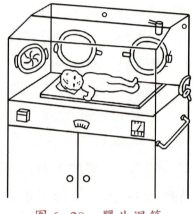

图 6-20　婴儿温箱

2. 环境准备　调节室温至24~26℃,以减少辐射热的损失。

3. 护士准备　着装整洁,修剪指甲,操作前洗手,戴口罩。

【操作方法】

1. 根据婴儿体重、出生日龄及体温设定温箱的适宜温度。

2. 铺好箱内婴儿床,给婴儿穿单衣、裹尿布后放置于温箱内。

3. 定时测量体温,保持体温在36~37℃。在婴儿体温未升至正常之前每小时监测1次,升至正常后每4小时测1次。根据体温调节箱内温度,记录并做好温箱使用情况的交接班。

4. 出温箱条件　①婴儿体重达2 000g或以上,体温正常;②在不加热的温箱内,室温维持在24~26℃时,婴儿能保持正常体温;③婴儿在温箱内生活1个月以上,体重虽不到2 000g,但一般情况良好。

5. 对温箱进行清洁、消毒。

【注意事项】

1. 护理操作尽量在箱内集中进行,尽量少开箱门,以免箱内温度波动;若婴儿确因需要暂出温箱治疗检查,应注意在保暖措施下进行。

2. 保持箱内温度稳定,严禁骤然提高温箱温度,以免婴儿体温上升造成不良后果。

3. 保持温箱的清洁　①使用期间每天用消毒液擦拭温箱内外,然后用清水再擦拭一遍;每周更换温箱1次,用过的温箱除用消毒液擦拭外,再用紫外线照射;定期做细菌培养,以检查清洁消毒的质量;②湿化器水箱用水每天更换1次;温箱下面的空气净化垫每月清洗1次。

4. 严格执行操作规程,定期检查有无故障,保证绝对安全。随时观察使用效果,如温箱发出报警信号,应及时查找原因,妥善处理。

七、儿童心肺复苏

心肺复苏(cardiopulmonary resuscitation,CPR)是对心跳、呼吸骤停者立即采取恢复有效循环、建立有效呼吸和保护大脑功能的一系列抢救措施。CPR成功的关键是循环、呼吸的重建,必须争分夺秒、现场抢救。

【目的】
用人工方法重建呼吸及循环,尽快地恢复患儿肺部气体交换以及全身血液和氧的供给。

【操作方法】
婴儿和儿童CPR程序为C-A-B,即胸外按压、开放气道和建立呼吸;对于新生儿,心搏骤停主要是呼吸因素所致(已明确为心脏原因者除外),其CPR程序为A-B-C。

1. 评估
(1)判断意识:双手拍打患儿双肩并呼叫患儿,观察有无反应。
(2)呼救帮助:立即呼叫其他人员帮助抢救。
(3)判断心跳、呼吸:解开外衣,触摸颈动脉,同时观察胸廓起伏,判断心跳、呼吸情况。如心跳、呼吸停止,立即行心肺复苏。

2. 胸外按压(circulation,C) 患儿仰卧在硬板床上,按压幅度应至少为胸部前后径的1/3(婴儿大约4cm;儿童大约5cm)。每次按压后使胸廓完全反弹,尽量减少按压的中断,避免过度通气。按压频率为100~120次/min。

(1)对新生儿或婴儿按压时可用一手托住患儿背部,将另一手两手指置于乳头连线下一指处进行按压(图6-21),或两手掌及四手指托住两侧背部,双手大拇指按压(图6-22)。

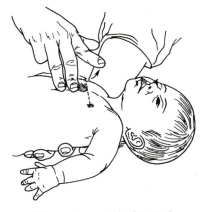

图6-21　双指按压法

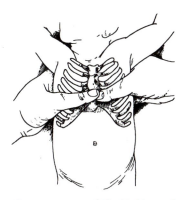

图6-22　双手拇指按压法

（2）对 1～8 岁的儿童，可用一只手固定患儿头部，另一手掌根部置于胸骨下半段（避开剑突），手掌根的长轴与胸骨的长轴一致进行按压（图 6-23）。

（3）对年长儿（＞8 岁），胸部按压方法与成人相同，应将患儿置于硬板上，将一手掌根部交叉放在另一手背上，十指相扣，使下面手的手指抬起，手掌根部垂直按压胸骨下半部。每次按压与放松的比例为 1:1，按压深度至少为胸部前后径的 1/3，频率为 100～120 次/min。

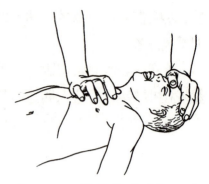
图 6-23　单手掌胸外按压法

（4）除新生儿外，心肺复苏时心脏按压与人工通气频率之比单人施救为 30:2，两人施救为 15:2。新生儿按压 - 通气比率仍然为 3:1，即每分钟 90 次按压和 30 次人工呼吸。按压时用力要适度，以防骨折或心肺损伤。

3. 开放气道（airway, A）

（1）清理呼吸道：将患儿头侧向一方，用右手示指清理口腔内的分泌物、异物或呕吐物。

（2）开放气道：有仰头抬颏法和托颌法。

仰头抬颏法是将一只手的小鱼际（手掌外侧缘）部位置于患儿前额，另一只手的示指、中指置于下颏将下颌骨上提，使下颌角与耳垂的连线和地面垂直；注意手指不要压颏下软组织，以免阻塞气道（图 6-24）；疑有颈椎损伤者可使用托颌法，将双手放置在患儿头部两侧，握住下颌角向上托下颌，使头部后仰程度为下颌角与耳垂连线和地面呈 60°（儿童）或 30°（婴儿）（图 6-25）；若托颌法不能使气道通畅，应使用仰头抬颏法开放气道。

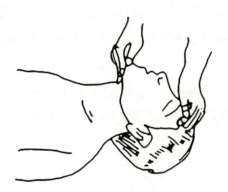
图 6-24　仰头抬颏法开放气道

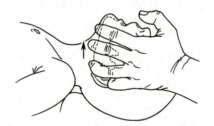
图 6-25　托颌法开放气道

4. 建立呼吸（breathing, B）

（1）口对口人工呼吸：适用于现场没有抢救器械的紧急情况。操作者先深吸一口气，如患儿是 1 岁以下的婴儿，使口罩住鼻和口；年长儿用口罩住口，拇指和示指捏紧患儿鼻子，保持其头后倾，吹气。同时可见患儿胸廓抬起。停止吹气后，放开鼻孔，使患儿自然呼气，排出肺内气体。口对口人工呼吸吸入氧浓度较低（＜18%），操作者易疲劳，也有感染疾病的潜在可能，故应尽快用其他辅助呼吸的方法代替。

（2）复苏囊的应用：根据患儿年龄选择合适的面罩，并确定挤压气囊的频率和压力。

5. 药物治疗（drugs，D）　在复苏同时应尽快给药。给药途径主要是静脉，其次是气管内，再次为心内。首选肾上腺素。常用药物有肾上腺素、碳酸氢钠、利多卡因、呼吸兴奋剂等。

6. 观察心肺复苏的有效指征　心脏复苏、重建循环有效的指征为：①大动脉扪及搏动；②口唇、甲床颜色转红；③出现自主呼吸；④扩大的瞳孔缩小，对光反射恢复；⑤肌张力恢复。

【复苏后处理】

积极寻找原发病进行病因治疗，并采取综合措施，维持有效循环，防止呼吸、心搏骤停的再次发生。

边学边练

实训三　儿科常用护理技术

本章小结

　　本章学习了一般护理技术、协助检查诊断的护理技术、协助治疗的护理技术等儿科常用护理技术，重点内容为一般护理法和协助治疗的护理技术。应掌握一般护理法（一般测量法、臀红护理法、约束保护法、更换尿布法、婴儿盆浴法）、协助治疗的护理技术（头皮静脉输液法、静脉留置针输液法、婴幼儿灌肠法、光照疗法、温箱使用法、儿童心肺复苏）的操作前准备和注意事项；学会一般护理法、协助治疗的护理技术的操作方法。熟悉颈外静脉穿刺术和股静脉穿刺术的操作前准备、操作方法和注意事项。了解儿科常用护理技术的目的及外周静脉穿刺中心静脉置管法。在操作过程中要培养学生的慎独修养、团队合作意识和人文关怀意识，以及保证儿童安全的职业态度和精神。

（袁　芬　王灿灿）

思考题

1. 患儿，女，6个月。因腹泻3天就诊，每日排稀水样便10余次，臀部皮肤潮红，伴有皮疹。

请问：

（1）该患儿发生了什么程度的臀红？

（2）根据臀部皮肤受损程度选择涂哪种药膏？

（3）如何向家长进行预防臀红的健康指导？

2. 患儿,男,出生后 10 天。皮肤及巩膜明显黄染,血清总胆红素 295μmol/L,诊断为高胆红素血症。护士遵医嘱给予光照疗法。

请问:

（1）光照疗法时,患儿应做哪些准备?

（2）光照疗法的注意事项有哪些?

第七章 │ 新生儿及患病新生儿的护理

07章

07章 数字资源

学习目标

1. 具有儿科护理人员所需要的严谨、细致、慎独的职业素养，较好的护患沟通与团队合作能力，尊重患儿及其家庭成员，关爱患儿、主动为患儿缓解不适、促进患儿恢复健康的职业态度。
2. 掌握正常足月儿、早产儿的特点及护理；常见新生儿疾病的护理评估、常见护理诊断/问题和护理措施。
3. 熟悉新生儿的分类；常见新生儿疾病的病因和健康教育。
4. 了解常见新生儿疾病的发病机制。
5. 学会运用护理程序对新生儿和患病新生儿实施整体护理。

　　新生儿是指从脐带结扎到出生后满 28 天的婴儿。新生儿脱离母体后开始独立生活，需完成多方面的生理调整来适应体内外环境的巨大变化，但此时新生儿各器官的生理功能尚未完善，是发病率和死亡率最高的时期，医护人员应充分认识新生儿疾病的特点，给予及时正确的治疗和护理。本章介绍足月儿、早产儿及新生儿常见疾病的护理。新生儿常见疾病包括新生儿缺氧缺血性脑病、新生儿颅内出血、新生儿黄疸、新生儿寒冷损伤综合征、新生儿感染性疾病、新生儿低血糖、新生儿低钙血症等。

第一节　新生儿概述

　　从脐带结扎至出生后 28 天内的婴儿称新生儿（newborn）。此期婴儿由宫内转为宫外生活，需完成多方面的生理调整，以适应复杂的外界环境。围生期（perinatal period）是指围绕分娩前后的一段特定时期。目前我国将围生期定义为从妊娠 28 周（此时胎儿体重约 1 000g）至出生后 1 周。国际上常以新生儿死亡率和围生期死亡率作为衡量一个国家卫生保健水平的标准之一。

【新生儿分类】

（一）根据出生时胎龄分类

1. 足月儿　指 37 周≤胎龄＜42 周的新生儿。

2. 早产儿　指胎龄＜37 周的新生儿。

3. 过期产儿　指胎龄≥42 周的新生儿。

（二）根据出生体重分类

1. 正常出生体重儿　指出生体重为 2 500～4 000g 的新生儿。

2. 低出生体重儿　指出生体重不足 2 500g 的新生儿。其中出生体重不足 1 500g 者又称极低出生体重儿；出生体重不足 1 000g 者又称超低出生体重儿。低出生体重儿一般为早产儿和小于胎龄儿。

3. 巨大儿　指出生体重超过 4 000g 的新生儿。

（三）根据出生体重和胎龄关系分类

1. 适于胎龄儿　指出生体重在同胎龄儿平均体重第 10～90 百分位之间的新生儿。

2. 小于胎龄儿　指出生体重在同胎龄儿平均体重第 10 百分位以下的新生儿。我国习惯将胎龄已足月但体重在 2 500g 以下的新生儿称足月小样儿，是小于胎龄儿中最常见的一种，多由于宫内发育迟缓引起。

3. 大于胎龄儿　指出生体重在同胎龄儿平均体重第 90 百分位以上的新生儿。

（四）根据出生后的周龄分类

1. 早期新生儿　出生后 1 周以内的新生儿。其发病率和死亡率在整个新生儿期最高，需要加强监护和护理。

2. 晚期新生儿　出生后第 2 周至第 4 周末的新生儿。

（五）高危儿

高危儿指已发生或可能发生危重情况而需要监护的新生儿，包括以下几种情况：

1. 母亲有异常妊娠史的新生儿　母亲有糖尿病、阴道出血、妊娠期高血压、感染、吸烟、吸毒及母亲为 Rh 阴性血型等；母亲过去有死胎、死产及胎儿先天畸形史等。

2. 异常分娩娩出的新生儿　各种难产如高位产钳娩出、臀位娩出、手术产的新生儿等。

3. 出生时有异常的新生儿　出生时 Apgar 评分≤7 分的新生儿、有脐带绕颈的新生儿、早产儿、过期产儿、小于或大于胎龄儿、巨大儿及有各种疾病的新生儿等。

第二节　正常足月新生儿的特点及护理

 工作情景与任务

导入情景：

张女士，产后 2 周，今天给女儿喂奶时，突然发现女儿牙龈上有黄白色、米粒大小的颗粒,她不知道怎么回事,担心女儿会不会有什么问题,抱着女儿来到医院儿科门诊。

工作任务:

1. 请给张女士讲解"马牙"的原因和处理。

2. 请给张女士讲解新生儿的皮肤、黏膜护理。

一、正常足月儿的特点

正常足月儿(normal term infant)是指出生时胎龄≥37周并<42周,出生体重≥2 500g并≤4 000g,无畸形和疾病的活产婴儿。

(一)外观特点

正常足月儿与早产儿在外观上各具特点,见表7-1、图7-1。

表7-1 足月儿与早产儿外观特点

	足月儿	早产儿
头	头大(占全身比例的1/4)	头更大(占全身比例的1/3)
四肢肌张力	良好	低下
皮肤	红润、皮下脂肪丰满和毳毛少	绛红、水肿和毳毛多
头发	分条清楚	细而乱
耳廓	软骨发育良好、耳舟成形、直挺	软、缺乏软骨、耳舟不清楚
指(趾)甲	达到或超过指(趾)端	未达指(趾)端
乳腺	乳晕清楚、结节>4mm	乳晕不清、无结节或结节<4mm
跖纹	整个足底遍及足纹	足底纹理少
外生殖器	男婴阴囊皱褶多,睾丸已降 女婴大阴唇遮盖小阴唇	男婴阴囊皱褶少,睾丸未降 女婴大阴唇不能遮盖小阴唇

(二)生理特点

1. 呼吸系统 呼吸中枢发育不完善,呼吸节律常不规则,呼吸较浅,频率较快,40~45次/min左右。呼吸运动主要靠膈肌的升降,以腹式呼吸为主。

2. 循环系统 新生儿心率波动范围较大,平均为120~140次/min。血压平均为70/50mmHg(9.3/6.7kPa)。因新生儿时期血流多分布于躯干和内脏,四肢少,故四肢易出现冷凉及发绀。

3. 消化系统 新生儿胃呈水平位,贲门松弛,幽门相对较紧张,易发生溢乳。消化道面积相对较大,管壁薄,通透性高,有利于营养物质的吸收,但肠腔内毒素和消化不全产物也易进入血液循环,引起中毒或过敏。除淀粉酶外,消化道内已能分泌充足的消化酶,不宜过早喂淀粉类食物。出生后10~12小时开始排出胎粪,胎粪呈墨绿色糊状,黏稠,

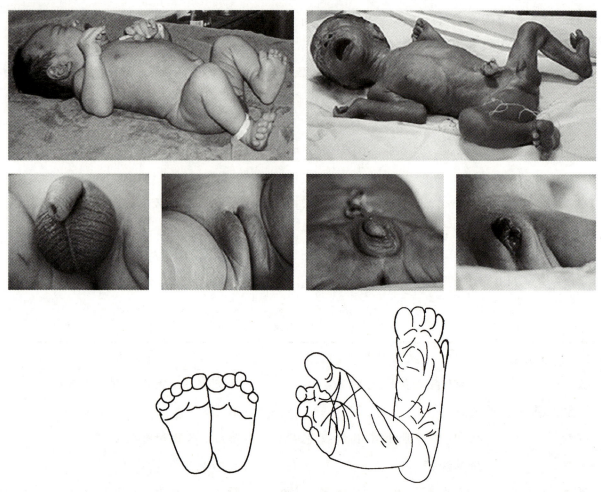

图 7-1　足月儿与早产儿的比较

无臭味,是由胎儿肠道脱落的上皮细胞、浓缩的消化液及吞入的羊水等组成,2~3 天即可排净过渡到正常粪便。若超过 24 小时仍无胎粪排出,应检查是否有消化道畸形,如肛门闭锁等。

4. 血液系统　出生时血液中红细胞数和血红蛋白量较高,以后逐渐下降。血红蛋白中胎儿血红蛋白约占 70%,后渐被成人血红蛋白取代。白细胞总数较高,出生后第 3 天开始下降。胎儿肝脏维生素 K 储存量少,凝血因子活性低,出生后常规注射维生素 K_1。

5. 泌尿系统　一般在出生后 24 小时内排尿,若出生后超过 48 小时仍无尿,需要寻找原因,排除先天畸形。肾小球滤过率低,浓缩功能较差,排出同等量的溶质需比成人多 2~3 倍的水分;肾脏的稀释功能尚可,排磷功能较差,易出现低钙血症。

6. 神经系统　新生儿大脑皮质兴奋性低,睡眠时间长。脊髓相对较长。出生时已具有原始反射,如觅食反射、吸吮反射、握持反射、拥抱反射和交叉伸腿反射等。正常情况下,出生后数月这些反射自然消失,若新生儿期这些反射消失或出生后数月仍存在,常提示有神经系统疾病或其他异常。新生儿巴宾斯基征、凯尔尼格征可呈弱阳性。

7. 免疫系统　新生儿免疫功能不成熟,非特异性免疫能力差,如皮肤、黏膜薄嫩,屏障功能差;胃酸少,杀菌能力弱。特异性免疫能力不足,但可从母体获得 IgG,可使新生儿对麻疹、白喉等传染病具有免疫力，母乳中有 SIgA 可使母乳喂养儿呼吸道和消化道有一定的抵抗力。

8. 体温调节　新生儿体温调节中枢发育不完善，体表面积相对较大，皮下脂肪薄，容易散热；寒冷时主要依靠棕色脂肪氧化来产热，产热量相对不足，易出现体温下降；室温过低可发生低体温或寒冷损伤综合征；室温过高时，足月儿能通过皮肤蒸发和出汗散热，但如果体内水分不足，室温过高时无法通过皮肤出汗蒸发完成散热可致体温升高，称"脱水热"。

 知识窗

中性温度

中性温度又称适中温度，是指机体维持体温正常所需要的代谢率和耗氧量最低时的环境温度。新生儿中性温度与胎龄、日龄和出生体重有关。出生体重越低、日龄越小，所需中性温度越高。

二、新生儿的特殊生理状态

1. 生理性体重下降　指新生儿出生数天内，由于摄入少、水分丢失较多及尿、粪排出而引起的体重下降，在出生后 3～4 天达最低点，下降范围为 3%～9%，最多不超过 10%，出生后 7～10 天恢复到出生时的体重。

2. 生理性黄疸　由于新生儿胆红素代谢特点，足月新生儿出生后 2～3 天出现黄疸，4～5 天达高峰，5～7 天消退，最迟不超过 2 周。早产儿黄疸多于出生后 3～5 天出现，5～7 天达高峰，7～9 天消退，最长可延迟到 3～4 周。一般情况良好。

3. 乳腺肿大和假月经　新生儿出生后 4～7 天出现乳腺肿大（图 7-2），如蚕豆或鸽卵大小，2～3 周消退，切勿挤压，以免感染。部分女婴出生后 5～7 天阴道流出少量血性分泌物或大量非脓性分泌物，可持续 1 周，称假月经。上述两种现象均与来自母体的雌激素水平变化有关。

4. "马牙"和"螳螂嘴"　在口腔上腭中线两侧和齿龈切缘上有散在黄白色、米粒大小的颗粒，是由上皮细胞堆积或黏液腺分泌物积留所致，俗称"马牙"（图 7-3），数周后可自然消退。口腔内两侧颊部各有一突起的脂肪垫（图 7-4），俗称"螳螂嘴"，对吸吮有利，不可挑割，以防发生感染。

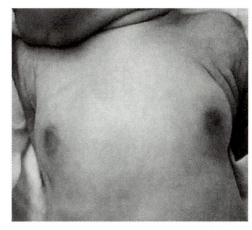

图 7-2　乳腺肿大

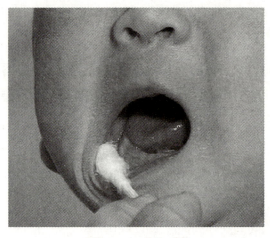
图 7-3　"马牙"

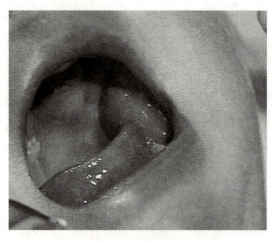
图 7-4　脂肪垫

5. 新生儿红斑及粟粒疹　出生后 1~2 天, 在头部、躯干及四肢常出现大小不等的多形性斑丘疹, 称为"新生儿红斑", 1~2 天后自然消失。也可因皮脂腺潴留, 在鼻尖、鼻翼两侧形成小米粒大小、黄白色皮疹, 称"新生儿粟粒疹", 可自行消退, 不必处理。

三、正常足月儿的护理

【护理评估】

评估新生儿父母的健康状况、家族有无特殊病史; 产妇的既往妊娠史、分娩史; 本次妊娠及分娩过程中的母婴情况; 新生儿出生后的一般状况及有无寒冷、饥饿、不适等表现, 对照顾者给予的各种形式的刺激所做出的反应等。

【常见护理诊断/问题】

1. 有窒息的危险　与羊水吸入、溢乳、呕吐等有关。
2. 有体温失调的危险　与体温调节中枢发育不完善等有关。
3. 有感染的危险　与新生儿免疫功能不成熟、皮肤黏膜屏障功能差等有关。

【护理措施】

1. 保持呼吸道通畅

（1）新生儿娩出后, 一切操作均应在保暖条件下进行。在新生儿开始呼吸前应迅速清除口鼻腔的黏液及羊水, 防止引起吸入性肺炎或窒息。

（2）保持新生儿处于舒适体位, 仰卧时避免颈部前屈或过度后仰, 俯卧时头偏向一侧。经常检查鼻孔, 清除鼻孔内分泌物, 避免物品阻挡新生儿口、鼻或压迫其胸部, 保持呼吸通畅。

（3）喂乳后应竖抱婴儿轻拍背部, 帮助排出空气, 然后使婴儿保持于右侧卧位, 防止溢乳和呕吐引起窒息。

2. 维持体温稳定

（1）环境调整: 新生儿居室需备有空调和空气净化装置, 室温调至适中温度, 即穿衣、盖被的情况下,室温保持在22～24℃,相对湿度保持在55%～65%。

（2）加强保暖:新生儿娩出后应立即擦干皮肤,用温暖、柔软的包被包裹,因地制宜地采取保暖措施,如戴帽、母亲怀抱或使用热水袋、婴儿温箱和远红外辐射床等。对新生儿进行检查和护理时,避免不必要的暴露,接触新生儿的手、仪器、物品等均应保持温暖,定时监测新生儿的体温,每4～6小时测1次。

3. 预防感染

（1）消毒隔离:保持环境清洁,以湿式扫除为宜,每天用紫外线进行空气消毒1次,每次30分钟。新生儿应与感染患儿分室居住。护理人员入室前更换清洁衣、帽及鞋,接触每个新生儿前、后必须严格洗手,避免交叉感染,并严格遵守无菌操作。各类医疗器械定期消毒,工作人员定期做咽拭子培养。护理人员若患病或为带菌者应暂停护理新生儿。

（2）保持脐部清洁干燥:新生儿娩出后无菌结扎脐带,脐带残端应保持清洁干燥,每天检查有无渗血或感染,若有渗血或感染需及时处置。脐带残端一般在出生后1周内脱落,脱落后脐窝如有分泌物用0.2%～0.5%的碘伏消毒,注意保持干燥;若有肉芽组织,可用硝酸银局部烧灼。

（3）做好皮肤、黏膜护理:新生儿出生后可用消毒植物油拭去皮肤皱褶处过多的胎脂,体温稳定后每天沐浴1次,沐浴时室温维持在26～28℃,水温保持在37～39℃。勤换尿布,每次大便后用温开水清洗会阴及臀部并拭干,以防发生尿布皮炎。口腔清洁时可喂温开水清洗,不宜擦拭,所有喂哺用具用后煮沸消毒。衣服宜选棉质品,应柔软、透气、不褪色,款式应宽松、无纽扣及易穿脱,衣服应勤换,洗涤后用开水煮沸消毒。尿布应柔软、吸湿性强,清洗后也应煮沸消毒。

（4）预防接种:新生儿出生后2～3天接种卡介苗,出生后1天注射乙肝疫苗(以后1个月、6个月时各注射一次)。

【健康教育】

1. 宣传育儿知识　提倡母婴同室和母乳喂养,鼓励和指导父母与新生儿眼神交流、说话、皮肤接触,尽早建立良好的情感联结,以利于新生儿身心发育。采用录像和示范等多种方式,教会父母新生儿的日常护理方法,如保暖、沐浴、穿衣、更换尿布、脐部护理、测量体重等,并能及时发现和处理异常情况。

2. 指导合理喂养　出生后尽早让母亲怀抱婴儿吸吮母乳,提倡按需哺乳。不能母乳喂养者先试喂5%～10%葡萄糖水,无异常者可给配方乳,每3～4小时一次,乳具专用并严格消毒。每天测体重1次,体重应每天增加15～30g(生理性体重下降期除外)。

3. 新生儿筛查　让家长了解新生儿需要进行筛查的疾病(如先天性甲状腺功能减退症、苯丙酮尿症和半乳糖血症等)和尽早筛查的重要性,使患病新生儿在症状尚未表现之前或表现轻微时进行筛查,以早期诊断、早期治疗,防止机体组织器官发生不可逆的损伤,避免患儿发生智力低下、严重的疾病或死亡。

第三节　早产儿的特点及护理

一、早产儿的特点

早产儿（preterm infant）是指出生时胎龄未满 37 周、出生体重多不足 2 500g 的活产婴儿。

（一）外观特点

见本章第二节表 7-1。

（二）生理特点

1. 呼吸系统　早产儿呼吸中枢发育不成熟，呼吸浅快而不规则，易出现周期性呼吸（5~10 秒短暂的呼吸停顿后又出现呼吸，不伴有心率、血氧饱和度变化及青紫）及呼吸暂停或青紫。呼吸暂停是指呼吸停止时间≥20 秒，伴心率 <100 次/min 或发绀、氧饱和度下降，严重时伴面色苍白、肌张力下降。胎龄愈小，发生率愈高。因早产儿的肺发育不成熟，肺泡表面活性物质缺乏，易发生呼吸窘迫综合征（肺透明膜病）。

2. 循环系统　早产儿心率较快，血压较低，部分早产儿早期可有动脉导管开放。

3. 消化系统　早产儿吸吮及吞咽能力差，容易呛乳而引起乳汁吸入性肺炎。胃贲门括约肌松弛、胃容量小，易发生胃食管反流和溢乳。消化酶不足，胆酸分泌量少，对脂肪的消化吸收较差。在缺血、缺氧、喂养不当情况下易发生坏死性小肠炎。

由于胎粪形成较少及肠蠕动弱，胎粪排出常延迟，肝功能不成熟，生理性黄疸程度重，持续时间长，易引起胆红素脑病（核黄疸）。肝糖原储存少，肝合成蛋白质的功能差，易发生低血糖和低蛋白血症。由于肝功能不完善，肝内与维生素 K 密切相关的凝血因子合成少，易发生出血症。

4. 血液系统　早产儿红细胞生成素水平低下，先天性铁储存少，易发生贫血，胎龄越小，贫血程度越重。维生素 K、铁及维生素 D 储存较足月儿低，更易发生出血、贫血和佝偻病。

5. 泌尿系统　早产儿肾浓缩功能更差，易出现低钠血症。肾小管对糖的回吸收能力低，尿糖可呈阳性。肾小管排酸能力差，易出现代谢性酸中毒。

6. 神经系统　神经系统成熟度与胎龄关系密切，胎龄越小，各种反射越差。早产儿易发生缺氧，导致缺氧缺血性脑病。早产儿脑室管膜下存在发达的胚胎生发层组织，易导致颅内出血。

7. 免疫系统　早产儿皮肤娇嫩，屏障功能弱，体液及细胞免疫功能均很不完善，IgG 和补体水平较足月儿低，极易发生各种感染。

8. 体温调节　体温调节能力更差，棕色脂肪少，基础代谢率低，产热量少，而体表面积相对大，易散热，寒冷时更易发生低体温导致的寒冷损伤综合征。汗腺发育差，环境温度过高或过度保暖，体温易升高。

二、早产儿的护理

【护理评估】

评估早产儿出生时胎龄及体重情况、生存环境和护理质量等，其他同足月儿的护理评估。由于提早娩出，新生儿状况欠佳，父母会产生自责和沮丧。

【常见护理诊断 / 问题】

1. 体温过低　与体温调节中枢发育不完善等有关。

2. 营养失调：低于机体需要量　与吸吮、吞咽、消化、吸收功能差有关。

3. 自主呼吸受损　与呼吸中枢、呼吸器官发育不完善有关。

4. 有感染的危险　与免疫功能不成熟、皮肤黏膜屏障功能差、脐部为开放性伤口有关。

【护理措施】

1. 保暖　保持室内温度在 24～26℃，相对湿度在 55%～65%，室内应空气新鲜，备有空调、空气净化装置、婴儿温箱、远红外辐射床（图 7-5）等。体重低于 2 000g 者应置于温箱内，根据出生体重和日龄来调节箱温（表 7-2），待体重增至 2 000g 以上，体温稳定，吸吮良好，呼吸正常，即可出温箱。体重超过 2 000g 者在箱外保暖，可通过戴绒布帽、母亲怀抱、热水袋等维持体温恒定。各种护理操作应集中进行，尽量缩短操作时间，若需抢救应在远红外辐射床保暖下进行。

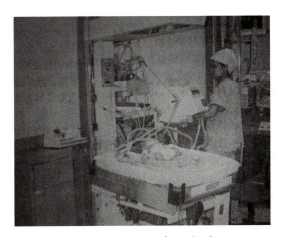

图 7-5　远红外辐射床

表 7-2　不同出生体重和日龄的早产儿温箱温湿度参考数值

出生体重 /g	适中温度				相对湿度
	35℃	34℃	33℃	32℃	
1 000	初生 10d 内	10d 后	3 周内	5 周后	
1 500	—	初生 10d 内	10d 后	4 周后	55%～65%
2 000	—	初生 2d 内	2d 后	3 周后	
>2 500	—	—	初生 2d 内	2d 后	

2. 合理喂养　尽早开奶，以防止低血糖。早产儿生长发育快，所需营养多，根据吸吮、吞咽、消化、吸收功能，选择直接喂哺母乳、奶瓶喂养、滴管喂养、管饲或静脉滴注等不同的补充营养的方式，保证营养供给。一般在出生后 2～4 小时试喂 5%～10% 葡萄糖

水，无异常后给予母乳喂养，无法母乳喂养者以早产儿配方乳为宜。喂乳量及间隔时间根据出生体重和耐受力而定（表7-3），以不发生胃潴留及呕吐为标准。详细记录24小时出入量，准确测量体重，以便适时调整喂养方案。早产儿因先天储存不足，出生后应按医嘱补充维生素A、B族维生素、维生素C、维生素D、维生素K及铁剂等，以防出现维生素缺乏、贫血等疾病。

表7-3 早产儿奶量与间隔时间

出生体重/g	< 1 000	1 000～1 499	1 500～1 999	2 000～2 499
开始量/ml	1～2	3～4	5～10	10～15
每天隔次增加量/ml	1	2	5～10	10～15
哺乳间隔时间/h	1	2	2～3	3

3. 维持有效呼吸

（1）保持呼吸道通畅，早产儿仰卧时可在肩下放置小软枕，避免颈部弯曲、呼吸道梗阻。

（2）出现发绀、呼吸急促、呼吸暂停时应查明原因，上述表现同时是给氧的指征，吸氧浓度以维持动脉血氧分压50～70mmHg（6.7～9.3kPa）或经皮血氧饱和度90%～95%为宜，症状改善后立即停用，切忌常规吸氧，避免引发视网膜病变导致失明或导致支气管、肺发育不良。

（3）出现呼吸暂停时，可给予拍打足底、托背、刺激皮肤等方法，帮助患儿恢复有效的自主呼吸，条件允许放置水囊床垫，利用水的振动减少呼吸暂停的发生。反复发作者可遵医嘱给予枸橼酸咖啡因静脉输注，必要时给予机械正压通气。

4. 预防感染 严格执行消毒隔离制度。严格控制入室人数，室内物品定期消毒，防止交叉感染。强化洗手意识，每次接触早产儿前后要洗手或用快速消毒液擦拭手部，严格控制医源性感染。早产儿如医学评估稳定并且处于持续恢复状态，按照出生后实际月龄接种疫苗。

 知识窗

发展性照顾

发展性照顾是一种适合儿童个体需求的护理模式。这种模式满足新生儿的个体化需求，可以促进早产儿体重增长、减少哭闹和呼吸暂停的次数。发展性照顾包括提供正确的措施和适宜的环境，注意医疗护理措施的时间性，减少不良刺激，促进新生儿行为的稳定，同时应为父母提供精神支持并使其了解新生儿行为的独特意义。此护理模式的护理目标是使儿童所处的环境与子宫内尽可能相似，并帮助儿童以有限的能力适应宫外的环境。护士应尽可能避免给予儿童不良刺激，调暗灯光或用毯子遮盖温箱，使儿童侧卧或用长条的毛巾环绕儿童,提供非营养性吸吮,保持安静,集中操作,以促进早产儿体格和精神的正常发育。

【健康教育】

1. 早产儿异常情况多,病情变化快,除监测生命体征外,还应密切观察进食情况、精神反应、反射、大小便、面色等情况,如有异常及时报告医生,做好抢救准备。

2. 帮助父母克服自责和沮丧的心理,尽早建立积极的心态面对早产儿。可在提供消毒隔离的措施下,鼓励父母探视和参与照顾早产儿,如拥抱、喂奶、与早产儿说话等;示范并教会父母保暖、喂养、抱持、穿衣、沐浴等日常护理方法。

第四节　新生儿缺氧缺血性脑病

新生儿缺氧缺血性脑病(hypoxic-ischemic encephalopathy, HIE)是指围生期窒息引起的部分或完全缺氧和脑血流减少或暂停而导致胎儿或新生儿脑损伤。本病是新生儿窒息后的严重并发症,病情重,病死率高,少数幸存者可产生永久性神经功能缺陷如智力障碍、癫痫、脑性瘫痪等。新生儿缺氧缺血性脑病是导致儿童神经系统伤残的常见原因之一。

【病因】

1. 缺氧　缺氧是 HIE 发病的核心,其中围生期窒息是最主要的原因,其他原因有反复呼吸暂停、严重的呼吸系统疾病、右向左分流型先天性心脏病等。

2. 缺血　心搏骤停或严重的心动过缓;重度心力衰竭或周围循环衰竭。

【发病机制】

1. 脑血流的改变　不完全性缺氧缺血时,大脑皮层矢状旁区和其下面的白质最易受损;急性、完全性缺氧缺血时,脑损伤可发生在基底神经节等代谢最旺盛的部位,而大脑皮质不受影响。足月儿的易损区在大脑矢状旁区的脑组织;早产儿的易损区则在脑室周围的白质区。

2. 脑血管自主调节功能障碍　缺氧及高碳酸血症可导致脑血管自主调节功能障碍,从而形成压力被动性脑血流,脑血流受血压的波动而波动。当血压升高过多时,可造成脑室周围毛细血管破裂出血;当血压下降、脑血流减少,又可引起缺血性损伤。

3. 脑组织代谢改变　严重的缺氧缺血导致脑细胞能量代谢障碍,细胞膜离子泵的功能受损,细胞内水、钠、钙增多而引起脑水肿。

【护理评估】

(一)健康史

了解患儿有无宫内窒息史、出生时有无产程延长及羊水污染史;询问患儿出生情况,包括 1 分钟 Apgar 评分和 5 分钟 Apgar 评分,以及是否有因严重的心肺疾病等引起缺氧的病因。

（二）身体状况

身体状况取决于缺氧持续时间和严重程度，根据意识状态、肌张力、原始反射、有无惊厥和脑干功能改变等，临床表现可分为轻度、中度、重度（表7-4）。

表7-4　新生儿缺氧缺血性脑病临床分度

分度	轻度	中度	重度
意识	激惹	嗜睡	昏迷
肌张力	正常	减低	松软
拥抱反射	活跃	减弱	消失
吸吮反射	正常	减弱	消失
惊厥	可有肌阵挛	常有	有，可呈持续状态
中枢性呼吸衰竭	无	有	明显
瞳孔改变	扩大	缩小	不等大，对光反射迟钝
EEG	正常	低电压，可有痫样放电	暴发抑制，等电位
病程及预后	症状在72h内消失，预后好	症状在14d内消失，可能有后遗症	数天至数周死亡，症状可持续数周，病死率高，存活者多有后遗症

（三）心理－社会状况

由于患儿病情较重，家长对其生命安全担心而产生恐惧；因本病可能产生后遗症，家长担心患儿未来的生命质量会受到影响；家长对康复护理知识和方法的了解程度较低，产生焦虑心理。

（四）辅助检查

1. 头颅超声、头颅CT及磁共振成像　明确病变部位、范围、性质、预后等。

2. 脑电图　确定病变严重程度，判断预后，对惊厥进行诊断。

3. 血气分析　可见$PaCO_2$升高，pH和PaO_2降低。

4. 血生化检查　有血清钾、钠、钙、镁及血糖降低。

（五）治疗要点

1. 对症支持疗法

（1）维持良好的通气功能：根据血气结果给予不同方式的氧疗，保持$PaO_2 > 60 \sim 80mmHg$（$7.98 \sim 10.64kPa$），$PaCO_2$和pH维持在正常范围。

（2）维持全身尤其是脑部良好的血流灌注：保证各脏器的血液灌注，血压低者可选用多巴胺等。

（3）维持血糖在正常高值，以提供神经细胞代谢所需的能量。

2. 控制惊厥　首选苯巴比妥钠静脉滴注,顽固性抽搐者可加用地西泮或水合氯醛灌肠。

3. 防治脑水肿　避免输入过量液体是预防和控制脑水肿的关键,每日液体总量不超过 60～80ml/kg,出现颅内高压症状可首先用呋塞米 0.5～1mg/kg 静脉推注,或用甘露醇静脉注射。

4. 亚低温疗法　应于发病 6 小时内治疗,持续 48～72 小时。

5. 新生儿期后治疗　病情稳定后尽早行智力和体能的康复训练,有利于促进脑功能恢复,减少后遗症。

 临床应用

亚低温治疗

亚低温治疗是采用人工诱导的方法将体温下降 2～5℃,以降低脑组织的细胞代谢从而达到保护脑细胞的作用,是已被证实安全、有效的治疗新生儿 HIE 的措施,可降低严重新生儿缺氧缺血性脑病的伤残率和死亡率。降温的方式有全身性降温或选择性头部降温两种。目前亚低温治疗新生儿缺氧缺血性脑病仅用于足月儿,早产儿暂不宜采用。

【常见护理诊断/问题】

1. 低效性呼吸型态　与缺氧引起的呼吸中枢抑制有关。
2. 颅内适应能力下降　与缺氧引起脑水肿有关。
3. 营养失调:低于机体需要量　与患儿吸吮能力降低有关。
4. 有废用综合征的危险　与缺氧引起脑功能受损有关。

【护理措施】

1. 改善缺氧状态

(1)保持呼吸道通畅,将患儿头偏向一侧,及时清除呼吸道分泌物,防止窒息。

(2)根据患儿缺氧情况选择合适的给氧方式,鼻导管吸氧或头罩吸氧,如严重缺氧,可给予气管插管或机械辅助通气。保持 $PaO_2 > 60～80mmHg$(7.98～10.64kPa)、$PaCO_2 < 40mmHg$(5.32kPa)。

(3)严密监护病情变化:注意有无呼吸暂停,一旦发生呼吸暂停,可给予适当刺激以恢复正常呼吸,如弹足底、托背或轻轻摇动身体等,无效时则用复苏囊面罩加压给氧及遵医嘱用药。

(4)将患儿置于中性温度环境中,使患儿体温保持在 36～37℃,以减少氧气的消耗。

2. 降低颅内压

(1)保持安静,减少刺激,有计划地完成各种护理操作。患儿抽搐时遵医嘱给予注射苯巴比妥钠和/或地西泮,如需两药合用时应密切观察呼吸,避免出现呼吸抑制。

（2）遵医嘱给予脱水剂，静脉注射呋塞米或快速静脉滴注 20% 甘露醇。

3. 保证营养的供给

（1）患儿无吸吮能力，吞咽能力较差，应给予管饲母乳。每次管饲后取右侧卧位，防止溢奶。必要时给予血浆或白蛋白及静脉高营养。

（2）每日测量体重 1 次并准确记录。

4. 促进脑功能的恢复

（1）亚低温治疗的护理

1）降温：采用选择性头部降温，使头部温度维持在 34～35℃。由于头部的降温，体温亦会相应降低，易引起新生儿寒冷损伤综合征等并发症，因此必须注意保暖，给予远红外辐射床或热水袋保暖，注意防止意外发生。保暖的同时要保证亚低温的温度要求，患儿持续进行肛温监测，了解体温波动情况，维持体温在 35.5℃。

2）复温：亚低温治疗结束后，必须进行复温。复温宜缓慢，时间 ＞ 5 小时，保证体温上升速度不高于每小时 0.5℃，避免快速复温引起的低血压。体温恢复正常后，每 4 小时测体温 1 次。

3）监测：进行亚低温治疗的过程中，给予持续的动态心电监护、肛温监测、每小时测血压等，同时观察患儿的面色、反应、末梢循环情况，记录 24 小时出入液量。特别注意心率的变化，出现异常及时与医生联系。

（2）早期康复干预：疑有功能障碍者，将肢体固定于功能位，早期给予患儿动作训练和感知刺激，并使用改善脑代谢的药物，减少神经系统的损害，促进脑功能恢复。指导家长掌握康复干预的措施。

【健康教育】

1. 及时向患儿家属介绍病情和治疗情况，耐心回答家长的提问，以取得理解和配合。

2. 恢复期指导家长掌握家庭康复的方法和技巧，坚持定期随访。

第五节　新生儿颅内出血

新生儿颅内出血（intracranial hemorrhage of newborn）是指主要由缺氧或产伤引起的严重脑损伤，早产儿多见，出血量少者多可痊愈，出血量大者病死率高，幸存者常留有脑性瘫痪、运动和智力障碍、癫痫等神经系统后遗症，是新生儿早期的重要疾病与死亡原因。

【病因与发病机制】

主要病因是缺氧和产伤。

1. 缺氧　以早产儿多见。缺氧及缺血可直接损伤脑毛细血管内皮细胞，使脑血管通透性增高或破裂；缺氧可使脑血管的自主调节功能受损，血管呈被动扩张状态，导致毛细血管破裂或使脑血流量减少而致缺血性改变；缺氧还可引起脑室管膜下组织坏死、崩解导致出血。

2. 产伤　头部受挤压是产伤性颅内出血的重要原因，以足月儿多见。常因胎头过大、产道过小、急产、臀位产、高位产钳或吸引器助产等因素使产道阻力过大导致头部受挤压变形引起出血。

3. 其他　新生儿肝功能不成熟致凝血因子不足，易引起出血性疾病；不适当地输注高渗溶液，使脑血管内压急剧上升，导致血管破裂出血；医疗护理操作不当使儿童头部过分受压引起毛细血管破裂导致出血等。

【护理评估】

（一）健康史

评估产前、产时和产后母亲、胎儿或新生儿的健康状况；患儿出生时是否难产、有无窒息；产后有无给新生儿快速输注高渗液体、有无机械通气不当等。

（二）身体状况

颅内出血的症状和体征主要与出血部位及出血量有关，一般出生后1～2天起病，常见表现如下：

（1）神志改变：易激惹、过度兴奋或表情淡漠、嗜睡、昏迷等。

（2）呼吸改变：呼吸增快或减慢、不规则或暂停等。

（3）颅内压增高：前囟隆起、脑性尖叫、惊厥、角弓反张等。

（4）眼球表现：凝视、斜视、眼球上转困难、眼震颤等。

（5）瞳孔改变：两侧不等大、对光反射差。

（6）肌张力改变：早期增高，以后减弱或消失。

（7）其他：出现黄疸和贫血等。

 知识窗

新生儿颅内不同部位出血的特点

1. 脑室周围－脑室内出血　是新生儿颅内出血中常见的一种类型，多见于早产儿，24～72小时出现症状。

2. 原发性蛛网膜下腔出血　大多数出血量小，无临床症状，典型症状是出生后第2天出现抽搐，但发作间歇正常，大多数预后良好。

3. 硬膜下出血　是产伤性颅内出血最常见的类型，多见于足月巨大儿，或臀位难产、高位产钳助产儿，出生后24小时可出现惊厥、偏瘫和斜视等神经系统症状。

4. 脑实质出血　常见于足月儿，由于出血部位和出血量不同，临床表现差异很大。

5. 小脑出血　多见于胎龄＜32周、体重＜1 500g的早产儿，或有产伤史的足月儿。临床表现与病因和出血量有关，预后较差，尤其是早产儿。

（三）心理 – 社会状况

由于发病早，家长没有心理准备，且对本病的严重程度、病程进展及预后感到茫然，会表现出焦虑、恐惧、悲伤、愤怒等。

（四）辅助检查

（1）脑脊液检查：呈均匀血性和有皱缩红细胞有助于诊断，但检查正常者不能排除本病，病情危重者不宜进行此项检查。

（2）影像学检查：头颅 CT、MRI 和 B 超检查可提供出血部位和范围的信息，有助于诊断和判断预后。

（五）治疗要点

（1）止血：选用维生素 K_1、酚磺乙胺（止血敏）、卡巴克络（安络血）和注射用矛头蝮蛇血凝酶（立止血）等。

（2）降低颅内压：选用呋塞米，有中枢性呼吸衰竭时用小剂量甘露醇。

（3）镇静、止惊：选用苯巴比妥或地西泮等。

（4）应用脑代谢激活剂：出血停止后，可给胞磷胆碱、脑活素静脉滴注，每天 1 次，10～14 天为一疗程；恢复期给予吡拉西坦（脑复康）。

（5）给氧：呼吸困难、发绀者给氧。

（6）治疗并发症：脑积水时应用乙酰唑胺可减少脑脊液的产生，每天 2～3 次口服，疗程不超过 2 周；脑积水早期有症状者可行侧脑室穿刺引流，病情进行性加重者行脑室 – 腹腔分流。

【常见护理诊断 / 问题】

1. 潜在并发症：颅内压增高。

2. 营养失调：低于机体需要量　与意识障碍不能进食等有关。

【护理目标】

1. 患儿生命体征稳定，惊厥停止，前囟平软。

2. 患儿能得到所需的营养和水分。

【护理措施】

1. 降低颅内压

（1）减少刺激：室内保持安静，减少噪声。头肩部抬高 15°～30°，尽量减少对患儿的移动和刺激。一切必要的护理操作尽量集中进行，做到轻、稳、准。静脉穿刺最好选用留置针，减少反复穿刺。喂乳时不宜抱喂。

（2）缓解颅内高压：保持头高体位，凡需头偏向一侧时，整个躯体也取同向侧位，使头部始终处于正中位，避免颈动脉受压。按医嘱应用降颅内压药物。

（3）合理用氧：根据缺氧程度选择给氧的方式和浓度，维持 PaO_2 60～80mmHg（7.98～10.64kPa）、血氧饱和度 85%～98%，早产儿血氧饱和度维持在 88%～93%，防止氧浓度过高或用氧时间过长导致的氧中毒症状。呼吸衰竭或有严重的呼吸暂停时需气管插管、机械通气,并做好相应护理。

（4）密切观察病情：注意生命体征、精神反应、瞳孔、肌张力、前囟等改变,注意有无惊厥、脑性尖叫等,定期测量头围,及时记录阳性体征并报告医生。

2. 保证营养和能量的供给　不能进食者,应给予管饲饮食,遵医嘱静脉输液,每日液体量为60～80ml/kg,速度宜慢,于24小时内均匀输入,以保证患儿营养和能量的供给。

【护理评价】

1. 患儿生命体征是否稳定,颅内压是否降至正常。

2. 患儿是否获得足够的营养和能量。

　课堂讨论

足月急产新生儿,出生后即不安,前囟饱满,唇微发绀,双肺呼吸音清,心率135次/min,诊断为新生儿颅内出血。

请问：

1. 患儿入院后护士应将患儿放置于什么体位?

2. 如何减少对患儿的刺激?

【健康教育】

1. 向家长讲解患儿病情、治疗效果及可能的预后,给予相应的心理支持和安慰,让家长接受新生儿患病的事实,减轻紧张情绪。

2. 如有后遗症,尽早指导家长带患儿进行功能训练和智力开发,对瘫痪患儿进行皮肤护理及肢体运动功能的训练,鼓励家长坚持带患儿治疗和随访,增强其战胜疾病的信心。

第六节　新生儿黄疸

　工作情景与任务

导入情景：

初为人母的王女士,今天早晨给女儿喂奶时,看到出生3天的女儿皮肤发黄,很着急,随即抱着女儿来到医院咨询。

工作任务：

1. 请给王女士讲解新生儿生理性黄疸的知识。

2. 请指导王女士对黄疸发展情况进行观察。

新生儿黄疸(neonatal jaundice)是由于新生儿时期胆红素(大部分为未结合胆红素)在体内积聚过多而引起皮肤、黏膜、巩膜等部位黄染的现象,分为生理性黄疸和病理性黄疸。重者可致中枢神经系统受损,引起胆红素脑病(又称核黄疸),病死率高,存活者多留有后遗症。

【新生儿黄疸的原因】

(一)生理性黄疸的原因

1. 胆红素形成过多　胎儿时期血氧分压低,红细胞代偿性增多;出生后氧分压升高,大量红细胞破坏;新生儿红细胞寿命相对短(早产儿低于 70 天,足月儿约 80 天,成人为 120 天),且血红蛋白分解速度是成人的 2 倍;其他来源的胆红素生成较多。

2. 血浆白蛋白联结胆红素的能力不足　刚娩出的新生儿常有不同程度的酸中毒,影响血中胆红素与白蛋白的联结,早产儿白蛋白数量较足月儿低,联结的胆红素量少。

3. 肝细胞处理胆红素的能力差　新生儿出生时 Y、Z 蛋白含量极低,不能充分摄取胆红素;肝细胞内尿苷二磷酸葡萄糖醛酸基转移酶含量极低,形成结合胆红素的功能差;肝细胞排泄结合胆红素的能力较成人差。

4. 肠肝循环特点　新生儿刚出生时肠道内正常菌群尚未建立,不能将进入肠道的胆红素转变为尿胆原和粪胆原,而肠道内 β- 葡萄糖醛酸酐酶活性较高,能很快使进入肠道内的结合胆红素水解成未结合胆红素而被肠黏膜重吸收,经门静脉到达肝脏,构成新生儿胆红素肠肝循环。

(二)病理性黄疸的原因

引起病理性黄疸的常见原因可分为感染性和非感染性两大类。

1. 感染性　新生儿败血症及其他感染、新生儿肝炎等。

2. 非感染性　新生儿溶血症(是指母婴血型不合而导致的同族免疫性溶血)、先天性胆道闭锁、母乳性黄疸、遗传性疾病、药物性黄疸(维生素 K_3、磺胺类药物、新生霉素等)等。

 知识窗

蚕豆病

遗传性葡萄糖 -6- 磷酸脱氢酶(G-6-PD)缺乏症是最常见的一种遗传性酶缺乏病,俗称蚕豆病。我国是本病的高发区之一,主要分布在长江以南地区,以海南、广东、广西、云南、贵州、四川等省为高。G-6-PD 缺乏症发病原因是 G-6-PD 活性降低,红细胞不能抵抗氧化损伤而遭受破坏,引起溶血性贫血。多数患者平时不发病,常因食用蚕豆、服用或接触某些药物、感染等诱发血红蛋白尿、黄疸、贫血等急性溶血反应。防治的关键在于预防,禁食蚕豆或蚕豆生加工品,禁止使用含萘的樟脑丸,禁止使用某些药物如磺胺类药物等。

【护理评估】

（一）健康史

评估患儿母亲的健康情况，是否有肝炎病史。了解母婴血型，患儿健康史，是否有新生儿溶血病、新生儿败血症、先天性胆管阻塞、缺氧、酸中毒及低血糖等情况。询问有无诱发物接触、黄疸出现时间、大便颜色、病情进展情况等。

（二）身体状况

1. 生理性黄疸　由于新生儿胆红素代谢特点，足月新生儿出生后 2～3 天出现黄疸，4～5 天达高峰，5～7 天消退，最迟不超过 2 周。早产儿黄疸多于出生后 3～5 天出现，5～7 天达高峰，7～9 天消退，最长可延迟到 3～4 周。一般情况良好。每日血清胆红素升高 <85μmol/L（5mg/dl）或每小时血清胆红素升高 <8.5μmol/L（0.5mg/dl）。

生理性黄疸始终是排除性诊断，判断患儿是生理性的黄疸，还是病理性的黄疸尚无统一标准。血清胆红素最高界值受个体差异、种族、地区、遗传及喂养方式等影响。通常认为，足月儿血清胆红素 <221μmol/L（12.9mg/dl），早产儿血清胆红素 <256.5μmol/L（15mg/dl）是生理性的黄疸，但临床发现，即使早产儿的血清胆红素水平低于此值，也可发生胆红素脑病。因此，采用日龄或小时龄胆红素值进行评估，目前已被多数学者所接受，同时也根据不同胎龄和出生后小时龄以及是否存在高危因素来评估和判断。

2. 病理性黄疸　①黄疸出现早，出生后 24 小时内出现黄疸；②黄疸程度重，血清胆红素足月儿 >221μmol/L（12.9mg/dl），早产儿 >256.5μmol/L（15mg/dl）；③黄疸进展快，血清胆红素每天上升超过 85μmol/L（5mg/dl）；④黄疸持续时间长，足月儿超过 2 周，早产儿超过 4 周；⑤黄疸退而复现；⑥血清结合胆红素 >34μmol/L（2mg/dl）。

3. 胆红素脑病　为病理性黄疸严重的并发症，主要见于血清胆红素 >342μmol/L（20mg/dl）和 / 或每小时上升速度 >8.5μmol/L（0.5mg/dl），当未结合胆红素水平过高，游离的未结合胆红素可通过血 - 脑屏障，造成中枢神经系统功能障碍，如不进行干预，可造成永久性损害，如造成基底神经节、海马、下丘脑神经核和小脑神经元坏死。尸体解剖可见相应部位的神经核黄染，故又称核黄疸。

 知识窗

胆红素脑病的典型表现

分期	表现	持续时间
警告期	反应低下，肌张力低下，吸吮力弱	0.5～1.5d
痉挛期	肌张力增高，发热，抽搐，呼吸不规则	0.5～1.5d
恢复期	肌张力恢复，体温正常，抽搐减少	2 周
后遗症期	听力下降，眼球运动障碍，手足徐动，牙釉质发育不良，智力落后	终生

4. 不同原因所致黄疸的特点　①新生儿溶血病：以 ABO 血型不合（多为母亲 O 型，婴儿 A 型或 B 型）最常见，多为轻症；Rh 血型不合较少见，一般病情较重。出生后 24 小时内出现黄疸，以未结合胆红素增高为主，伴不同程度的贫血及水肿、心力衰竭、肝脾大，严重者导致胆红素脑病。②新生儿肝炎：出生后 1～3 周出现黄疸，并且逐渐加重，伴有厌食、体重不增、大便色淡及肝脾大。③新生儿败血症：表现为黄疸迅速加重或退而复现，伴全身中毒症状及感染病灶。④先天性胆管阻塞：出生后 2～4 周出现黄疸，进行性加重，皮肤呈黄绿色，大便呈灰白色，肝脏进行性增大、边缘光滑、质硬。3 个月后可逐渐发展为肝硬化。⑤母乳性黄疸：大约 1% 母乳喂养的婴儿可发生母乳性黄疸，其特点是非溶血性未结合胆红素增高，常与生理性黄疸重叠且持续不退，婴儿一般状态良好，黄疸于 4～12 周后下降，无引起黄疸的其他病因。停止母乳喂养后 3 天，如黄疸下降即可确定诊断。

（三）心理－社会状况

因患儿家长缺乏新生儿黄疸的有关知识，会产生恐惧，或在早期忽视病情。

（四）辅助检查

1. 血清胆红素浓度测定　胆红素增高；结合和未结合胆红素的检查对病因诊断有意义。

2. 根据病因选择相关检查

（1）新生儿溶血病：新生儿溶血病时红细胞及血红蛋白降低、网织红细胞增加；血型测定可见母婴 ABO 或 Rh 血型不合；溶血三项试验（改良直接抗人球蛋白试验、患儿红细胞抗体释放试验、患儿血清中游离抗体试验）阳性。

（2）新生儿肝炎：肝功能异常。

（3）新生儿败血症：白细胞增高，血培养阳性。

（五）治疗要点

1. 生理性黄疸　不需要特殊治疗。

2. 病理性黄疸　去除病因，降低血清胆红素。

（1）去除病因，积极治疗原发病；针对不同病因采取相应的治疗。

（2）降低血清胆红素：采用光照疗法、输入血浆和白蛋白、使用肝酶诱导剂及换血疗法等。

（3）保护肝脏：预防和控制病毒、细菌感染，避免使用对肝细胞有损害的药物。

（4）对症治疗：纠正缺氧和水、电解质紊乱，维持酸碱平衡。

【常见护理诊断/问题】

1. 潜在并发症：胆红素脑病。

2. 有体液不足的危险　与光照疗法导致的不显性失水增多等有关。

【护理目标】

1. 患儿不发生胆红素脑病或及时发现、及时处理。

2. 患儿未发生脱水。

【护理措施】

1. 预防胆红素脑病

（1）加强保暖：置患儿于中性温度下，维持体温稳定。低体温影响胆红素与白蛋白结合，使黄疸加重。

（2）喂养调整：尽早喂养可刺激肠蠕动，有利于胎粪排出，同时能避免低血糖及建立肠道正常菌群，减少肠肝循环。若为母乳性黄疸，可隔次母乳喂养，待黄疸好转后，逐步过渡到正常母乳喂养；若黄疸较重，可暂停母乳 24～48 小时，待黄疸消退后再继续母乳喂养。

（3）光照疗法：参见第六章第三节相关内容。

（4）按医嘱用药：输入血浆、白蛋白，增加未结合胆红素与白蛋白的联结；给予肝酶诱导剂如苯巴比妥、尼可刹米，可增加葡萄糖醛酸基转移酶的生成和肝摄取未结合胆红素的能力。

（5）配合换血治疗：换血疗法用于严重新生儿溶血病所致的黄疸。目的是降低血清未结合胆红素的浓度。护士应做好换血前的准备，如与患儿家长沟通，用物、药品和环境的准备，术中及换血后的护理等。换血量一般为患儿全身血量的 2 倍，多选用脐静脉或其他较大静脉进行换血治疗。

（6）密切观察病情：注意观察生命体征的变化、黄疸的消退情况，注意有无胆红素脑病的早期征象，如精神反应差、吸吮无力、肌张力减退以及呼吸暂停和心动过缓等，发现后及时报告医生。

2. 供给充足的水分　光疗期间在两次喂奶中间加喂 5% 葡萄糖水 10ml/kg，必要时遵医嘱补液。

【护理评价】

1. 患儿是否发生胆红素脑病，发生后是否得到及时救治。

2. 患儿是否发生脱水。

【健康教育】

1. 向患儿家长讲解黄疸常见原因，如何观察黄疸程度、治疗效果及预后。

2. 介绍黄疸的预防知识，如预防新生儿肝炎、败血症等。

3. 宣传孕期保健知识，对曾有过死胎、流产史的孕妇，向其说明产前检查的重要性。

4. 并发胆红素脑病留有后遗症的患儿，及时给予正确的康复治疗和护理指导。

第七节　新生儿寒冷损伤综合征

新生儿寒冷损伤综合征（neonatal cold injure syndrome）简称新生儿冷伤，亦称新生儿硬肿症（sclerema neonatorum，SN），是由寒冷和／或多种原因所致。近年来，随着居住条件的改善、新生儿转运技术的发展和新生儿保暖技术的普及,该病的发病率已有明显下降。

【病因及发病机制】

寒冷、早产、感染和窒息为主要病因。

1. 新生儿体温调节中枢不成熟,体表面积相对较大,皮下脂肪层薄,血管丰富,易散热。

2. 胎龄越小,棕色脂肪含量越少,且新生儿缺乏寒战等物理产热方式,产热能力差,易发生低体温。

3. 新生儿皮下脂肪中饱和脂肪酸多,其熔点高,体温低时易凝固出现皮肤变硬。

4. 低体温及皮肤硬肿使局部血液循环障碍,血流缓慢,组织灌注不足,引起缺氧和代谢性酸中毒,导致毛细血管壁通透性增加,出现水肿,严重时可发生多器官功能损害。

5. 重症感染、心力衰竭、休克等使能源物质消耗增加、能量摄入不足,导致能量代谢紊乱,出现低体温和皮肤硬肿。

【护理评估】

(一)健康史

评估患儿居室温度、保暖措施及喂养情况。评估胎龄及出生情况,是否有早产、窒息、受寒、感染等因素存在。评估患儿体温、食欲、反应、皮肤及尿量等情况。

(二)身体状况

新生儿寒冷损伤综合征主要发生在寒冷季节或重症感染时,多于出生后1周内发病,早产儿多见。低体温和皮肤硬肿是本病的主要表现。

1. 一般表现　反应低下,食欲差或拒乳,哭声低弱或不哭,活动减少,也可出现呼吸暂停。

2. 低体温　体核温度(肛门内5cm处温度)常降至35℃以下,重症者体核温度<30℃,可出现四肢或全身冰冷。低体温常伴有心率减慢。

由于新生儿腋下含有较多棕色脂肪,正常状态下不产热,所以腋温低于肛温,腋温－肛温差值(T_{A-R})<0。寒冷时棕色脂肪氧化产热,局部温度升高,腋温高于或等于肛温,腋温－肛温差值≥0。重症硬肿症时,因棕色脂肪耗尽,腋下温度不升,腋温仍低于肛温,腋温－肛温差值<0。因此,腋温－肛温差可作为判断棕色脂肪产热状态的指标。

3. 皮肤硬肿　由皮脂硬化和水肿所形成,皮肤硬肿,紧贴皮下组织,不能移动,有水肿者压之有轻度凹陷,呈暗红或青紫色。硬肿常呈对称性,其发生顺序是:小腿→大腿外侧→整个下肢→臀部→面颊→上肢→全身。硬肿严重时可使患儿活动受限、呼吸功能障碍。

4. 多器官功能损害　早期常有心音低钝、心率缓慢、微循环障碍表现;病情严重时可出现休克、弥散性血管内凝血(DIC)和急性肾衰竭等多器官功能损害表现。肺出血是较常见的并发症。

硬肿面积的计算

硬肿面积可按头颈部 20%、双上肢 18%、前胸及腹部 14%、背部及腰骶部 14%、臀部 8% 及双下肢 26% 计算。

5. 病情分度　根据临床表现,病情可分为轻度、中度和重度(表7-5)。

表7-5　新生儿寒冷损伤综合征的病情分度

分度	肛温	腋-肛温差	硬肿范围	全身情况及器官功能改变
轻度	≥35℃	>0	<20%	无明显改变
中度	<35℃	≤0	20%~50%	反应差、功能明显低下
重度	<30℃	<0	>50%	休克、DIC、肺出血、急性肾衰竭

（三）心理-社会状况

家长因对本病病因、护理、预后等知识缺乏,常出现内疚、焦虑和恐惧等心理反应。评估其家庭居住环境、生活习惯及经济状况等。

（四）辅助检查

检查血常规判断有无感染;进行动脉血气分析确定有无酸中毒;检查血电解质、尿素氮、肌酐判断有无肾衰竭;进行血小板计数、凝血时间及纤维蛋白原测定等确定有无DIC。

（五）治疗要点

1. 复温　是低体温患儿治疗的关键。复温原则是逐步复温,循序渐进。

2. 支持疗法　足够的热量有利于体温恢复,根据患儿情况选择经口喂养或静脉营养,但应注意严格控制输液量及速度。

3. 合理用药　有感染者根据血培养和药敏结果选用抗生素;高凝状态时考虑用肝素,有DIC时慎用肝素;有出血倾向者用止血药;出现休克时进行扩容、纠正酸中毒。

【常见护理诊断/问题】

1. 体温过低　与受寒、早产、感染、窒息等有关。

2. 营养失调:低于机体需要量　与能量摄入不足有关。

3. 有感染的危险　与机体免疫功能低下有关。

4. 潜在并发症:肺出血、DIC。

【护理目标】

1. 患儿体温逐渐恢复正常。

2. 能量摄入充足,体重增长达正常标准。

3. 住院期间不发生感染。

4. 患儿没有发生并发症或并发症得到有效的防治。

【护理措施】

1. 复温　目的是在体内产热不足的情况下,通过提高环境温度(减少散热或外加热),以恢复和保持正常体温。

(1)自产热复温:对于轻中度寒冷损伤综合征,患儿肛温>30℃、腋温−肛温差≥0时,提示棕色脂肪产热较好,自身具有产热能力,此时可通过减少散热复温,将患儿置于已预热至中性温度的温箱中,一般在6～12小时内体温可恢复正常。

(2)外加热复温:肛温<30℃,无论腋温−肛温差如何,均应将患儿置于比肛温高1～2℃的温箱中,通过外加热复温,每小时升高箱温0.5～1℃,最高不超过34℃,12～24小时使体温恢复正常。在肛温>30℃、腋温−肛温差<0时,提示棕色脂肪不产热,自身产热能力差,也应采取外加热复温。待体温恢复正常后,温箱的温度维持于适中温度。

(3)其他方式复温:无上述条件者,可因地制宜地采用温水浴、母亲怀抱、热水袋、热炕及电热毯等方法复温,但要注意避免烫伤。

2. 合理喂养　根据患儿的吸吮、吞咽及消化能力,选择适宜的营养供给方式,保证能量和水分的供给。有明显心、肾功能损害者应严格控制输液量及输液速度,供给的能量和液体需加温至35℃左右。

3. 预防感染　低体温可致机体免疫力下降,易发生感染,感染又可使硬肿加重,故应积极预防感染。

(1)实行保护性隔离,与感染患儿分室居住。

(2)做好病室、温箱内的清洁消毒。

(3)加强皮肤护理,及时擦洗臀部及更换尿布;经常更换体位,防止体位性水肿和坠积性肺炎;尽量避免肌内注射,防止皮肤感染。

(4)严格遵守无菌操作规程,避免医源性感染。

4. 密切观察病情,防止并发症　积极治疗原发病,注意观察生命体征、硬肿范围、尿量及有无DIC、肺出血等,详细记录,如有异常及时报告医生,并备好抢救药品和设备,进行有效的抢救。

【护理评价】

1. 患儿体温是否恢复正常。

2. 患儿能否获得足够的营养和水分,体重增长是否达正常标准。

3. 患儿住院期间是否发生感染。

4. 患儿的并发症是否得到有效防治。

【健康教育】

向家长介绍寒冷损伤综合征的相关知识,并耐心解答家长提出的问题。提供新生儿保暖、喂养、预防感染等知识,指导家长对患儿加强护理,注意保暖,保持适宜的环境温度和湿度,鼓励母乳喂养。

第八节　新生儿感染性疾病

一、新生儿脐炎

脐炎(omphalitis)是指细菌入侵脐残端且在残端繁殖所引起的急性炎症。由于目前普遍对脐部的护理、消毒比较重视,脐炎的发生率已有明显的下降。

【病因】

出生时或出生后脐带处理不当。金黄色葡萄球菌是最常见的病原菌,其次为大肠埃希菌、铜绿假单胞菌、溶血性链球菌等。

【护理评估】

(一)健康史

评估出生时脐带处理及出生后脐带护理是否正确或是否存在消毒不严等情况,出生后有无细菌感染史。评估患儿一般反应、体重增长、体温变化及有无黄疸等。

(二)身体状况

1. 轻者脐带根部发红或脱落后伤口不痊愈,脐窝湿润。

2. 重者脐部及脐周红肿发硬、脓性分泌物多且有臭味。

3. 炎症扩散可形成蜂窝织炎,细菌入血可引起败血症,伴有全身中毒症状。

4. 慢性脐炎时局部形成脐部肉芽肿,为一小樱红色突出的肿物,常常流黏性分泌物,经久不愈。

(三)心理-社会状况

患儿家长缺乏新生儿脐炎有关知识,在早期常常忽视病情,在病情较重时家长会产生自责、焦虑;若为出生时感染,还会对医护人员产生不信任感。评估患儿家庭居住环境、生活习惯及经济状况等。

(四)辅助检查

血常规;脐部分泌物可做细菌培养。

(五)治疗要点

清除局部感染病灶、选择适宜抗生素、对症治疗等。

【常见护理诊断/问题】

1. 皮肤完整性受损　与脐部感染有关。

2. 潜在并发症:败血症、腹膜炎。

【护理措施】

1. 脐部护理

(1)进行脐部护理时应先洗手,并注意腹部保暖。避免大小便污染。脐带残端长时间不脱落,应观察是否断脐时结扎不牢,若为结扎不牢应考虑重新结扎。

（2）洗澡时注意不要浸湿脐部，洗澡完毕，用消毒干棉签吸干脐部，并用 75% 乙醇消毒，保持局部干燥。

（3）轻症者局部用 75% 乙醇或碘伏从脐的根部由内向外环形彻底清洁消毒，每日 3 次。脐部化脓、蜂窝织炎或出现全身症状者遵医嘱应用抗生素。

（4）如有脓肿形成，则需行切开引流。肉芽肿形成者可用 10% 硝酸银溶液烧灼。

2. 观察病情，预防并发症　观察患儿有无面色灰白、少吃或吸吮无力、少哭、少动、反应低下、发热或体温不升、黄疸等败血症的表现，若有上述表现及时报告医生，准备好药物及物品，积极配合医生进行救治。

【健康教育】

1. 孕妇应到医院分娩，若发生特殊或紧急情况而不能去医院分娩时，要保证正确的断脐方法。

2. 教会家长新生儿脐部护理方法，向家长宣教脐部正确的消毒方法。

二、新生儿败血症

新生儿败血症（neonatal septicemia）是指病原体侵入血液循环并生长繁殖，产生毒素而造成的全身性炎症反应，早产儿多见，是新生儿期重要感染性疾病之一，其发病率及病死率较高，主要病原体为细菌。

【病因与发病机制】

1. 易感因素　新生儿免疫系统功能不完善，屏障功能差，血中补体少，白细胞在应激状态下杀菌力下降，T 细胞对特异性抗原反应差，细菌容易侵入血液循环而易发生全身感染。

2. 病原菌　我国以葡萄球菌多见，其次为大肠埃希菌。近年来随着新生儿重症监护室（NICU）的发展，极低出生体重儿存活率的提高以及静脉留置针、气管插管等技术的广泛应用，表皮葡萄球菌、克雷伯杆菌、铜绿假单胞菌等机会致病菌的感染有增加趋势。

3. 感染途径　感染可发生在产前、产时、产后不同阶段，尤以产后感染最多见。

（1）产前感染：与母亲的感染性疾病有关，特别是羊膜腔感染。

（2）产时感染：胎膜早破、产程延长、分娩消毒不严等均可使胎儿感染。

（3）产后感染：较上述两种感染更常见，细菌经脐部、皮肤黏膜或呼吸道、消化道侵入血液，也可通过雾化器、吸痰器和各种导管造成医源性感染。

【护理评估】

（一）健康史

评估母亲孕期是否有感染性疾病、羊膜囊穿刺等创伤性操作；患儿出生时有无胎膜早破、产程延长及消毒不严等情况；患儿出生后有无细菌感染史。评估患儿一般反应、体重增长、体温变化等情况及有无黄疸、出血倾向等。

（二）身体状况

出生后 7 天内起病的称为早发型败血症，感染发生在出生前或出生时，病原菌以大肠埃希菌等革兰氏阴性杆菌为主，病死率高；7 天后起病的称为晚发型败血症，感染发生在出生后，病原菌以葡萄球菌、机会致病菌为主，病死率较早发型败血症低。

临床表现不典型，无特征性表现，常累及多个系统，主要是以全身中毒症状为主。

1. 全身中毒症状　早期表现为反应差、食欲不佳、体重不增、哭声低弱、发热或体温不升等，而后发展为嗜睡、不吃、不哭、不动、体重明显下降等症状。

2. 出现以下表现时高度怀疑败血症的可能性　①黄疸：有时是败血症的唯一表现，表现为生理性黄疸迅速加重或退而复现，严重者有胆红素脑病；②肝脾大：出现较晚，一般为轻度至中度大；③出血倾向：皮肤黏膜瘀点或瘀斑、消化道出血、肺出血等；④休克：皮肤呈大理石样花纹，血压下降，尿少或无尿；⑤其他：呕吐、腹胀、中毒性肠麻痹、呼吸窘迫或暂停等。

3. 并发症　化脓性脑膜炎最常见，也可合并肺炎、骨髓炎等。

（三）心理－社会状况

患儿病情较重、疾病发展和预后的不确定性、抗生素治疗过程长等因素，会使家长产生自责、焦虑等情绪。若为产时感染引起，家长可能会对医护人员产生不信任及不愿合作等。

（四）辅助检查

1. 病原学检查

（1）血培养：应在抗生素使用之前进行，抽血时必须严格消毒；阳性有诊断意义，但阴性不能排除本病。

（2）脑脊液检查和尿培养：脑脊液除培养外，还应涂片找细菌；尿培养最好从耻骨上膀胱穿刺取尿液，以免污染，尿培养阳性有助于诊断。

（3）可酌情进行胃液、脐部分泌物、咽拭子、外耳道分泌物等涂片和培养，对本病有参考意义。

2. 血常规　白细胞总数升高，中性粒细胞增高，血小板计数减少。

3. 其他　C 反应蛋白（CRP）在急性感染期可升高，血清降钙素原（PCT）细菌感染后改变早于 CRP，有效抗生素治疗后 PCT 水平迅速下降，因此具有较高的特异性和敏感性。

（五）治疗要点

1. 合理使用抗生素　早期、足量、联合、足疗程、静脉应用敏感抗生素，疗程 10～14天，有并发症者治疗时间延长至 3～4 周。

2. 支持、对症治疗　注意保暖，供给氧气、能量和液体；清除感染灶；纠正酸中毒及电解质紊乱；必要时可输注新鲜血浆或全血、粒细胞、血小板及免疫球蛋白。

【 常见护理诊断 / 问题 】

1. 体温调节无效　与感染有关。

2. 皮肤完整性受损　与局部感染性病灶有关。

3. 营养失调:低于机体需要量　与营养摄入不足及病程长消耗过多有关。

4. 潜在并发症:化脓性脑膜炎、感染性休克。

【 护理措施 】

1. 维持体温正常

(1)观察体温:当体温波动较大时,每1~2小时测体温1次,体温平稳后每4小时测体温1次,并做好记录。

(2)体温过高:保持适宜的温湿度,松解包被,多喂水或用温水浴来降低体温。不宜采用退热剂或酒精擦浴、冷盐水灌肠等刺激性强的降温方法,易出现体温过低。降温处理后30分钟复测体温1次并记录。

(3)体温过低:应及时保暖,如用预热后的柔软棉被包裹、母亲怀抱、热水袋等,必要时用温箱或远红外辐射床复温。

2. 清除局部感染灶　及时处理局部病灶,如脐炎、脓疱疮、皮肤黏膜破损等,促进病灶早日愈合,防止感染蔓延扩散。按医嘱用抗生素,并保证药物有效进入体内,杀灭病原菌,同时注意药物毒副作用。

3. 保证营养供给　有吸吮及吞咽能力的患儿,继续母乳喂养,主张少量多次,耐心喂哺。吸吮及吞咽能力差者,可管饲喂养。病情危重者,按医嘱静脉补充营养,如血浆、白蛋白、新鲜血等。必要时可每天测量体重1次,以评估疗效和判断营养状况。

4. 密切观察病情,防治并发症　加强巡视,如出现面色青灰、脑性尖叫、频繁呕吐、前囟饱满、两眼凝视等表现,提示可能发生化脓性脑膜炎;如患儿皮肤呈大理石样花纹、四肢厥冷、脉搏细弱、皮肤有出血点等,应考虑感染性休克或DIC,应及时报告医生,积极处理。

 课堂讨论

出生后10天患儿,近3天吃奶不好,周身凉,哭声弱,抽搐1次。查体:面色发灰,皮肤明显黄染,脐窝有少许脓性分泌物,疑为新生儿败血症。

请问:

1. 为明确诊断首先应做的检查项目是什么?

2. 患儿的脐部应如何处理?

【 健康教育 】

1. 向家长讲解有关败血症的知识,告知家长使用抗生素治疗时间长,取得家长的理解和支持。

2. 向家长介绍预防新生儿感染的方法,指导家长正确喂养和护理的方法,让家长了解当新生儿发生局部感染时,应及时彻底进行治疗,以防感染扩散引起败血症。

三、新生儿肺炎

新生儿肺炎(neonatal pneumonia)按病因不同可分为吸入性肺炎(aspiration pneumonia)和感染性肺炎(infectious pneumonia)两大类。吸入性肺炎是指胎儿或新生儿吸入了羊水、胎粪及乳汁等而引起肺部病变,分别称为羊水吸入性肺炎、胎粪吸入性肺炎及乳汁吸入性肺炎。感染性肺炎是新生儿期最常见的感染性疾病,也是新生儿死亡的重要病因,可发生在宫内、分娩过程中或出生后,由细菌、病毒、原虫及真菌等不同的病原体引起。

【病因及发病机制】

1. 吸入性肺炎　胎儿或新生儿吸入了羊水、胎粪及乳汁都可能引起新生儿肺炎。当存在宫内窘迫、早产、颅内损伤、食管闭锁等因素时,易发生羊水及乳汁吸入性肺炎;胎粪吸入性肺炎是因缺氧导致胎儿肛门括约肌松弛而排出胎粪,并且缺氧使胎儿产生呼吸运动(即喘息),将胎粪吸入气管内或肺内,或在胎儿建立有效呼吸后将胎粪吸入肺内,多见于足月儿和过期产儿。

2. 感染性肺炎　细菌、病毒、原虫等病原体均可引起。病原体感染可发生在出生前、出生时及出生后。其中出生后感染发生率最高。出生前和出生时以风疹病毒、巨细胞病毒、大肠埃希菌等感染为主,出生后以金黄色葡萄球菌、大肠埃希菌、呼吸道合胞病毒、腺病毒感染多见。

【护理评估】

(一)健康史

询问母亲有无呼吸系统、生殖系统感染史,了解新生儿出生时有无胎膜早破,有无宫内窘迫或出生时窒息,新生儿有无感染接触史。

(二)身体状况

1. 吸入性肺炎

(1)羊水、胎粪吸入者:多有宫内窘迫和/或出生时的窒息,胎粪吸入者可有皮肤、黏膜及指甲被胎粪黄染。在复苏或出生后出现呼吸急促、呼吸困难、鼻翼扇动、三凹征,双肺可闻及干、湿啰音。胎粪吸入者病情常较重。

(2)乳汁吸入性肺炎:患儿常伴有喂奶时呛咳,乳汁从口腔、鼻腔流出,面色发绀,吸入量过多可发生窒息。少量多次吸入者,常伴有咳嗽、气促等症状。

2. 感染性肺炎　出生前感染的患儿常在出生时有窒息史,多在娩出后24小时内发病;出生时感染者经过一定潜伏期才发病;出生后感染者多在出生后5~7天发病。患儿肺炎的症状一般不典型,主要表现为体温不稳定,反应低下,口吐白沫,呼吸急促、不规则，唇周发绀，病情严重者出现点头样呼吸或呼吸暂停，可出现心力衰竭、硬肿、腹胀、出血、惊厥等。肺部啰音也不明显，或在患儿啼哭时于吸气末可闻及细湿啰音。金黄色葡萄球菌肺炎易并发气胸、脓胸、脓气胸等。

（三）心理 - 社会因素

了解患儿家长的心理状况，对病情的理解程度。患儿病程较长不易痊愈时，常造成家长的焦虑和恐惧。

（四）辅助检查

1. X线检查

（1）吸入性肺炎：胸片示双肺纹理增粗，常伴有肺气肿或肺不张，重症者有气胸或纵隔气肿。

（2）感染性肺炎：胸片显示两肺纹理增粗，有点状、片状阴影，可融合成片。

2. 血气分析　PaO_2 下降，pH 下降，$PaCO_2$ 升高。

3. 血液检查　外周血白细胞总数升高提示细菌感染，白细胞总数降低多见于病毒感染或体弱儿、早产儿。

4. 病原学检查　取呼吸道分泌物、血液做细菌培养、病毒分离；使用免疫学的方法监测细菌抗原、血清检测病毒抗体及衣原体特异性的 IgM 等有助诊断。

（五）治疗要点

1. 保持呼吸道通畅　迅速清除吸入物、分泌物。

2. 支持疗法　给氧、纠正酸中毒、保暖及合理喂养等。

3. 控制感染　应针对不同病原菌选用合适的抗生素。用药原则：早期、联合、足量、足疗程、静脉给药，注意药物的副作用。如大肠埃希菌肺炎选用氨苄西林、第3代头孢菌素；乙型溶血性链球菌、肺炎链球菌肺炎选用青霉素；金黄色葡萄球菌肺炎可用新型青霉素、第3代头孢菌素；衣原体肺炎可选用红霉素；单纯疱疹病毒性肺炎可用阿昔洛韦；巨细胞病毒性肺炎可用更昔洛韦。

【常见护理诊断/问题】

1. 清理呼吸道无效　与咳嗽反射差有关。

2. 气体交换受损　与肺部炎症所致的通气、换气功能障碍有关。

3. 营养失调：低于机体需要量　与摄入不足、消耗增加有关。

4. 体温调节无效　与感染有关。

5. 潜在并发症　心力衰竭、脓胸或脓气胸等。

【护理措施】

1. 保持呼吸道通畅　及时清理口、鼻、咽分泌物；定时翻身、拍背；痰液黏稠者可进行雾化吸入；对痰液过多且无力排出者应给予吸痰。

2. 改善呼吸功能

（1）室内空气要新鲜，保持适宜的温湿度，经常翻身，减少肺部淤血。有低氧血症时进行氧疗,应根据病情和血氧情况采取不同的给氧方法,如鼻导管、面罩及头罩等给氧,使 PaO_2 维持在 60～80mmHg(7.98～10.6kPa);重症合并呼吸衰竭者,给予正压通气治疗。

（2）胸部理疗,以促进肺部炎症的吸收。

3. 保证充足的能量和水分　应少量多餐,细心喂养,喂奶时防止窒息;重症患儿予以管饲或从静脉补充能量及液体;必要时输入血浆、白蛋白、脂肪乳等。

4. 维持正常体温　应根据不同情况采用正确方法以维持体温正常。

5. 严密观察病情变化

（1）若在短期内出现呼吸明显增快、心率加快、烦躁不安、肝脏迅速增大时,提示并发了心力衰竭,应遵医嘱给予吸氧、强心、利尿、镇静等处理。

（2）若患儿突然呼吸急促伴明显青紫时,考虑发生了气胸或脓气胸,应立即做好胸腔引流的准备。

【健康教育】

向家长讲述本病的相关知识,如病因、主要表现、预后、治疗措施及护理要点。指导家长合理喂养,注意保暖,避免着凉。

第九节　新生儿低血糖

全血血糖 < 2.2mmol/L(40mg/dl)应诊断为新生儿低血糖(neonatal hypoglycemia)。不需考虑出生体重、胎龄和出生后日龄。有暂时性低血糖和持续性低血糖两类。

【病因和发病机制】

1. 暂时性低血糖　指低血糖持续时间较短,不超过新生儿期。

（1）葡萄糖产生过少和需要量增加:①早产儿、小于胎龄儿,主要与肝糖原、脂肪、蛋白质储存不足和糖原异生功能低下有关;②败血症、寒冷损伤、先天性心脏病,主要由于能量摄入不足,代谢率高,而糖的需要量增加,糖原异生作用低下所致。

（2）葡萄糖消耗增加:多见于糖尿病母亲婴儿、Rh 血型不合溶血病、窒息缺氧及婴儿胰岛细胞增生症等,均由高胰岛素血症所致。

2. 持续性低血糖　指低血糖持续到婴儿期或儿童期,主要见于胰岛细胞增生症、胰岛细胞腺瘤、先天性垂体功能不全、糖原贮积症 I 型和 III 型等内分泌缺陷和遗传代谢性疾病。

【护理评估】

（一）健康史

评估胎龄及出生情况,是否有早产、窒息、受寒、感染等因素存在;评估本次妊娠及分娩过程中的母亲情况;评估患儿一般状况、体温、食欲、反应、皮肤等情况;评估患儿居室温度、保暖措施及喂养情况。

（二）身体状况

1. 无症状或无特异性症状，表现为反应差或烦躁、喂养困难、哭声异常、肌张力低、激惹、惊厥、呼吸暂停等。

2. 经补充葡萄糖后症状消失，血糖恢复正常。如反复发作需考虑糖原贮积症、先天性垂体功能低下和胰高血糖素缺乏症等。

（三）心理－社会状况

患儿家长缺乏新生儿低血糖有关知识，在早期忽视病情，在病情较重时家长会产生自责、焦虑等情绪。

（四）辅助检查

1. 血糖测定　常用微量纸片法测定血糖，结果异常者采静脉血测定血糖以明确诊断。对可能发生低血糖者可在出生后持续进行血糖监测。

2. 持续顽固性低血糖者进一步行胰岛素、胰高血糖素、T_4（甲状腺素）、TSH（促甲状腺激素）、生长激素及皮质醇等检查，以明确是否患有先天性内分泌疾病或代谢性缺陷病。

（五）治疗要点

1. 无症状低血糖可给予葡萄糖口服，如无效改为静脉输注葡萄糖。对有症状患儿都应静脉输注葡萄糖。

2. 对持续或反复低血糖者除静脉输注葡萄糖外，结合病情给予氢化可的松静脉滴注、胰高血糖素肌注或泼尼松口服。

【常见护理诊断／问题】

1. 营养失调：低于机体需要量　与摄入不足、消耗增加有关。

2. 潜在并发症：呼吸暂停、惊厥等。

【护理措施】

1. 维持血糖稳定

（1）加强喂养，防止低血糖发生：出生后能进食者尽早喂养，根据病情给予10%葡萄糖或吸吮母乳。早产儿或窒息儿尽快建立静脉通道，保证葡萄糖输注。

（2）监测：定期监测血糖，静脉输注葡萄糖时及时调整输注量及速度，防止治疗过程中发生医源性高血糖，用输液泵控制并每小时观察记录1次。

2. 密切观察变化　观察患儿神志、哭声、呼吸、肌张力及抽搐情况，注意有无震颤、多汗、呼吸暂停等，如发现呼吸暂停，立即给予拍背、弹足底等初步处理。

【健康教育】

1. 向家长讲解疾病有关知识，取得家长的配合。

2. 指导合理喂养，保证足够热量。

第十节 新生儿低钙血症

新生儿低钙血症（neonatal hypocalcemia）是新生儿惊厥的常见原因之一，指血清总钙低于1.75mmol/L（7mg/dl）或离子钙低于1mmol/L（4mg/dl）。

【病因】

1. 早期低血钙 是指低血钙发生于出生72小时内，多见于早产儿、小于胎龄儿、患有糖尿病及妊娠期高血压疾病母亲所生婴儿。

2. 晚期低血钙 是指低血钙发生于出生72小时后，常发生于牛乳喂养的足月儿，主要是因为牛乳中磷含量高，钙磷比例不适宜导致钙吸收差，同时新生儿肾小球滤过率低，肾小管对磷的重吸收能力较强，导致血磷过高，血钙沉积于骨，发生低钙血症。此外，也见于长期肠吸收不良的患儿。

3. 其他低血钙 多见维生素D缺乏或先天性永久性甲状旁腺功能不全患儿。

【发病机制】

胎盘能主动向胎儿运转钙，故胎儿通常血钙不低。妊娠晚期母血甲状旁腺激素（PTH）水平高，分娩时脐血总钙和游离钙均高于母血水平（早产儿血钙水平低），使胎儿及新生儿甲状旁腺功能暂时受到抑制。出生后因母亲供钙停止，外源性钙供应不足，新生儿PTH水平低，骨质中钙不能动员入血，导致低钙血症。

【护理评估】

（一）健康史

评估胎龄及出生情况，是否有早产、窒息、受寒、感染等因素存在；评估本次妊娠及分娩过程中的母亲情况；评估患儿一般状况、体温、反应、皮肤及喂养等情况。

（二）身体状况

症状轻重不一，多出现于出生后5~10天。主要表现为呼吸暂停、激惹、烦躁不安、肌肉抽动及震颤、惊跳，重者发生惊厥，手足搐搦和喉痉挛在新生儿少见。惊厥发作时常伴有呼吸暂停和发绀。发作间期一般情况良好。早产儿通常无明显症状、体征。

（三）心理－社会状况

患儿家长缺乏新生儿低钙血症有关知识，在早期容易忽视病情，在病情较重时家长会产生自责、焦虑等情绪。

（四）辅助检查

1. 血清学检查 血清总钙＜1.75mmol/L（7mg/dl），游离钙＜1mmol/L（4mg/dl），血磷＞2.6mmol/L（8mg/dl），碱性磷酸酶多正常。

2. 心电图检查 可见QT间期延长，早产儿＞0.2秒，足月儿＞0.19秒提示低钙血症。

（五）治疗要点

1. 静脉补钙，甲状旁腺功能不全者除补钙外，同时给予维生素D。

2. 调整饮食, 停喂含磷过高的牛乳, 改用母乳或钙磷比例适当的配方乳。

【常见护理诊断/问题】

1. 有窒息的危险　与惊厥、喉痉挛有关。

2. 营养失调: 低于机体需要量　与钙吸收不良、血磷浓度过高等有关。

【护理措施】

1. 控制惊厥, 防止窒息　观察病情, 加强巡视, 备好吸引器、氧气、气管插管、气管切开用品等, 一旦发生喉痉挛、呼吸暂停应立即抢救。其他参见第八章第四节相关内容。

2. 维持血钙浓度正常

(1) 补充钙剂: 遵医嘱静脉使用10%葡萄糖酸钙, 用5%~10%葡萄糖稀释至少1倍; 推注要缓慢, 经稀释后药液推注速度<1ml/min, 并予以心电监护, 以免注入过快引起呕吐和心脏停搏等毒性反应。当患儿心率小于80次/min时, 应停止用药; 静脉用药应防止药液外渗, 一旦外渗应立即更换注射部位, 同时使用透明质酸酶对症处理。口服葡萄糖酸钙在两次喂奶间给药, 禁忌与牛奶搅拌在一起, 影响钙吸收。

(2) 鼓励母乳喂养, 无条件母乳喂养者, 应予配方奶喂养。

【健康教育】

1. 向家长解释病因及预后, 鼓励母乳喂养或应用钙磷比例适当的配方乳。

2. 合理搭配各种营养素, 牛奶喂养者加服钙剂, 按时添加维生素D, 多晒太阳, 减少低钙血症的发生。

 边学边练

实训四　新生儿及患病新生儿的护理

本章小结

　　本章学习重点为足月儿、早产儿的特点及护理; 常见新生儿疾病的护理评估、护理诊断、护理措施。足月儿、早产儿在护理过程中要维持正常体温、预防窒息、合理喂养、预防感染等。缺氧缺血性脑病患儿常出现惊厥、颅内压增高和脑损伤后遗症, 要控制惊厥、降颅压和早期康复干预。颅内出血主要表现为神志改变、呼吸及双瞳孔异常改变, 应绝对静卧、降颅压和止血。病理性黄疸表现为黄疸出现早、程度重、消退延迟和退而复现, 胆红素脑病是严重的并发症, 应采用光照疗法等降低血液胆红素, 进行合理喂养、保暖等。寒冷损伤综合征患儿硬肿首发于小腿及大腿的外侧, 应逐渐复温、营养支持。新生儿脐炎时要做好脐部护理。新生儿败血症无特异性症状, 应维持正常体温、及时处理感染病灶。新生儿肺炎要控制感染及对症治疗, 改善呼吸功能, 保持呼吸道通畅, 维持体温正常, 密切观察病情。新生儿低血糖时要补充葡萄糖,维持血糖稳定,观察病情变化。新生儿低钙血症要补充钙及维生素D,调整饮食,维持血钙浓度正常。本章的学习难点为生理性黄疸与病理性黄疸的区别,在学习过程中要注意正确理解和判断。

(罗艳艳　徐文兰)

 思考题

1. 患儿,男,胎龄32周,日龄3天,出生体重1 450g,呼吸不规则,查体:皮肤轻度黄染,心肺(-),四肢活动良好,其余正常。请问:

(1)根据体重分类,该患儿属于哪类新生儿?

(2)如何护理该类新生儿?

2. 患儿,女,足月产,第1胎。母乳喂养,出生后18小时皮肤出现黄疸,现为出生后第2天,皮肤黄疸渐加重。查体:全身皮肤、黏膜黄染,血红蛋白110g/L,母亲血型O型,患儿血型B型,血清胆红素300μmol/L。请问:

(1)该患儿的诊断是什么?

(2)应该对该患儿采取哪些护理措施?

3. 患儿,女,胎龄36周,冬天出生。出生后第6天,因哭声低弱和拒乳1天入院。查体:体温35℃,反应差,四肢冰冷,皮肤呈暗红色,双小腿皮肤如硬橡皮样,脐带残端已脱落。初步诊断为新生儿寒冷损伤综合征。请问:

(1)该患儿的护理诊断/问题有哪些?

(2)该患儿要采取哪些护理措施?

(3)如何对家长进行新生儿寒冷损伤综合征的健康指导?

第八章 │ 营养障碍疾病患儿的护理

08章 数字资源

营养是儿童维持生命和身心健康极为重要的因素之一。儿童处于生长发育阶段，均衡适量的营养素摄取，才有利于儿童健康成长，营养供应失衡易导致营养障碍疾病的发生。如蛋白质－能量摄入不足可出现蛋白质－能量营养不良；摄入过多的高热量食物可造成儿童单纯性肥胖；微量营养素摄入不足或过量都可引发疾病。本章重点介绍蛋白质－能量营养不良、儿童单纯性肥胖、营养性维生素 D 缺乏性佝偻病和维生素 D 缺乏性手足搐搦症患儿的护理。

第一节 蛋白质－能量营养不良

 工作情景与任务

导入情景：

一位年轻妈妈带着 10 个月的女儿来医院门诊就医，讲述女儿出生时正常，出生后坚持纯母乳喂养，未引入转乳期食物。查体：体重 7kg，腹部皮下脂肪层厚度 0.7cm，面色稍苍白，无明显发育落后。

工作任务：

1. 请判断该患儿引起疾病最可能的原因。

2. 请判断患儿营养不良的程度。

3. 请找出该患儿首优的护理诊断。

蛋白质 – 能量营养不良（protein-energy malnutrition，PEM）是由于多种原因引起的能量和／或蛋白质摄入不足或消耗过多所致的一种营养缺乏症，多见于 3 岁以下的婴幼儿。

【病因】

1. 摄入不足　喂养不当是婴幼儿营养不良的主要原因，如母乳不足又未及时引入转乳期食物或奶粉配制过稀；突然断奶，造成消化功能紊乱；长期以淀粉类食物（粥、米粉等）为主，缺乏蛋白质和脂肪；年长儿的营养不良多为婴儿期营养不良的继续或由不良的饮食习惯如长期偏食、挑食、厌食、吃零食过多等引起。

2. 疾病因素　消化系统疾病如慢性腹泻、肠吸收不良综合征等和先天畸形如唇裂、腭裂、幽门狭窄等均可影响食物的消化和吸收而导致营养缺乏；长期发热、恶性肿瘤等均可使营养素的消耗量增多而导致营养不良。

3. 需要量增加　早产、双胎或多胎以及宫内营养不良等均可因需要量增多而造成营养相对不足。

【发病机制】

蛋白质摄入不足或蛋白质丢失过多致血清蛋白下降，当血清总蛋白 < 40g/L、白蛋白 < 20g/L 时，可引起低蛋白性水肿；能量摄入不足，体内脂肪大量消耗以维持生命活动的需要，导致血清胆固醇下降、脂肪肝；由于摄入不足和消耗过多可致糖原不足和血糖偏低，轻度时症状不明显，重度者可引起低血糖甚至猝死；长期能量摄入不足，皮下脂肪薄，散热快，氧耗量低，脉率和周围循环血量减少，导致体温偏低；各系统器官功能低下，非特异性和特异性免疫功能均明显下降，极易并发各种感染。

【护理评估】

（一）健康史

询问患儿的喂养史、饮食习惯和生长发育史。注意有无喂养不当、母乳不足以及不良的饮食习惯；有无消化系统解剖或功能异常，或急慢性疾病史；是否为早产或双胎、多胎。

（二）身体状况

1. 体重改变　最早表现为体重不增，随着营养不良加重，体重逐渐下降，主要表现为消瘦。

2. 皮下脂肪减少　皮下脂肪层厚度是判断营养不良程度的重要指标之一。营养不良患儿皮下脂肪按顺序减少，首先是腹部，其次为躯干、臀部、四肢，最后是面颊。严重者皮下脂肪消失，患儿为皮包骨样，出现舟状腹，额部出现皱褶，两颊下陷，颧骨凸出，貌似"老人"状。

3. 其他状况　营养不良初期精神状态正常，身高（长）并无影响，重症者可有精神萎靡，对外界反应差，身高（长）低于正常；皮肤干燥、苍白；肌肉松弛；各系统器官功能低下，如体温降低、心率减慢、血压下降、食欲低下、腹泻等。严重蛋白质缺乏者出现营养不良性水肿。

4. 并发症　常见的并发症是营养性贫血，以营养性缺铁性贫血最常见；也可出现多种维生素缺乏，尤其是维生素 A 缺乏；营养不良时维生素 D 缺乏症状不明显，恢复期生长发育加快时可伴有维生素 D 缺乏；多数患儿伴有锌缺乏；因免疫功能低下，易患各种感染性疾病，如上呼吸道感染、肺炎等，加重营养不良，从而形成恶性循环；营养不良还可并发自发性低血糖，常发生于夜间或清晨，表现为患儿突然出现面色苍白、神志不清、呼吸暂停、脉率减慢、体温不升，但无抽搐，如不及时诊治，可危及生命。

5. 分度与分型

（1）根据表现不同，营养不良可分为三度（表 8-1）。

表 8-1　婴幼儿营养不良的分度

	体重低于正常均值	腹壁皮下脂肪厚度	身高（长）	皮肤颜色及弹性	肌张力及肌肉情况	精神状况
轻度	15%～25%	0.4～0.8cm	正常	正常或稍苍白	基本正常	正常
中度	25%～40%	<0.4cm	低于正常	苍白、弹性差	降低、肌肉松弛	烦躁不安
重度	>40%	消失	明显低于正常	多皱纹，弹性消失	低下、肌肉萎缩	萎靡、烦躁与抑制交替

（2）根据身高（长）与体重减少的情况，5 岁以下儿童营养不良可分为以下三型：

1）体重低下：体重低于同年龄、同性别参照人群值的均值减 2 个标准差。该项指标主要反映患儿有慢性或急性营养不良。

2）生长迟缓：身高（长）低于同年龄、同性别参照人群值的均值减 2 个标准差。该项指标主要反映患儿慢性长期营养不良。

3）消瘦：体重低于同性别、同身高（长）参照人群值的均值减 2 个标准差。该项指标主要反映患儿近期、急性营养不良。

（三）心理-社会状况

了解患儿的心理个性发育情况。了解父母的育儿知识水平以及对疾病的认识程度；家庭亲子关系、家庭经济状况及父母角色是否称职。家长因不了解营养不良的病程和病情而产生焦虑，同时因缺乏营养、喂养知识以及经济状况差而产生歉疚感。

（四）辅助检查

1. 血清蛋白测定　血清白蛋白降低为特征性改变。胰岛素样生长因子 1（IGF-1）水平下降是早期诊断的灵敏、可靠的指标，因其不受肝功能的影响。

2. 酶活性测定　血清淀粉酶、脂肪酶、胆碱酯酶、转氨酶、碱性磷酸酶等活力下降，治疗后可迅速恢复正常。

3. 其他　胆固醇、各种电解质及微量元素含量均可下降。

（五）治疗要点

营养不良要早期发现，早期治疗。主要采取综合治疗措施，包括积极处理各种危及生命的合并症、去除病因、改进喂养方法、调整饮食与补充营养物质、促进和改善消化功能、积极治疗原发病等。

【常见护理诊断/问题】

1. 营养失调：低于机体需要量　与能量和蛋白质长期摄入不足、吸收障碍，以及需要量和消耗量增加有关。

2. 生长发育迟缓　与营养物质缺乏，不能满足生长发育的需要有关。

3. 有感染的危险　与机体免疫功能低下有关。

4. 潜在并发症：低血糖、营养性贫血、维生素 A 缺乏等。

【护理措施】

1. 促进营养平衡

（1）调整饮食，促进营养平衡：应遵循由少到多、由稀到稠、循序渐进、逐步补充的原则，同时根据患儿营养不良的程度、消化功能和对食物的耐受情况来调整饮食的量及种类。

1）能量供给：①轻中度营养不良患儿消化功能尚可，能量供给一般从 60～80kcal/（kg•d）[251～335kJ/（kg•d）]开始，以后逐渐增加直至超过正常量，达 150kcal/（kg•d）[628kJ/（kg•d）]，待体重接近正常后，再恢复至正常需要量；②重度营养不良患儿的消化能力弱，对食物的耐受性差，供给量可从 40～60kcal/（kg•d）[167～251kJ/（kg•d）]开始，以后逐步少量增加。若消化吸收能力较好，可逐渐增至 150～170kcal/（kg•d）[628～711kJ/（kg•d）]，待体重恢复，体重与身高（长）比例接近正常后，再逐渐恢复至正常需要量。

2）蛋白质供给：轻中度营养不良患儿蛋白质供给从 3.0g/（kg•d）开始，逐步增加至 3.5～4.5g/（kg•d），重度营养不良患儿蛋白质供给量从 1.5～2.0g/（kg•d）开始，逐步增加至 3.0～4.5g/（kg•d）。鼓励母乳喂养，无法母乳喂养者可给予酪蛋白水解物，除此之外，可酌情给予蛋类、肉末、肝泥、鱼粉等高蛋白饮食，但应避免过早给予高蛋白饮食，以免出现腹胀和肝大。

3）维生素及微量元素的补充：给予新鲜蔬菜、水果等食物，以补充维生素及微量元素，由少量开始，逐渐添加，避免发生腹泻。

4）选择合适的补充途径：如果胃肠道功能好，尽量口服补充；如果患儿食欲差、吞咽困难、吸吮力弱,可选择管饲;如果肠内营养明显不足或胃肠道功能严重障碍,则应选静脉营养。

5)鼓励母乳喂养:尽量保证母乳喂养,所引入的转乳期食物最好是半流质和固体食物。

（2）帮助消化、改善食欲

1）遵医嘱给予各种消化酶和B族维生素等口服以助消化。

2）给予蛋白同化激素类药物如苯丙酸诺龙,可促进机体蛋白质合成和增加食欲。

3）食欲差的患儿,可给予胰岛素皮下注射,可增加饥饿感以提高食欲。

4）给予锌制剂,每日口服,可提高味觉敏感度而增加食欲。

（3）效果观察:每周测体重1次,每月测身高(长)1次,定期测量皮下脂肪的厚度以判断治疗效果。

2. 促进生长发育　提供舒适的环境,合理安排生活,减少不良刺激,保证患儿精神愉快和有充足的睡眠,进行适当的户外活动和体格锻炼以促进生长发育。

3. 预防感染

（1）预防呼吸道感染:实行保护性隔离。保持室内空气新鲜、舒适卫生,减少探视,定期紫外线消毒,避免到人群拥挤的公共场所。

（2）预防消化道感染:注意饮食卫生,食具要经常消毒,养成饭前便后洗手、餐后漱口等良好卫生习惯,做好口腔护理。

（3）预防皮肤感染:保持皮肤清洁、干燥,勤洗澡,勤换内衣、尿布,勤晒被褥。

（4）病情严重的患儿可按医嘱输新鲜血浆或丙种球蛋白,以增强抵抗力。

4. 密切观察病情,防止发生并发症　密切观察患儿的病情变化,注意有无低血糖、维生素A缺乏及营养性贫血等并发症出现。尤其在夜间或清晨时重度营养不良患儿容易发生低血糖,出现头晕、面色苍白、出冷汗、脉搏缓慢、神志不清、呼吸暂停等,一旦发现应立即报告医生,并备好25%～50%葡萄糖溶液,积极配合医生抢救。

【健康教育】

1. 向家长讲解患儿的饮食调整方法。

2. 教会重度营养不良患儿的家长观察呼吸、面色、皮肤等情况变化,尤其是夜间或清晨,以便及时发现低血糖。

3. 向家长介绍营养不良的预防,讲解婴幼儿科学喂养知识;纠正患儿不良的饮食习惯;患儿应坚持户外活动,保证充足睡眠;按时预防接种,预防感染;进行生长发育监测;先天畸形患儿应及时手术治疗。

第二节　儿童单纯性肥胖

儿童单纯性肥胖(obesity)是由于长期能量摄入超过人体的消耗,使体内脂肪过度积聚,体重超过参考值范围的一种营养障碍性疾病。我国儿童肥胖症的发病率呈逐步增高趋势,在部分城市学龄期儿童超重和肥胖已高达 10% 以上。肥胖不仅影响儿童的健康,而且可延续至成年,增加患高血压、糖尿病、冠心病、胆石症、痛风等疾病的风险,应引起社会和家长的重视。

【病因】

1. 能量摄入过多　是导致本病的主要原因。如儿童喜食快餐、膨化食品、煎炸类食品以及含糖饮料等高能量饮食,长期摄入的营养超过机体代谢需要,多余的能量转化为脂肪储存于体内,引起肥胖。

2. 活动量过少　活动量过少或缺乏适当的体育锻炼是发生肥胖的重要因素,即使摄食不多,也可引起肥胖。

3. 遗传因素　肥胖也与遗传因素有关。肥胖双亲的后代发生肥胖者高达 70%～80%;双亲之一肥胖者,后代肥胖发生率为 40%～50%;双亲正常的后代发生肥胖者仅 10%～14%。

4. 其他　如进食过快、精神创伤和心理因素等均可引起儿童肥胖。

【发病机制】

引起肥胖的原因是脂肪细胞数目增多或体积增大。人体脂肪细胞数量增多主要集中在三个阶段,即儿童出生前 3 个月、出生后第 1 年和 11～13 岁。在此三个阶段发生肥胖时,治疗较困难且容易复发,应积极预防;而不在此期发生的肥胖,治疗效果较好。肥胖患儿可发生下列代谢和内分泌改变:

1. 体温调节与能量代谢　肥胖患儿对环境温度的变化反应不敏感,用于产热的能量消耗少,有低体温倾向。

2. 脂类代谢　肥胖患儿常有血浆甘油三酯、胆固醇、极低密度脂蛋白及游离脂肪酸增加,但高密度脂蛋白减少,易并发动脉硬化、冠心病、高血压、胆石症等疾病。

3. 蛋白质代谢　肥胖患儿嘌呤代谢异常,血尿酸水平增高,易发生痛风。

4. 内分泌变化　如生长激素减少,男性雌激素水平增高但不影响睾丸发育和精子形成,女性雌激素水平增加可有月经不调等。

【护理评估】

(一)健康史

询问患儿有无喜食甜食、油炸食物等高能量饮食的习惯;有无家族肥胖史;评估患儿平素运动量情况;询问是否有引起患儿精神创伤和心理障碍的因素。

(二)身体状况

肥胖可发生于任何年龄,但最常见于婴儿期、5～6 岁和青春期,且男童多于女童。患儿食欲旺盛且喜食甜食和高脂肪食物。明显肥胖儿童常有疲劳感,用力时出现气短或腿痛。严重肥胖儿由于脂肪过度堆积限制胸廓及膈肌活动,导致肺通气不良,呼吸浅快,引起低氧血症、气急、发绀、红细胞增多、心脏扩大或出现充血性心力衰竭甚至死亡,称肥胖－换气不良综合征。

体检可见患儿皮下脂肪丰满而均匀分布，尤以面颊、肩部、腹部为甚；常有假性乳房增大；严重肥胖者可因腹、臀、大腿处脂肪过多使皮肤出现皮纹；因体重过重，患儿走路时双下肢负荷增加常可致膝外翻和扁平足；男童可见阴茎隐匿在阴阜脂肪垫中而被误诊为阴茎发育不良。肥胖儿童性发育较早，最终身高常略低于正常儿童。

当体重超过同性别、同身高（长）儿童正常标准的 10%~19% 者为超重，超过 20% 者即可诊断为肥胖症，超过 20%~29% 者为轻度肥胖；超过 30%~49% 者为中度肥胖；超过 50% 者为重度肥胖。

（三）心理 - 社会状况

患儿体型肥胖，怕被别人讥笑而不愿与其他儿童交往，常有孤僻、胆怯、自卑、对抗等心理障碍。

（四）辅助检查

肥胖儿大多血甘油三酯、胆固醇增高，严重者血清 β 白蛋白增高，常有高胰岛素血症，血生长激素水平降低。肝脏超声检查常有脂肪肝。

（五）治疗要点

常采取控制饮食、适量活动、消除心理障碍等综合措施，而饮食疗法和运动疗法是其中最重要的两项措施。一般不采用药物治疗方法；外科手术并发症严重，不宜用于儿童。

【常见护理诊断 / 问题】

1. 营养失调：高于机体需要量　与摄入高能量食物过多和 / 或活动量过少有关。

2. 社交障碍　与自身形体改变造成心理障碍有关。

【护理措施】

1. 维持营养平衡

（1）饮食疗法：在满足儿童基本营养及生长发育需要、避免影响其正常生长发育的前提下，限制患儿每日摄入的能量，使摄入的能量低于机体消耗的总能量。

1）多进食低脂肪、低糖类、高蛋白、高微量营养素、适量纤维素的食物。

2）鼓励患儿进食体积大、饱腹感强而热量低的蔬菜类食物，如萝卜、青菜、黄瓜、莴苣、番茄、苹果、柑橘、竹笋等。

3）培养良好的饮食习惯，如少食多餐、避免过饱、细嚼慢咽、不吃夜宵和零食等。

（2）运动疗法：适当的运动能促进脂肪分解，减少胰岛素分泌，使脂肪合成减少，蛋白质合成增加，促进肌肉发育。运动时要循序渐进，不要操之过急。鼓励患儿选择喜欢的、有效的且易于坚持的运动项目，如晨间跑步、爬楼梯、做操、散步等，每日坚持运动至少 30 分钟，以运动后轻松愉快、不感到疲劳为原则。如果运动后有疲惫感甚至出现心慌、气促等症状则提示运动量过度。

2. 心理护理　引导患儿正确认识自身形体的改变，帮助其建立信心，消除自卑心理；鼓励患儿多参加集体活动，提高社会交往能力，帮助患儿建立健康的生活方式。

【健康教育】

1. 向家长宣传科学喂养知识,培养儿童良好的饮食习惯,不偏食,少吃高能量的食物,适当地进行体育锻炼。

2. 向家长讲解儿童肥胖症的相关知识,使家长认识到减肥是一个长期过程,指导家长经常鼓励患儿树立信心,坚持健康饮食和运动治疗。

3. 提醒家长一般不采用药物疗法和手术疗法治疗儿童肥胖症。

4. 指导家长对患儿进行生长发育监测,定期门诊观察。

 知识窗

家庭预防儿童肥胖建议

固定家庭吃饭的地点和时间;不要忽略进餐,尤其是早餐;吃饭时不要看电视;使用小盘子,并使餐具远离餐桌;避免不必要的甜或油腻的食物和饮料;搬走儿童卧室中的电视机,限制儿童看电视和玩游戏的时间。

第三节 营养性维生素 D 缺乏性佝偻病

 工作情景与任务

导入情景:

6个月的女童,今天父母带她来医院就诊。女童10月份出生,人工喂养,未引入转乳期食物,近日来烦躁,易惊,睡眠不安,夜啼,头部多汗,经过医生检查,诊断为维生素 D 缺乏性佝偻病。

工作任务:

1. 请判断该患儿维生素 D 缺乏性佝偻病的分期。

2. 请给家长解释引起维生素 D 缺乏性佝偻病的原因。

营养性维生素 D 缺乏性佝偻病(rickets of vitamin D deficiency)是由于儿童体内维生素 D 不足导致钙和磷代谢紊乱,产生的一种以骨骼病变为特征的全身慢性营养性疾病。本病多见于 2 岁以内的婴幼儿,是我国儿童保健重点防治的"四病"之一。近年来随着社会经济文化水平的提高,我国儿童保健工作的大力开展,本病发病率逐年降低,病情也趋于轻度。

【病因】

1. **围生期维生素 D 不足** 母亲妊娠期尤其是妊娠后期维生素 D 储存不足如患严重营养不良、肝肾疾病、慢性腹泻以及早产、双胎均可致婴儿体内维生素 D 储存不足。

2. 日光照射不足　是导致本病的主要因素。体内维生素 D 来源主要是紫外线照射皮肤中的 7- 脱氢胆固醇生成，即内源性维生素 D。因紫外线不能透过玻璃窗，如果儿童缺乏户外活动，易导致内源性维生素 D 生成不足。大城市高大建筑可阻挡日光照射，大气污染如烟雾、尘埃可吸收部分紫外线，或冬季日照短、紫外线较弱等均可影响内源性维生素 D 的生成。

3. 食物中摄入不足　天然食物及母乳中含维生素 D 较少，不能满足儿童的生长发育需要，如果缺少户外活动，则易患佝偻病。

4. 生长速度快，需要增加　早产或双胎婴儿体内维生素 D 储存不足，且出生后生长发育快，需要维生素 D 多，若未及时补充易发生佝偻病。儿童快速生长期如婴儿早期也易患本病。

5. 疾病和药物影响　胃肠道或肝胆疾病可影响维生素 D 的吸收；肝肾严重损害可致维生素 D 羟化障碍。长期服用抗惊厥药物如苯妥英钠、苯巴比妥，可使维生素 D 和 25-(OH)D_3 加速分解为无活性的代谢产物；糖皮质激素有对抗维生素 D 对钙的转运作用。

 知识窗

维生素 D 的代谢

1. 来源　①内源性维生素 D：由人体皮肤中 7- 脱氢胆固醇经紫外线照射后转化为胆骨化醇，即内源性维生素 D_3，是人类维生素 D 的主要来源；②外源性维生素 D：包括维生素 D_2 和 D_3，主要从食物中摄入，如蛋黄、海鱼的肝、蕈类等；③胎儿可通过胎盘从母体获得。

2. 转化　维生素 D_2 和维生素 D_3 均无生物活性，必须经肝、肾两次羟化转化为 1,25- 二羟胆骨化醇[1,25-(OH)$_2D_3$]才能发挥生物活性。

3. 生理功能　①促进肠道钙、磷的吸收；②促进肾小管对钙、磷的重吸收；③促进成骨细胞功能，使钙盐沉积在骨质生长部位，形成新骨。

【发病机制】

维生素 D 缺乏性佝偻病可以看成是机体为维持血钙水平而对骨骼造成的损害。长期严重的维生素 D 缺乏造成肠道对钙、磷的吸收减少，血钙降低，引发甲状旁腺功能代偿性亢进，甲状旁腺激素（PTH）分泌增加以动员骨钙释出，使得血清钙浓度维持正常或接近正常的水平；同时 PTH 抑制肾小管对磷的重吸收，使尿磷排出增加，导致血磷降低。血钙、血磷浓度的改变使得骨组织钙化障碍，成骨细胞代偿性增生，碱性磷酸酶分泌增加，骨样组织堆积而出现一系列骨骼特征性的变化及血生化改变。维生素 D 缺乏性佝偻病的发病机制见图 8-1。

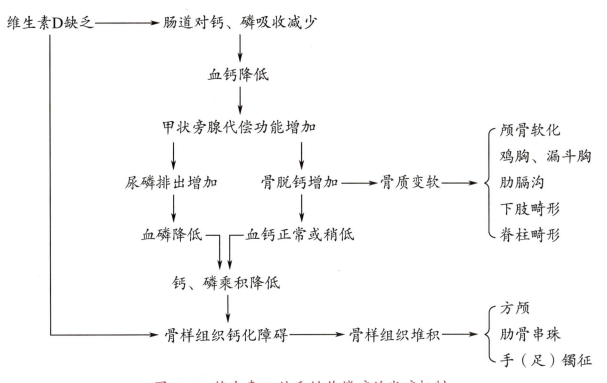

图8-1 维生素D缺乏性佝偻病的发病机制

【护理评估】

（一）健康史

评估母亲妊娠期间健康状况、是否补充维生素D制剂；询问患儿生活环境，是否缺少户外活动；儿童出生状况，是否早产或双胎；儿童喂养方法及引入转乳期食物情况，是否补充维生素D制剂；儿童是否有胃肠、肝、肾等疾病及应用抗惊厥等药物史。

（二）身体状况

维生素D缺乏性佝偻病临床上根据病情演变可分为初期（早期）、活动期（激期）、恢复期及后遗症期4个时期。

1. 初期（早期）　多见于6个月以内特别是3个月以内的小婴儿。主要为神经兴奋性增高的表现，如易激惹、烦躁、睡眠不安、夜间惊啼、与室温和季节无关的多汗，尤其头汗多见，因汗液刺激儿童常摇头擦枕致枕后脱发形成"枕秃"（图8-2）。

2. 活动期（激期）　常见于3个月至2岁的婴幼儿。早期维生素D缺乏的婴儿未经治疗，病情加重，除神经、精神症状外，出现骨骼改变、运动功能发育迟缓等。

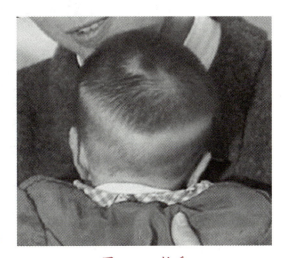

图8-2 枕秃

（1）骨骼改变

1）头部：①颅骨软化，多见于 6 个月以内的婴儿，可有压乒乓球样的感觉，称为"乒乓头"；②方颅，多见于 7～8 个月的婴儿。患儿额骨和顶骨中心部分常常逐渐增厚，从上向下看呈"方盒样"头形，即方颅（图 8-3）；③前囟过大或闭合延迟，出牙延迟，牙釉质缺乏，易患龋齿。

2）胸部：胸廓畸形多见于 1 岁左右患儿。①佝偻病串珠：患儿肋骨与肋软骨交界处因骨样组织堆积而膨大，呈钝圆形隆起，从上至下如串珠状排列，以第 7～10 肋骨最明显；②郝氏沟或肋膈沟：因肋骨软化，膈肌附着处的肋骨长期受膈肌牵拉内陷形成一条横向浅沟（图 8-4）；③鸡胸或漏斗胸：胸骨与肋骨相连处软化内陷，致使胸骨柄前突形成"鸡胸"（图 8-5）；如胸骨剑突部向内凹陷，则形成"漏斗胸"（图 8-6）。这些胸廓畸形可影响儿童的呼吸功能，引起呼吸道感染，甚至肺不张。

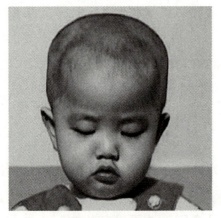

图 8-3　方颅

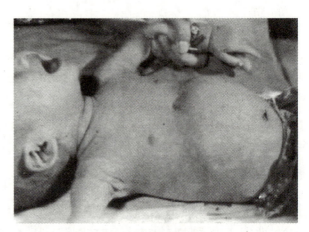

图 8-4　肋膈沟

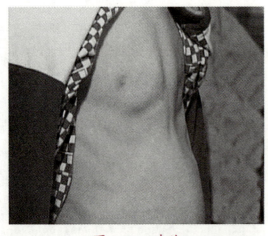

图 8-5　鸡胸

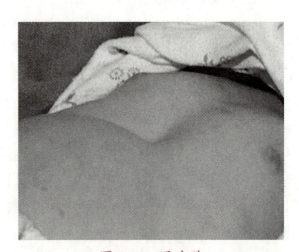

图 8-6　漏斗胸

3）四肢：①"手镯"或"足镯"征，见于 6 个月以上的婴儿。患儿手腕或足踝部因骨样组织堆积形成的钝圆形环状隆起（图 8-7）。②膝内翻（"O"形腿）或膝外翻（"X"形腿），多见于能站立或会行走的1岁左右的儿童。由于患儿骨质软化和肌肉关节松弛,开始站立、行走后下肢因负重增加出现弯曲而形成(图8-8,图8-9)。

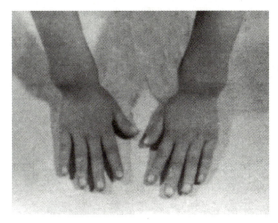
图8-7 "手镯"征

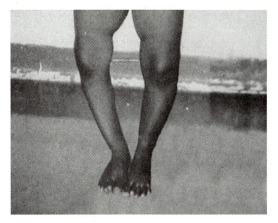
图8-8 "O"形腿

4)脊柱:患儿会坐或站立后,因韧带松弛可致脊柱后凸或侧凸畸形。

5)骨盆:严重佝偻病可致骨盆畸形,形成扁平骨盆,成年后女性可致难产。

(2)运动功能发育迟缓:由于低血磷致肌肉组织糖代谢障碍,使全身肌肉松弛,肌张力减低,患儿常表现为头颈软弱无力,坐、立、行等运动功能发育落后;腹部肌肉松弛,膨隆如"蛙状"腹(图8-10)。

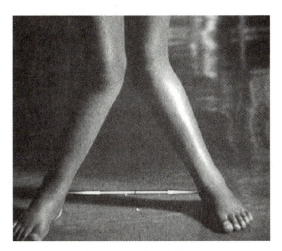
图8-9 "X"形腿

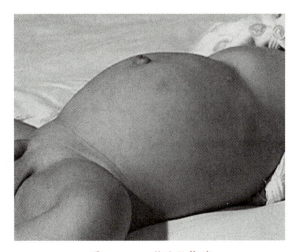
图8-10 "蛙状"腹

(3)神经、精神发育迟缓:重症患儿神经系统发育迟缓,条件反射形成缓慢,表情淡漠,语言发育迟缓;免疫功能低下,易并发感染及贫血。

3. 恢复期 患儿经治疗及日光照射后,症状和体征逐渐减轻或消失。

4. 后遗症期 多见于2岁以上的儿童。婴幼儿期严重佝偻病会残留不同程度的骨骼畸形或运动功能障碍。临床表现消失,血生化恢复正常。

（三）心理–社会状况

年长患儿常因骨骼改变导致自身形象的变化而产生自卑等不良心理活动，影响其心理健康及社会交往；患儿家长因担心遗留骨骼畸形而产生焦虑或歉疚感。居住环境空气污染、楼层过高使儿童接受日光照射少是不容忽视的社会问题。

（四）辅助检查

主要是血生化检查和骨骼X线检查，各项改变见表8-2。

表8-2　佝偻病各期血生化改变和X线表现

	初期（早期）	活动期（激期）	恢复期	后遗症期
血钙	正常或稍低	稍降低	数天内恢复正常	正常
血磷	降低	明显降低	数天内恢复正常	正常
钙磷乘积	30～40	<30	渐正常	正常
碱性磷酸酶	升高或正常	明显升高	1～2个月后恢复正常	正常
25-（OH）D_3	下降	<12ng/ml（30nmol/L）可诊断	数天内恢复正常	正常
骨X线表现	多正常	骨骺端钙化带消失，呈杯口状、毛刷样改变，骨骺软骨盘增宽（>2mm），骨质疏松，骨皮质变薄	长骨干骺端临时钙化带重现、增宽、密度增加，骨骺软骨盘<2mm	干骺端病变消失

（五）治疗要点

治疗目的主要是控制佝偻病活动期，防止骨骼畸形。重点是补充维生素D制剂，以口服为主，一般剂量为每日2 000～4 000IU（50～100μg），连服1个月后，改为预防量（每日400～800IU）；如患儿口服困难或存在腹泻等影响吸收的因素，可采用大剂量突击疗法，每次维生素D 15万～30万IU肌注，1个月后再给予每日400～800IU维持。应密切随访，治疗1个月后复查效果，如临床表现、血生化与骨骼X线改变有无恢复征象，应与抗维生素D佝偻病鉴别。

在补充维生素D的同时，给予适量钙剂，将帮助改善症状、促进骨骼发育。同时调整膳食结构，增加膳食来源的钙摄入。维生素D缺乏性佝偻病多伴有锌、铁降低，及时适量地补充微量元素，将有利于骨骼生长。严重的骨骼畸形可采取外科手术矫正畸形。

 课堂讨论

患儿，女，12个月。人工喂养，未添加鱼肝油，户外活动少。平时多汗、烦躁、易惊。

检查：可见枕秃、方颅、鸡胸，血钙磷乘积＜30，碱性磷酸酶升高，X 线检查显示临时钙化带消失。临床诊断为维生素 D 缺乏性佝偻病。

请问：该患儿存在哪些主要的护理问题？

【常见护理诊断/问题】

1. 营养失调：低于机体需要量　与维生素 D 摄入不足及日光照射不足等有关。

2. 有感染的危险　与免疫功能低下有关。

3. 有受伤的危险　与骨质疏松和肌肉、韧带松弛有关。

4. 潜在并发症：维生素 D 中毒。

【护理目标】

1. 患儿摄入足够的维生素 D 及其他营养物质，临床表现减轻或消失，血生化逐渐恢复正常。

2. 患儿不发生感染。

3. 患儿不出现受伤等情况。

4. 患儿未发生维生素 D 中毒或维生素 D 中毒得到有效防治。

【护理措施】

1. 补充维生素 D

（1）增加日光照射：根据不同年龄和不同季节，指导家长带患儿进行户外活动。冬季室内活动要开窗，保证每日 1～2 小时户外活动时间；夏季可在树荫下活动，宜在上午 10 时前及下午 4 时后进行，尽量暴露皮肤。

（2）调整饮食：增加富含维生素 D 的食物，如动物肝脏、蛋类、蘑菇类及维生素 D 强化奶粉等。

（3）遵医嘱给予维生素 D 制剂。

2. 预防感染　加强患儿生活护理，保持室内空气清新，温湿度适宜，阳光充足，避免交叉感染。

3. 预防骨骼畸形和骨折　患儿衣着要柔软、宽松，避免早坐、久坐、早站、久站和早行走，以免造成骨骼畸形。严重佝偻病患儿肋骨、长骨易发生骨折，护理操作时动作要轻柔，如协助治疗或检查时约束患儿不能用力过大、翻身或换尿布时抬腿动作不能过猛等。

对已有骨骼畸形的患儿可向家长示范矫正方法。如胸廓畸形，可做俯卧位抬头展胸运动；下肢畸形可进行肌肉按摩；严重骨骼畸形者可考虑手术治疗，指导家长正确使用矫形器具。

4. 预防维生素 D 中毒　严格遵医嘱应用维生素 D 制剂，密切观察病情。如患儿出现畏食、恶心、倦怠、烦躁不安、低热、呕吐、顽固性便秘、体重下降等，提示可能是维生素 D 过量，应立即报告医生。

维生素 D 中毒

维生素 D 摄入过量可引起中毒。维生素 D 中毒剂量的个体差异大。儿童每日服用 2 万～5 万 IU 或每日 2 000IU/kg，连续服用数周或数月即可发生中毒。敏感儿童每日 4 000IU，连续服用 1～3 个月可能中毒。

早期症状为厌食、恶心、倦怠、烦躁不安、低热，继而出现呕吐、顽固性便秘、体重下降。重症者出现惊厥、血压升高、烦渴、尿频、夜尿，甚至脱水、酸中毒；尿中出现蛋白质、红细胞、管型等改变，继而发生慢性肾衰竭。

早期血钙 >3mmol/L（12mg/dl），尿钙呈强阳性，尿常规可异常。X 线检查可见长骨干骺端钙化带增宽（>1mm），致密，骨干皮质增厚，骨质疏松或骨硬化；颅骨增厚，呈现环形密度增深带；重症时大脑、心、肾、大血管、皮肤等有钙化灶。部分患儿可出现氮质血症、脱水和电解质紊乱。肾脏 B 超示肾萎缩。

应立即停用维生素 D 和钙剂，限制钙盐和富含钙的食物摄入。加速钙的排泄，口服氢氧化铝或依地酸二钠减少肠钙吸收，使钙从肠道排出；口服泼尼松，抑制肠内钙结合蛋白生成而降低肠钙的吸收；亦可试用降钙素。注意保持水、电解质的平衡。

【护理评价】

1. 患儿是否摄入足够的维生素 D，临床表现是否减轻或消失，血生化是否恢复正常。

2. 患儿是否发生感染。

3. 患儿是否出现受伤。

4. 患儿是否发生维生素 D 中毒及发生时是否得到有效的治疗。

 边学边练

实训五　营养性维生素 D 缺乏性佝偻病患儿的护理

【健康教育】

1. 向患儿家长讲解佝偻病患儿护理的注意事项；指导患儿户外活动的方法；告知患儿家长服用维生素 D 的方法，提醒家长过量服用维生素 D 有造成中毒的危险；增加营养，及时引入转乳期食物；尽量少带患儿去公共场所，预防呼吸道感染性疾病；加强皮肤护理，勤擦汗、勤换内衣。

2. 佝偻病的预防

（1）孕期：鼓励孕妇多进行户外活动；多进食富含维生素 D、钙、磷和蛋白质的食物；

妊娠后期(7~9个月)可适量补充维生素 D 制剂(800IU/d),以满足婴儿出生后一段时间生长发育的需要。

（2）婴幼儿期：预防的关键在于日光浴与适量维生素 D 的补充。指导家长坚持带婴儿进行户外活动,冬季也要注意保证每日 1~2 小时的户外活动时间。宣传母乳喂养,及时引入转乳期食物。足月儿出生后 2 周开始补充维生素 D(400IU/d);早产儿、低出生体重儿、双胎儿出生后 1 周开始补充维生素 D(800IU/d),3 个月后改为预防量 400IU/d,补充至 2 岁。夏季阳光充足,可在上午和傍晚进行户外活动,暂停或减量服用维生素 D。一般可不加服钙剂,乳及乳制品摄入不足或营养欠佳的患儿同时给予适量的钙剂。

第四节　维生素 D 缺乏性手足搐搦症

维生素 D 缺乏性手足搐搦症(tetany of vitamin D deficiency)是由于维生素 D 缺乏导致血钙降低而出现惊厥、手足肌肉抽搐或喉痉挛等神经肌肉兴奋性增高的症状,多见于 6 个月以内的小婴儿。由于维生素 D 缺乏预防工作的普遍开展,目前本病发病率已逐年降低。

【病因及发病机制】

维生素 D 缺乏影响肠道对钙、磷的吸收,导致血钙降低,而甲状旁腺反应迟钝,不能代偿性分泌增加,血钙继续降低,当血清总钙低于 1.75~1.88mmol/L(7~7.5mg/dl)或离子钙低于 1.0mmol/L(4mg/dl)时,可引起神经肌肉兴奋性增高,出现手足搐搦、喉痉挛甚至全身性惊厥的症状。

春季儿童户外活动增加,接受日光照射急骤增多或开始用大量维生素 D 治疗时骨骼加速钙化,使大量钙沉积于骨,而肠道吸收钙相对不足,导致血钙降低;发热、感染、饥饿时组织细胞分解释放磷,使血磷增加,致血钙下降。

【护理评估】

（一）健康史

评估患儿有无维生素 D 缺乏的病史;患儿近期是否接受日光照射较多或补充大量维生素 D;有无发热、感染、饥饿等。

（二）身体状况

主要表现为惊厥、手足搐搦和喉痉挛,并伴有不同程度的活动期佝偻病表现。

1. 典型发作　血清总钙低于 1.75mmol/L 时可出现。

（1）惊厥：最常见,小婴儿多见。突然发作,表现为四肢抽动,两眼上翻,神志不清,发作时间数秒至数分钟不等。发作停止后,意识恢复,精神萎靡而入睡,醒后活泼如常。发作次数可数日 1 次或 1 日数次,甚至 1 日数十次。一般不发热,发作轻时仅有短暂的眼球上翻和面肌抽动,神志仍清楚。

（2）手足搐搦：可见于较大婴儿及幼儿。突发手足痉挛呈弓状,双手腕部屈曲,手指伸直,拇指内收掌心,强直痉挛(图8-11);踝关节伸直,足趾同时向下弯曲(图8-12)。

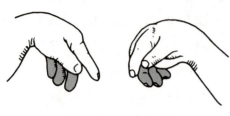
图 8-11　手搐搦

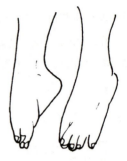
图 8-12　足搐搦

（3）喉痉挛:婴儿多见。喉部肌肉及声门突发痉挛,呼吸困难,有时可突然发生窒息,甚至导致死亡。

2. 隐匿型　血清总钙多在 1.75～1.88mmol/L,没有典型发作的症状,但可通过刺激神经肌肉引出下列体征:

（1）面神经征(Chvostek sign):以手指尖或叩诊锤轻击患儿颧弓与口角间的面颊部,引起眼睑和口角抽动者为阳性,新生儿可呈假阳性。

（2）陶瑟征(Trousseau sign):以血压计袖带包裹上臂,充气使血压维持在收缩压与舒张压之间,5 分钟之内该手出现痉挛为阳性。

（3）腓反射(peroneal reflex):以叩诊锤骤击膝下外侧腓骨小头上腓神经处,引起足向外侧收缩者即为阳性。

（三）心理－社会状况

家长因对本病病因、急救、护理、预后等知识缺乏,常出现内疚、焦虑和恐惧等心理反应;评估患儿家庭经济状况及环境状况。

（四）辅助检查

血清总钙量低于1.75～1.88mmol/L,离子钙低于1.0mmol/L,血磷正常或升高。

（五）治疗要点

1. 急救处理　吸氧,保持呼吸道通畅;喉痉挛者须立即将舌头拉出口外,并进行口对口呼吸或加压给氧,必要时进行气管插管以保证呼吸道通畅;迅速控制惊厥或喉痉挛,可用 10% 水合氯醛保留灌肠,每次 40～50mg/kg,或地西泮每次 0.1～0.3mg/kg 肌内注射或缓慢静脉注射。

2. 钙剂治疗　可用 10% 葡萄糖酸钙 5～10ml 加入 10% 葡萄糖液 5～20ml 中,缓慢静脉注射(10分钟以上)或滴注。惊厥停止后改用口服钙剂。

3. 维生素 D 治疗　急症情况控制后按维生素 D 缺乏性佝偻病给予维生素 D 治疗。

儿童钙缺乏的防治

只要母乳充足,婴儿钙营养足够;当因各种原因不能母乳喂养时,充分的配方奶喂养仍可提供充足的钙营养。早产儿、双胎、多胎、低出生体重儿需额外补充钙。当维生素 D 水平适宜时,青春期前儿童每日摄入 500ml 奶,青春期少年则需每日摄入 750ml 奶,才能满足其快速生长对钙的需要。只有在无法从食物中摄入足量钙时,才适量使用钙补充剂,常用的钙剂有乳酸钙、活性钙以及醋酸钙等。儿童钙缺乏并伴有维生素 D 缺乏高危因素时,应同时补充维生素 D。另外,在补充钙的同时还应注意补充其他相关微量营养素。

【常见护理诊断 / 问题】

1. 有窒息的危险 与惊厥、喉痉挛有关。

2. 有受伤的危险 与惊厥有关。

3. 营养失调:低于机体需要量 与维生素 D 摄入不足及日光照射不足等有关。

【护理措施】

1. 控制惊厥,防止窒息

(1) 惊厥发作时,首先应就地抢救。按医嘱给予镇静剂,吸氧。地西泮静脉注射不宜过快,以免抑制呼吸,引起呼吸骤停。

(2) 按医嘱使用钙剂。使用钙剂时,静脉注射不能过快,以防血钙骤升发生心搏骤停;注射时应选择较大的血管,避免使用头皮静脉,以防止钙剂外渗而造成组织坏死。发作停止后改口服钙剂,同时注意与乳类分开服用。

(3) 立即松解患儿衣领,将患儿头偏向一侧,清除口鼻分泌物,保持呼吸道通畅,以免误吸造成窒息;出现喉痉挛时,应立即将患儿舌头拉出口外,在上下牙间放置牙垫,避免舌被咬伤,备好气管插管的用具,必要时协助医生插管;保持室内安静,避免家长大声呼叫,密切观察患儿呼吸、神志的变化。

2. 预防受伤 抽搐发作时应就地抢救,避免家长将患儿紧抱、摇晃或抱起患儿急跑就医,以免加重抽搐;若患儿抽搐时处于坐位,应立即轻轻将患儿置于床上或地上,以免摔伤,头下垫以柔软物品;不要强压患儿肢体,勿强力撬开紧咬的牙关,以免造成损伤。

3. 定期户外活动,补充维生素 D。

【健康教育】

1. 向家长讲解患儿抽搐发作时的正确处置方法,如就地抢救、保持安静等,并说明这样做的目的和意义。

2. 指导家长出院后按医嘱给患儿补充维生素 D 和钙剂,强调口服钙剂的注意事项。

3. 介绍本病的原因和预后,解释本病不是颅内病变,一般不会造成严重后遗症,减轻家长的心理压力,取得家长的配合。

4. 介绍预防本病的相关知识,如多晒太阳、及时引入转乳期食物等。

本章小结

　　本章重点内容为蛋白质－能量营养不良和营养性维生素 D 缺乏症患儿的护理,蛋白质－能量营养不良的主要原因是喂养不当,最初表现是体重不增,皮下脂肪按顺序减少(腹部→躯干→臀部→四肢→面颊)。护理措施主要是去除病因、调整饮食、补充营养等。维生素 D 缺乏性佝偻病患儿主要病因是日光照射不足,临床上分为初期、活动期、恢复期和后遗症期。初期主要表现为神经精神症状,活动期除神经精神症状持续存在外,还表现为骨骼改变及全身肌肉韧带松弛,护理措施主要是增加户外活动,补充维生素 D,预防感染、骨骼畸形和骨折。维生素 D 缺乏性手足搐搦症时血清总钙低于 1.75mmol/L,表现为惊厥、手足搐搦、喉痉挛。护理措施主要是防止窒息、控制惊厥、预防受伤和补充钙剂等。本章的难点为营养性维生素 D 缺乏性佝偻病的发病机制。在学习的过程中应特别注意维生素 D 缺乏的预防。

(郭传娟　邓　青)

 思考题

　　1. 患儿,男,2 岁,因反复腹泻、食欲差、消瘦来诊。患儿近一年来反复腹泻、食欲差、睡眠不安。出生后为牛乳喂养,挑食偏食,喜吃零食。查体:体重 8.5kg,精神萎靡,面色苍白,头发枯黄,皮肤干燥,腹部皮下脂肪厚度 0.3cm,明显消瘦。医生初步诊断:营养不良。

请问:

(1)该患儿营养不良的原因有哪些?

(2)该患儿是什么程度的营养不良?

(3)该患儿的护理要点有哪些?

　　2. 患儿,女,12 个月。出生后母乳喂养至今,未引入转乳期食物,户外活动少,3 个月前出现烦躁、多汗、夜惊、夜啼,乳牙 2 颗,因睡眠不安、哭闹加重一周来诊。大小便正常。以往曾多次患“肺炎”“肠炎”。查体:T 36.8℃,神志清,精神尚可,皮肤黏膜稍苍白,前囟 2cm×2cm,可见方颅、肋骨串珠。血清总钙 2mmol/L(8mg/dl),钙磷乘积为 29。临床诊断为维生素 D 缺乏性佝偻病。

请问:

(1)该患儿维生素 D 缺乏性佝偻病的病因有哪些?

（2）该患儿属于维生素D缺乏性佝偻病的哪一期?

（3）该患儿的治疗及护理要点有哪些?

3. 患儿,男,10个月,因惊厥2次来医院就诊。昨日起多次突然发生惊厥,表现为两眼上翻,肢体抽搐,意识不清,每次发作持续10秒左右自然缓解,抽搐停止后一切活动如常。查体:体温36.8℃,可见方颅、枕秃,余无特殊发现。初步诊断为维生素D缺乏性手足搐搦症。

请问:

（1）患儿出现抽搐的主要原因是什么?

（2）该患儿首优的护理诊断/问题是什么?

（3）当患儿发生抽搐时,主要的护理措施有哪些?

第九章 │ 消化系统疾病患儿的护理

09章 数字资源

消化系统疾病是儿童最常见的疾病之一,此类疾病往往对营养物质的摄取、消化和吸收造成影响。由于儿童消化功能尚不完善,易发生消化功能紊乱、水电解质和酸碱平衡失调,造成慢性营养障碍而影响儿童的生长和发育,同时也会造成儿童机体抵抗力下降而导致感染。消化系统疾病主要包括口炎、腹泻病等,其中腹泻病为婴幼儿时期的常见病,是我国儿童保健重点防治的"四病"之一。本章重点介绍口炎及腹泻病患儿的护理及儿童液体疗法。

第一节　儿童消化系统解剖生理特点

儿童消化系统包括口腔、食管、胃、肠、肝、胰腺。

（一）口腔

足月新生儿出生时已具有较好的吸吮及吞咽功能,而早产儿的吸吮及吞咽功能则较差。新生儿及婴幼儿口腔黏膜薄嫩,血管丰富,唾液腺发育不完善,唾液分泌少,口腔黏膜干燥,易受损伤和感染。3个月以下婴儿唾液中淀粉酶含量低,故不宜喂淀粉类食物;

3～4个月时婴儿唾液分泌开始增多,5～6个月时唾液分泌明显增多,但由于口底浅,婴儿不能及时吞咽唾液,常发生生理性流涎。

(二)食管

食管的长度在新生儿为8～10cm,1岁约12cm,5岁约16cm,学龄儿童为20～25cm,成人为25～30cm。婴儿的食管呈漏斗状,黏膜薄嫩,弹力组织及肌层尚不发达,食管下段及贲门括约肌发育不成熟,控制能力差,常发生胃食管反流,如吸奶时吞咽过多空气,易发生溢乳。一般在8～10个月时症状逐渐消失。

(三)胃

婴儿胃略呈水平位,开始行走时变为垂直位。贲门和胃底部肌张力低而幽门括约肌发育良好,易发生幽门痉挛而出现呕吐。小婴儿胃黏膜有丰富的血管,盐酸和各种消化酶的分泌少,酶活力较低,消化功能较差。新生儿胃容量为30～60ml,1～3个月时为90～150ml,1岁时为250～300ml,5岁时为700～850ml。哺乳后不久幽门开放,胃内容物逐渐进入十二指肠,故实际进食量常超过上述胃容量。胃排空时间随食物种类不同而异,水的排空时间为1.5～2小时,母乳的排空时间为2～3小时,牛乳的排空时间为3～4小时。早产儿胃排空慢,易发生胃潴留。

(四)肠

儿童肠管相对比成人长,一般为身长的5～7倍。黏膜血管丰富,小肠绒毛发育较好,有利于消化吸收。肠壁薄、通透性高、屏障功能差,肠内毒素、消化不全产物和过敏原等可经肠黏膜吸收进入体内,引起全身感染和变态反应性疾病。婴幼儿肠黏膜肌层发育差,肠系膜柔软而长,固定性差,肠活动度大,易发生肠套叠、肠扭转。

(五)肝

儿童年龄越小肝相对越大,正常婴幼儿肝可在右肋下触及1～2cm,柔软、无压痛,6～7岁则不易触及。婴儿肝结缔组织发育较差,肝细胞再生能力强,不易发生肝硬化,感染、缺氧、中毒等因素可使肝细胞发生肿胀、变性、坏死及纤维增生从而导致肝变大,影响肝的正常生理功能。婴儿期胆汁分泌较少,对脂肪的消化、吸收能力较差。

(六)胰腺

新生儿出生时胰液分泌量少,3～4个月时胰腺发育较快,胰液分泌量也随之增多,消化酶出现的顺序最先是胰蛋白酶,其后是糜蛋白酶、羧基肽酶、脂肪酶,最后是淀粉酶,故婴幼儿3～4个月以前不宜喂淀粉类食物。新生儿胰液所含脂肪酶活性不高,直到2～3岁时才接近成人水平。婴幼儿时期胰液及其消化酶的分泌易受天气和各种疾病的影响而被抑制,从而发生消化不良。

(七)肠道细菌

胎儿消化道内无细菌,出生后数小时细菌即经口、鼻、肛门等侵入肠道。肠道菌群的细菌种类与摄入的食物有关,单纯母乳喂养儿以双歧杆菌占绝对优势,人工喂养和部分母乳喂养儿肠道内的大肠埃希菌、嗜酸杆菌、双歧杆菌及肠球菌所占比例几乎相等。婴幼儿肠道正常菌群脆弱，易受各种因素的影响而发生菌群失调，引起消化功能紊乱。

（八）健康婴儿粪便特点

1. 母乳喂养儿粪便　呈黄色或金黄色均匀糊状，偶有细小乳凝块，或较稀薄、呈绿色、不臭，呈酸性反应（pH 为 4.7～5.1），每日排 2～4 次，一般在引入转乳期食物后排便次数减少。

2. 牛乳、羊乳喂养儿粪便　呈淡黄色或灰黄色，较干稠，有臭味，呈中性或碱性反应（pH 为 6～8），每日排 1～2 次，易发生便秘。

3. 混合喂养儿粪便　与喂牛乳者相似，但质地较软，颜色较黄。无论何种乳类喂养，在引入淀粉类食物及蛋、肉、蔬菜等食物后，粪便性状逐渐接近成人，稍成暗褐色，臭味加重，每日排 1～3 次不等。

第二节　口　炎

 工作情景与任务

导入情景：

刘女士足月顺产生下了一个可爱的男婴，婴儿现在已经 5 个月了，经常用嘴啃咬东西。近几天刘女士发现婴儿吃奶时总是很抗拒，哭闹时可以看到在口腔黏膜上有灰白色附着物，擦掉后露出溢血的创面。给婴儿测体温为 39℃，赶紧带婴儿去医院就诊。检查发现婴儿的外周血白细胞（WBC）为 $12×10^9/L$。医生诊断为溃疡性口炎。

工作任务：

1. 请告诉刘女士婴儿发生溃疡性口炎的原因。

2. 请给刘女士讲解本病的治疗及护理要点。

口炎（stomatitis）是指口腔黏膜的炎症，可由病毒、真菌、细菌等感染引起，亦可因口腔黏膜局部受理化因素刺激而发生。如病变仅局限于舌、齿龈、口角亦可称为舌炎、齿龈炎或口角炎。本病多见于婴幼儿，可单独发生，也可继发于急性感染、腹泻、营养不良、B 族维生素及维生素 C 缺乏等疾病。

【护理评估】

（一）鹅口疮

鹅口疮（thrush）又名雪口病，为白念珠菌感染在口腔黏膜表面形成白色斑膜的疾病，多见于新生儿及营养不良、腹泻、长期应用广谱抗生素或糖皮质激素的患儿，新生儿多由产道感染，或因哺乳时奶头不洁及使用污染的奶具而感染。

1. 健康史　询问患儿月龄，是否有营养不良、腹泻等全身性疾病，是否有长期使用广谱抗生素及糖皮质激素史,是否使用过不洁奶具等。

2. 身体状况　在口腔黏膜表面出现白色乳凝块样小点或小片状物,可逐渐融合成大片,不易拭去,若强行擦拭剥离后,局部黏膜潮红、粗糙、可有溢血。患处不痛,不流涎,不影响吃奶,一般无全身症状。重者整个口腔均被白色斑膜覆盖,甚至可蔓延至咽、喉、食管、气管、肺等处而出现呕吐、吞咽困难、声音嘶哑或呼吸困难。

3. 辅助检查　取白膜少许放玻片上加10%氢氧化钠一滴,在显微镜下可见真菌的菌丝和孢子。

4. 治疗要点

(1)保持口腔清洁:可用2%碳酸氢钠溶液于哺乳前后清洁口腔。

(2)局部用药:局部涂10万~20万 U/ml 制霉菌素鱼肝油混悬溶液,每日2~3次,直至白色斑膜消失后数日。

(3)其他用药:可口服肠道微生态制剂,抑制真菌生长。

(二)疱疹性口炎

疱疹性口炎(herpetic stomatitis)由单纯疱疹病毒Ⅰ型感染所致,多见于婴幼儿,无明显季节性,传染性强,可在集体托幼机构引起小流行。

1. 健康史　询问家长患儿有无口腔黏膜受损的病史,所在环境有无同样症状的患儿,是否有营养不良、腹泻等全身性疾病,是否长期使用广谱抗生素及糖皮质激素等。

2. 身体状况　起病时发热,体温可达38~40℃,1~2天后口腔黏膜出现单个或成簇的小疱疹,直径约2mm,周围有红晕,迅速破溃后形成溃疡,有黄白色纤维素性分泌物覆盖,多个溃疡可融合成不规则的大溃疡,有时累及软腭、舌和咽部。由于疼痛剧烈,患儿可表现拒食、流涎、烦躁,常因拒食啼哭才被发现。常有淋巴结肿大和压痛,可持续2~3周。体温在3~5天后恢复正常,病程为1~2周。

3. 辅助检查　外周血白细胞:白细胞总数正常或偏低。

4. 治疗要点

(1)保持口腔清洁:多饮水,可用3%过氧化氢溶液清洗口腔,避免刺激性食物。

(2)局部用药:局部可喷涂西瓜霜、锡类散等。为预防继发感染可涂2.5%~5%金霉素鱼肝油。疼痛严重者可在餐前用2%利多卡因涂抹局部。

(3)对症处理:发热时可用物理降温或药物降温,补充足够的营养和水分。有继发感染时按医嘱使用抗生素治疗。

(三)溃疡性口炎

溃疡性口炎(ulcerative stomatitis)主要由链球菌、金黄色葡萄球菌、肺炎链球菌、铜绿假单胞菌或大肠埃希菌等感染所致,多见于婴幼儿。常发生于感染、长期腹泻等机体抵抗力下降时。

1. 健康史　询问患儿口腔黏膜是否受损,是否有感染、腹泻等导致机体抵抗力下降的疾病。

2. 身体状况　开始时口腔黏膜充血水肿，随后形成大小不等的糜烂或溃疡，上有纤维素性炎性分泌物形成的假膜，呈灰白色或黄色，边界清楚，易拭去，露出溢血的创面，但不久又被假膜覆盖。局部疼痛、流涎、拒食、烦躁、常有发热，体温可达 39～40℃，局部淋巴结肿大。全身症状轻者 1 周左右体温恢复正常，溃疡逐渐愈合；症状严重者可出现脱水和酸中毒。

3. 辅助检查　外周血白细胞：白细胞总数和中性粒细胞增高，假膜涂片染色可见大量细菌。

4. 治疗要点

（1）控制感染：选用有效抗生素。

（2）保持口腔清洁：可用 3% 过氧化氢溶液或 0.1% 依沙吖啶（利凡诺）溶液清洁口腔。

（3）局部处理：溃疡面涂 5% 金霉素鱼肝油、锡类散等。

（4）补充水分和营养。

 课堂讨论

患儿，男，12 个月，发热 3 天，流涎，拒食，体温 39℃，颌下淋巴结肿大，舌面和颊黏膜上有几簇小疱疹，周围有红晕，部分已破溃形成表浅溃疡。

请问：该患儿可能是哪种病原体引起的口炎？

【常见护理诊断／问题】

1. 口腔黏膜受损　与口腔黏膜感染有关。

2. 体温过高　与口腔黏膜感染有关。

3. 疼痛　与口腔黏膜糜烂、溃疡有关。

【护理措施】

1. 促进口腔黏膜愈合

（1）保持口腔清洁：鼓励患儿多饮水，进食后漱口，保持口腔黏膜清洁和湿润。清洗口腔每日 2～4 次，以餐后 1 小时左右为宜。流涎较多者，要保持口周皮肤清洁、干燥，避免出现湿疹或糜烂。

（2）按医嘱正确涂药：涂药前先清洗口腔，然后用无菌纱布或干棉球放在颊黏膜腮腺管口处或舌系带两侧，以隔断唾液，再用干棉球将病变部位黏膜表面吸干后方能涂药。涂药后嘱患儿闭口 10 分钟，然后取出隔离唾液的纱布或棉球，不可立即漱口、饮水或进食。小婴儿不配合时可直接涂药。在清洁口腔及局部涂药时应用棉签在溃疡面上滚动式涂药，切不可涂擦，以免患儿疼痛加重。

2. 维持正常体温　密切监测体温变化，体温超过 38.5℃时，给予擦浴、置冰袋等物理降温，必要时给予药物降温。

3. 疼痛的护理　饮食以温凉流质或半流质饮食为宜,避免酸、辣、热、粗、硬等刺激性食物以减轻疼痛。清洁口腔及局部涂药时动作要轻,以免使患儿疼痛加重。对因疼痛影响进食者,可按医嘱在进食前局部涂 2% 利多卡因。对不能进食者,应给予肠道外营养,以确保能量与水分的供给。

【健康教育】

1. 向家长讲解口炎的原因、影响因素及护理。指导家长教育儿童养成良好的卫生习惯,纠正患儿吮指、不刷牙等不良习惯。应指导儿童进食后漱口,保持口腔清洁;避免进食过热、过硬、过酸的食物;掌握正确的刷牙方式,避免损伤口腔黏膜。

2. 告知家长注意奶瓶、奶嘴和食具卫生,每次使用后要消毒。鹅口疮患儿使用过的奶瓶及奶嘴应放于 5% 碳酸氢钠溶液中浸泡 30 分钟后再煮沸消毒。

3. 给家长示教清洁口腔及局部涂药的方法,并强调护理患儿前后要洗手。

4. 宣传均衡营养对提高抵抗力的重要性,避免偏食、挑食,培养患儿养成良好的饮食习惯。

第三节　腹　泻　病

 工作情景与任务

导入情景:

一位妈妈抱着 11 个月的婴儿来到儿科急诊。她说婴儿 5 天前开始"拉肚子",伴有呕吐,大便是黄色水样便,每日 15～16 次,不发热,尿量尚可,食欲差,在家口服"双歧杆菌",不见好转。今早发现婴儿精神萎靡,无尿,赶紧来院就诊。经过检查,初步诊断为急性肠炎伴重度脱水。妈妈不明白,为什么婴儿容易发生脱水。

工作任务:

1. 请告诉这位妈妈婴儿容易发生脱水的原因。

2. 请告诉这位妈妈如何观察腹泻儿童是否发生脱水。

腹泻病(diarrhea)是由多病原体、多因素引起的以大便次数增多和大便性状改变为特点的消化道综合征,严重者可引起水、电解质及酸碱平衡紊乱,为婴幼儿时期的常见病,是我国儿童保健重点防治的"四病"之一。腹泻多发生在 2 岁以下儿童,其中 1 岁以内者约占半数。一年四季均可发病,但夏秋季发病率最高。

【分类】

腹泻病临床上根据病程可分为急性腹泻(病程＜2 周,最多见)、迁延性腹泻(病程在 2 周～2 个月)和慢性腹泻(病程＞2 个月);根据病情分为轻型腹泻和重型腹泻;根据腹泻的病因可分为感染性腹泻和非感染性腹泻。

【病因】

（一）易感因素

1. 消化系统发育不成熟　胃酸和消化酶分泌少、酶的活力低，不能适应食物质和量的较大变化，容易发生消化道功能紊乱。

2. 机体防御功能差　婴儿胃酸偏低，胃排空快，对进入胃内的细菌杀灭能力较弱；血清免疫球蛋白和胃肠道 SIgA 均较低，免疫功能较差。

3. 肠道菌群失调　正常肠道菌群尚未完全建立，缺乏对入侵的致病微生物的拮抗；滥用广谱抗生素引起肠道菌群失调等，均易导致肠道感染。

4. 人工喂养　人工喂养儿因牛乳等缺乏 SIgA、乳铁蛋白、巨噬细胞和粒细胞、溶菌酶等免疫活性物质，乳类在加工过程中各种免疫物质又遭到破坏，食物和食具易受污染，故人工喂养儿肠道感染发生率明显高于母乳喂养儿。

5. 婴儿生长发育快，所需要的营养物质相对较多，且婴儿食物以液体为主，入量较多，胃肠负担重。

（二）感染因素

1. 肠道内感染　可由病毒、细菌、真菌、寄生虫等引起，尤以病毒和细菌多见。

（1）病毒感染：寒冷季节的婴幼儿腹泻80%以上是由病毒感染所致，以轮状病毒感染最为常见，其他病毒有诺如病毒、星状病毒和肠道病毒（埃可病毒、柯萨奇病毒、肠道腺病毒等）。

（2）细菌感染：以大肠埃希菌为主，可分为5大组，分别为致病性大肠埃希菌、产毒性大肠埃希菌、侵袭性大肠埃希菌、出血性大肠埃希菌和黏附－集聚性大肠埃希菌。其他细菌包括空肠弯曲菌、耶尔森菌、沙门菌属、变形杆菌、金黄色葡萄球菌等。

（3）真菌感染：长期应用广谱抗生素或糖皮质激素，使机体免疫力降低，可发生真菌性肠炎，最常见为白念珠菌。

（4）寄生虫感染：常见的有蓝氏贾第鞭毛虫、阿米巴原虫和隐形孢子虫等。

2. 肠道外感染　中耳炎、上呼吸道感染、肺炎、肾盂肾炎、皮肤感染以及急性传染病也可引起腹泻，主要原因为发热及病原体毒素作用使消化功能紊乱，或肠道外感染的病原体同时感染肠道。

（三）非感染因素

1. 饮食因素　常因喂养不当如不定时喂养、食量过多或过少、食物成分不适宜等引起，如过早进食大量淀粉、脂肪类食物或进食果汁过多引起高渗性腹泻等；个别婴儿对牛奶或某些食物成分过敏或不耐受，也可出现腹泻。

2. 气候因素　腹部受凉使肠蠕动亢进、天气过热使消化液分泌减少等均可诱发腹泻。

【发病机制】

（一）感染性腹泻

1. 病毒性肠炎　病毒侵入肠道使小肠绒毛细胞受损，导致小肠黏膜吸收水、电解质能力下降，肠液在肠腔内大量积聚而引起腹泻；同时，发生病变的肠黏膜细胞不能够使肠腔内的糖类完全消化吸收，使肠腔内渗透压增高而加重腹泻。

2. 细菌性肠炎　产生肠毒素的细菌主要通过分泌肠毒素而抑制小肠绒毛上皮细胞吸收 Na^+、Cl^- 和水，促进肠腺分泌 Cl^-，使小肠液量增多，超过结肠吸收限度而发生腹泻；各种侵袭性细菌可直接侵袭小肠或结肠壁，使肠黏膜充血、水肿、炎性细胞浸润，引起渗出和溃疡等病变，出现黏液脓血便。

（二）非感染性腹泻

非感染性腹泻主要见于饮食不当、气候突变等使正常消化过程发生障碍，食物不能充分消化和吸收而发酵、腐败，产生的短链有机酸使肠腔内渗透压增加，腐败性毒性产物刺激肠壁，使肠蠕动亢进而发生腹泻。

总之，腹泻的发生主要是肠腔内存在大量不能吸收的具有渗透活性的物质、肠腔内电解质分泌过多、炎症所致的液体大量渗出、肠蠕动功能异常四方面共同作用的结果。

【护理评估】

（一）健康史

询问患儿的喂养史包括喂养方式、次数及量、引入转乳期食物及断奶情况，以往是否有对药物或牛奶的过敏史，有无不洁饮食史，近日是否添加了新食物或进食大量果汁等，是否长期应用抗生素。

（二）身体状况

1. 急性腹泻的共同临床表现

（1）轻型腹泻：常由饮食因素及肠道外感染引起。以胃肠道症状为主，表现为食欲不振，偶有呕吐，呕吐物为胃内容物，大便次数增多，每日多在10次以下，每次大便量不多，呈黄色或黄绿色稀水样，常见白色或黄白色奶瓣和泡沫。全身症状不明显，体温大多正常，偶有低热，无脱水及电解质紊乱，经治疗多在数日内痊愈。

（2）重型腹泻：多由肠道内感染引起或由轻型腹泻发展而来，除有较重的胃肠道症状外，还有明显的全身中毒症状及脱水、酸碱失衡及电解质紊乱。

1）胃肠道症状：食欲低下，常伴有呕吐，严重者可吐咖啡色液体。腹泻频繁，每日大便十次至数十次，多为黄色水样便或蛋花汤样便，量多，可有少量黏液，少数患儿也可有少量血便。

2）全身中毒症状：发热或体温不升、烦躁不安、精神萎靡、嗜睡，甚至昏迷、惊厥、休克。

3）水、电解质及酸碱平衡紊乱表现：主要表现为脱水、代谢性酸中毒、低钾血症、低钙血症和低镁血症等。

A. 脱水：由于呕吐、腹泻丢失体液及摄入不足，导致不同程度脱水（表9-1）；因腹泻、呕吐时水和电解质丢失的比例不尽相同而导致不同性质的脱水（表9-2）。

表 9-1　不同程度脱水的表现

	轻度	中度	重度
失水占体重百分比	3%~5%（30~50ml/kg）	5%~10%（50~100ml/kg）	>10%（100~120ml/kg）
精神状态	无明显改变	萎靡或烦躁不安	淡漠或昏迷
呼吸	正常	深，也可快	深和快
脉搏	可触及	减弱	明显减弱
心率增快	无	有	有
血压	正常	体位性低血压	低血压
皮肤弹性	正常	轻度降低	降低
口腔黏膜	湿润	干燥	极干燥
眼窝及前囟	正常	轻度凹陷	明显凹陷
眼泪	有	少	无
尿量	正常	明显减少	少尿或无尿
周围循环衰竭	无	不明显	明显

表 9-2　不同性质脱水的表现

	等渗性脱水	低渗性脱水	高渗性脱水
主要原因	呕吐、腹泻	营养不良伴慢性腹泻	腹泻时补含钠液过多
水、电解质丢失比例	大致相同	电解质丢失多于水丢失	水丢失多于电解质丢失
主要丧失液区	细胞外液	细胞外液	细胞内脱水
血钠 /（mmol·L^{-1}）	130~150	<130	>150
精神状态	精神萎靡	嗜睡或昏迷	烦躁、易激惹
口渴	明显	不明显	极明显
皮肤弹性	稍差	极差	尚可
血压	低	很低	正常或稍低

　　B. 代谢性酸中毒：腹泻丢失大量碱性物质；摄入热量不足引起体内脂肪分解增加，产生大量酮体；脱水时血液浓缩，组织灌注不足和缺氧，致乳酸堆积；肾血流量不足，尿量减少，引起酸性代谢产物堆积于体内等而导致不同程度的代谢性酸中毒（表 9-3）。

　　C. 低钾血症：由于呕吐和腹泻丢失大量钾离子；进食少，钾摄入不足；肾保钾功能较差，在低血钾时仍有一定量的钾继续排出，故腹泻患儿都有不同程度血钾减少。当血清钾离子浓度低于 3.5mmol/L 时出现低钾血症表现,如精神不振、全身乏力、腹胀、肠鸣音减弱,严重者出现肠麻痹,腱反射减弱或消失;心率增快、心音低钝、心电图出现典型的 U 波,重者可出现心律失常而危及生命。

D. 低钙血症和低镁血症:由于腹泻患儿进食少、吸收不良、大便中丢失钙离子和镁离子等因素,可使体内钙离子和镁离子减少,活动性佝偻病和营养不良患儿更多见。当脱水、酸中毒纠正后易出现手足搐搦和惊厥,极少数久泻和营养不良患儿输液后出现震颤、抽搐,用钙剂治疗无效时应考虑有低镁血症的可能。

表 9-3　代谢性酸中毒的分度及表现

	轻度	中度	重度
精神状态	正常	精神萎靡、嗜睡或烦躁不安	昏睡或昏迷
呼吸改变	稍快	深长	深快,呼气有烂苹果味
口唇颜色	正常	樱桃红色	发绀
$CO_2CP/(mmol \cdot L^{-1})$	18～13	13～9	<9

2. 不同病原体所致腹泻的临床特点

(1)轮状病毒肠炎:又称秋季腹泻,多发生在秋、冬季,潜伏期 1～3 天,以 6 个月～2 岁婴幼儿为多,常伴有发热和上呼吸道感染症状,多无明显中毒症状。病初 1～2 天常发生呕吐,随后出现腹泻。大便次数多,量多,呈黄色水样或蛋花汤样,含少量黏液,无腥臭味,大便镜检偶有少量白细胞,常并发水、电解质及酸碱平衡紊乱。本病为自限性疾病,自然病程 3～8 天。轮状病毒感染也可侵犯多个脏器,导致全身多系统病变,如出现无热惊厥、心肌损害、肺部炎症、肝胆损害等。

(2)诺如病毒肠炎:全年散发,暴发高峰多见于寒冷季节(11 月至次年 2 月)。在轮状病毒疫苗高普及的国家,诺如病毒感染甚至超过轮状病毒感染。该病毒是集体机构急性暴发性胃肠炎的首要致病原,发生诺如病毒感染最常见的场所是餐馆、托幼机构、医院、学校等地点,因为常呈暴发性,从而造成突发公共卫生问题。感染后潜伏期多为 12～36 小时,急性起病。首发症状多为阵发性腹痛、恶心、呕吐和腹泻,全身症状有畏寒、发热、头痛、乏力和肌痛等。可有呼吸道症状。吐泻频繁者可发生脱水、酸中毒及低钾血症。本病为自限性疾病,症状持续 12～72 小时。便常规及血常规检查一般无特殊发现。

(3)产毒性细菌引起的肠炎:多见于夏季,潜伏期 1～2 天,起病较急,轻症仅大便次数稍增多,性状轻微改变。重症腹泻大便频繁,量多,呈蛋花汤样或水样,混有黏液,镜检无白细胞。严重者可伴发热、脱水、电解质紊乱和酸中毒。本病为自限性疾病,自然病程为 3～7 天或较长。

（4）侵袭性细菌引起的肠炎：包括侵袭性大肠埃希菌、空肠弯曲菌、耶尔森菌、鼠伤寒杆菌等。全年均可发病，多见于夏季。潜伏期长短不等。起病急，高热，甚至可以发生惊厥。腹泻频繁，大便呈黏液状，带脓血，有腥臭味，常伴腹痛、里急后重，可出现严重的全身中毒症状，甚至休克。大便镜检可见大量白细胞和数量不等的红细胞。粪便细菌培养可找到相应的致病菌。

（5）出血性大肠埃希菌肠炎：大便次数增多，开始时呈黄色水样便，后转为血水便，有特殊臭味，伴腹痛，大便镜检有大量红细胞，常无白细胞。

（6）抗生素相关性腹泻：①金黄色葡萄球菌肠炎，多继发于使用大量抗生素后。表现为发热、呕吐、腹泻以及不同程度的脱水、电解质紊乱和中毒症状，甚至发生休克。典型大便为暗绿色，量多带黏液，少数为血便。大便镜检有大量脓细胞和成簇的革兰氏阳性球菌，培养有金黄色葡萄球菌生长，凝固酶阳性。②假膜性小肠结肠炎，由难辨梭状芽孢杆菌引起，多种抗生素可诱发本病。主要症状为腹泻，轻症每日大便数次，停抗生素后很快痊愈；重症腹泻频繁，为黄色或黄绿色水样便，可有假膜（为毒素致肠黏膜坏死组织所形成的假膜）排出，可出现脱水、电解质紊乱和酸中毒。伴有腹痛和全身中毒症状如发热、意识改变，甚至休克。大便厌氧菌培养或组织培养法检测细胞毒素可协助确诊。③真菌性肠炎，多为白念珠菌所致。2岁以下婴幼儿多见。常发生于其他感染或肠道菌群失调时。主要症状为腹泻，黄色稀便，泡沫较多，带黏液，有时可见豆腐渣样细块（菌落），病程迁延，常伴鹅口疮。大便镜检可见真菌孢子和菌丝。

3. 迁延性腹泻和慢性腹泻　多与急性期治疗不彻底和营养不良有关，以人工喂养儿及营养不良儿多见。表现为腹泻迁延不愈，病情时轻时重，腹泻次数和性状不稳定，吐泻频繁时可出现脱水及电解质紊乱。由于长期消化吸收功能障碍，引起或加重营养不良，故多伴有消瘦、贫血、多种维生素缺乏及继发感染等。

4. 生理性腹泻　多见于6个月以下的婴儿，其外表虚胖，常有湿疹，出生后不久即有腹泻，除大便次数增多外，多无其他症状，食欲好，生长发育不受影响。近年研究发现此类腹泻可能为乳糖不耐受的一种特殊类型或与食物过敏相关，不需要药物治疗，引入转乳期食物后，大便即逐渐转为正常。

（三）心理-社会状况

评估家长对本病的认知程度，是否缺乏对儿童喂养、饮食卫生、疾病护理等方面的知识，是否因担心危重患儿的预后而焦虑。重症患儿常需住院治疗，由于对医院环境的陌生、与父母及家人的分离、害怕打针等原因而产生焦虑和恐惧。

（四）辅助检查

1. 外周血白细胞计数　细菌感染时白细胞总数及中性粒细胞增多；寄生虫感染和过敏性腹泻时嗜酸性粒细胞增多。

2. 大便常规　大便中无或偶见白细胞，多为病毒和非侵袭性细菌感染；大便中有较多的白细胞，多由于各种侵袭性细菌感染所致。大便培养可检出某些致病菌，真菌性肠炎大便涂片可见真菌孢子和菌丝，疑为病毒感染者可做病毒学检查。

3. 血液生化检查　血钠测定可提示脱水性质，血钾测定可反映体内缺钾的程度，必要时可查血钙、血镁。血气分析或测定二氧化碳结合力可了解酸碱平衡紊乱的性质和程度。重症患儿应检测尿素氮。

（五）治疗要点

治疗原则是调整饮食，预防和纠正脱水，合理用药，加强护理，预防并发症。

1. 饮食疗法　应根据疾病的特殊病理生理状况、个体消化吸收功能和平时的饮食习惯进行合理调整。强调继续饮食，满足生理需要，补充疾病消耗，以缩短腹泻后的康复时间。

2. 纠正水、电解质及酸碱平衡紊乱　口服补液可用于预防脱水及纠正轻中度脱水，中重度脱水伴周围循环衰竭者需静脉补液。具体参见本章第四节。

3. 药物治疗

（1）控制感染：根据临床特点，结合大便细菌培养和药敏试验结果选用有效的抗生素。病毒性肠炎以饮食疗法和支持疗法为主。

（2）微生态疗法：常选用双歧杆菌、嗜酸乳杆菌、粪链球菌等制剂，有助于恢复肠道正常菌群的生态平衡。

（3）肠黏膜保护剂：如蒙脱石粉，能吸附病原体和毒素，保护肠黏膜。

（4）抗分泌治疗：脑啡肽酶抑制剂消旋卡多曲可以通过加强内源性脑啡肽来抑制肠道水电解质的分泌，可以用于治疗分泌性腹泻。

（5）其他药物：避免使用止泻剂；可给予补锌治疗。

4. 治疗并发症及并发疾病　对于迁延性和慢性腹泻要积极查找原因，采取综合治疗措施。

【常见护理诊断/问题】

1. 体液不足　与腹泻、呕吐引起胃肠道液体丢失过多和摄入量不足有关。

2. 腹泻　与喂养不当、感染导致胃肠道功能紊乱有关。

3. 体温过高　与感染有关。

4. 有皮肤完整性受损的危险　与大便次数增多刺激臀部皮肤有关。

【护理目标】

1. 患儿脱水和电解质紊乱得以纠正，脱水的临床表现消失。

2. 患儿腹泻、呕吐次数逐渐减少至停止，大便性状恢复正常。

3. 患儿体温恢复正常。

4. 患儿臀部皮肤保持完好，未发生臀红。

【护理措施】

1. 维持水、电解质及酸碱平衡　参见本章第四节"儿童液体疗法"。

2. 控制腹泻

（1）调整饮食：母乳喂养儿继续哺乳，暂停转乳期食物。人工喂养儿可喂稀释的牛奶、米汤、酸奶或脱脂奶等，腹泻次数减少后，可给予半流质饮食，少量多餐，病情好转后逐渐过渡到正常饮食。呕吐严重者，可暂禁食4~6小时（不禁水），待好转后继续喂食，由少到多，由稀到稠。病毒性肠炎多有乳糖酶缺乏，可暂停乳类喂养，改为豆制代乳品、发酵乳或去乳糖配方乳，以减轻腹泻，缩短病程。腹泻停止后逐渐恢复营养丰富的饮食，并每日加餐1次，共2周。

（2）防止交叉感染：感染性腹泻患儿应进行消化道隔离，防止患儿的手和物品的污染，排泄物应按规定处理后再排放。护理患儿前后认真洗手，适当消毒处理患儿的食具、衣物、尿布、大便标本等，防止交叉感染。

（3）按医嘱用药：对感染性腹泻患儿按医嘱应用敏感、有效的抗生素。一般不用止泻药，特别是对感染性腹泻，因止泻药多抑制胃肠动力、增加细菌繁殖和毒素的吸收。

3. 维持正常体温　密切监测体温，体温过高时应给患儿多饮水、擦干汗液、及时更换汗湿的衣服，并予头部冰敷等物理降温，必要时给予药物降温。

4. 保持皮肤完整性　每次便后用温水清洗臀部并吸干，选用柔软、吸水性好的棉织品尿布，勤更换，避免使用不透气的塑料布或橡胶布，保持臀部及会阴部皮肤清洁、干燥，防止臀红发生。发生臀红时按正确的方法护理（参见第六章第一节中的臀红护理法）。

【护理评价】

1. 患儿脱水、电解质紊乱是否得到纠正。

2. 患儿腹泻次数是否减少，大便性状是否恢复正常。

3. 患儿体温是否恢复正常。

4. 患儿臀部皮肤是否保持正常。

 边学边练

实训六　腹泻病患儿的护理

【健康教育】

1. 向家长介绍有关本病的致病因素、治疗要点及护理措施等相关知识。指导家长正确洗手并做好污染尿布及衣物的处理、出入量的监测以及脱水表现的观察；说明调整饮食的重要性；指导家长配制和使用口服补液盐（ORS）溶液，强调应少量多次饮用。

2. 介绍母乳喂养的优点，指导合理喂养，避免在夏季断奶，按时按序引入转乳期食品，防止过食、偏食及饮食结构突然改变。适当户外活动，加强体格锻炼。气候变化时防止受凉或过热。避免长期应用广谱抗生素。

第四节　儿童液体疗法

体液是人体的重要组成部分,保持体液平衡是维持生命的重要条件。儿童由于体液占体重比例较大、器官发育尚未成熟、体液平衡调节功能差等生理特点,极易受疾病和外界环境的影响而发生体液平衡失调,如处理不当或不及时,可危及生命。

一、儿童体液平衡的特点

(一)体液总量及分布

按体液占体重的百分比计算,年龄越小体液总量所占比例越大,年龄越小间质液所占比例也越大,而细胞内液和血浆的比例相对稳定(表9-4)。

表9-4　不同年龄儿童的体液分布(占体重的百分比/%)

年龄	细胞内液	细胞外液		体液总量
		血浆	间质液	
足月新生儿	35	6	37	78
1岁	40	5	25	70
2~14岁	40	5	20	65
成人	40~45	5	10~15	55~60

(二)水的摄入与排出的特点

由于生长发育和新陈代谢的需要,年龄越小需水量相对越多。正常婴儿水的交换率为成人的3~4倍,即每日体内外水的交换量约等于细胞外液的1/2,而成人仅为1/7。小婴儿尤其是新生儿,体表面积相对大,呼吸频率快,环境温度要求高,不显性失水量较多,因此婴儿对缺水的耐受力差,容易发生脱水。

(三)体液调节的特点

儿童时期肾发育尚不成熟,肾小球滤过率低,肾小管浓缩、稀释功能不足,处理水、钠的能力不完善,年龄越小肾排钠、排酸、产氨能力越差,故容易发生水、电解质和酸碱平衡紊乱。

二、液体疗法常用溶液

(一)非电解质溶液

常用5%和10%的葡萄糖溶液,其中5%的葡萄糖溶液为等渗溶液,10%的葡萄糖溶液为高渗溶液。但葡萄糖溶液输入体内后,被迅速氧化代谢为水和二氧化碳,同时提供能量或转变为糖原储存,没有维持血浆渗透压的作用,因此葡萄糖液被视为无张力溶液,主要用于补充水分和提供部分热量。

（二）电解质溶液

电解质溶液主要用于补充体液、纠正酸碱平衡失调及补充所需要的电解质。

1. 0.9% 氯化钠溶液（即生理盐水） 此溶液每升含 Na^+ 和 Cl^- 各为 154mmol,与血浆渗透压相似,故为等渗液,但 Cl^- 的含量比血浆高,若大量或长期应用,可造成高氯性酸中毒。

2. 复方氯化钠溶液（林格溶液） 其组成为 0.86% 的氯化钠、0.03% 的氯化钾、0.03% 的氯化钙,亦为一种等渗溶液,其作用及特点与 0.9% 的氯化钠溶液基本相同,但可避免输液时发生低血钾或低血钙。

3. 碱性溶液

（1）1.4% 碳酸氢钠溶液:为等渗溶液,纠正酸中毒时首选。市售成品 5% 碳酸氢钠溶液为高渗溶液,可加入 5% 或 10% 葡萄糖溶液稀释 3.5 倍即配成等渗液。在紧急抢救严重酸中毒时可不稀释直接输入,但不宜多用,以免引起细胞外液高渗状态。

（2）1.87% 乳酸钠溶液:为等渗溶液。市售成品 11.2% 乳酸钠溶液为高渗溶液,可加入 5% 或 10% 葡萄糖溶液稀释 6 倍,即配成等渗乳酸钠溶液。乳酸钠需在有氧的条件下,经肝脏代谢产生 HCO_3^- 而起作用,显效缓慢,因此肝功能不全、缺氧、休克、新生儿期以及乳酸潴留性酸中毒时不宜使用。

4. 10% 或 15% 氯化钾溶液 用于纠正低钾血症,但不能直接应用,静脉输入时必须稀释成 0.2%～0.3% 的浓度,并注意排尿情况,不可直接静脉推注,否则可引起心肌抑制、心搏骤停。

 课堂讨论

患儿,男,3 岁,因"腹泻、重度脱水"入院治疗,经补充液体后出现低血钾的表现,护士按医嘱给患儿静脉补钾以纠正低钾血症。

请问:静脉补钾的注意事项有哪些?

（三）混合溶液

将各种溶液按不同比例配制成混合溶液,可减少或避免单一溶液的缺点,更适合于不同情况补液的需要。常用混合溶液的组成见表 9-5。

表 9-5　常用混合溶液的组成

混合溶液	0.9% 氯化钠	5% 或 10% 葡萄糖	1.4% 碳酸氢钠 (1.87% 乳酸钠)	张力
2:1 含钠液	2 份	—	1 份	1
1:1 含钠液	1 份	1 份	—	1/2
1:2 含钠液	1 份	2 份	—	1/3
1:4 含钠液	1 份	4 份	—	1/5
2:3:1 含钠液	2 份	3 份	1 份	1/2
4:3:2 含钠液	4 份	3 份	2 份	2/3

（四）口服补液盐溶液（ORS 液）

ORS 液是世界卫生组织推荐用于治疗急性腹泻合并脱水的一种溶液。目前有多种 ORS 配方，WHO 推荐使用的新配方是：氯化钠 2.6g、枸橼酸钠 2.9g、氯化钾 1.5g、葡萄糖 13.5g，临用前加温开水 1 000ml 溶解，其电解质渗透压为 170mmol/L，约为 1/2 张力液。一般适用于轻中度脱水且无严重呕吐者，在用于补充继续丢失量和生理需要量时需要适当稀释。

三、液 体 疗 法

液体疗法的目的在于纠正水、电解质和酸碱平衡紊乱，恢复机体的生理功能，即补其所失、供其所需、纠其所偏。液体疗法包括口服补液和静脉补液。

（一）口服补液

口服补液主要适用于预防脱水和纠正轻中度脱水。要掌握口服补液盐正确的喂服方法：轻度脱水 50ml/kg，中度脱水 100ml/kg，在 4 小时内用完；继续补充量根据腹泻的继续丢失量而定，一般每次大便后给 10ml/kg。有明显呕吐、极度疲劳、昏迷或昏睡、腹胀、心肾功能不全等情况的患儿不宜应用 ORS 液。在用于补充继续丢失量和生理需要量时，ORS 液需适当稀释。在口服补液过程中，如呕吐频繁或腹泻、脱水加重，应改为静脉补液。

（二）静脉补液

静脉补液适用于中重度脱水或呕吐、腹胀明显的患儿。原则：做好三定（定量、定性、定速）、三补（见酸补碱、见尿补钾、防惊补钙或镁）及三先（先快后慢、先盐后糖、先浓后淡）。第一天补液总量包括累计丢失量、继续丢失量及生理需要量。

1. 累计丢失量　指发病后至补液时所丢失的水和电解质量。

（1）定量：可根据脱水程度而定，轻度脱水 30 ～ 50ml/kg，中度脱水 50 ～ 100ml/kg，重度脱水 100~120ml/kg。

（2）定性：根据脱水的性质，低渗性脱水补 2/3 张含钠液，等渗性脱水补 1/2 张含钠液，高渗性脱水补 1/3~1/5 张含钠液。若临床判断脱水性质有困难，可先按等渗性脱水处理。

（3）定速：根据脱水的程度和性质决定，原则是先快后慢。对伴有周围循环不良和休克的重度脱水患儿，应快速输入 2:1 等张含钠液，按 20ml/kg（总量不超过 300ml）于 30~60 分钟内静脉推注或快速滴入，剩余的累计丢失量在 8~12 小时内滴入，每小时 8~10ml/kg，在循环改善出现排尿后应及时补钾。

2. 继续丢失量 指补液开始后，因呕吐、腹泻、胃肠引流等继续丢失的液体量。应按实际丢失量及性质予以补充，但腹泻患儿的大便量较难准确计算，一般腹泻患儿每日丢失 10~40ml/kg，适当增减。常用 1/2~1/3 张含钠液。继续丢失量和生理需要量在 12~16 小时内滴入，每小时约 5ml/kg。

3. 生理需要量 主要是维持基础代谢所需要的量，正常生理需要量的估计可以按热量需求来计算，一般按每消耗 100kcal（418kJ）能量需要 100~150ml 水计算，禁食时基础代谢需要热量为 60~80kcal/kg，故每日生理需要量为 60~80ml/kg。年龄越小，生理需要量相对越多，可给予 1/4~1/5 张含钠液。补液速度同继续丢失量。

综合以上三部分，第 1 天的补液总量约为：轻度脱水 90~120ml/kg，中度脱水 120~150ml/kg，重度脱水 150~180ml/kg。第 2 天及以后的补液，一般只补继续丢失量和生理需要量两部分，于 12~24 小时均匀输入，能口服者尽量口服。

（三）补液护理

1. 做好补液前的准备工作

（1）向家长解释液体疗法的目的及意义以取得配合。对患儿做好鼓励和解释工作，以消除患儿的恐惧。对不合作的患儿可给予适当的约束或按医嘱给予镇静剂，以保证输液的顺利进行。

（2）全面了解患儿的病情，熟悉所输液体的组成、性质、用途、配制及配伍禁忌。要根据不同的脱水程度和脱水性质做到个体化补液，灵活掌握，按医嘱分批输入液体。

2. 做好维持输液的护理 严格掌握输液速度，明确每小时输入量，计算出每分钟滴数，并随时检查，有条件最好使用输液泵，以便更精确地控制输液速度。

3. 密切观察病情

（1）监测生命体征：密切监测患儿的神志、体温、脉搏、呼吸、血压等。

（2）记录 24 小时出入量：要准确记录食物、口服补液及静脉输入液体等液体入量，记录呕吐、腹泻、尿液及不显性失水等液体出量。

（3）观察脱水情况：注意患儿腹泻、呕吐的次数及量的变化，观察患儿意识状态以及口渴、皮肤黏膜干燥、前囟及眼窝凹陷、眼泪及尿液的多少、末梢循环等情况变化，比较补液后脱水是否纠正。如补液方案合理，患儿一般于补液后 3~4 小时开始排尿，说明血容量已恢复；补液后 24 小时皮肤弹性恢复、眼窝凹陷消失、口舌湿润、饮水正常、无口渴，则表明脱水已被纠正；如补液后眼睑水肿，可能是输入钠盐过多；补液后尿量多而脱水未纠正，可能是输入含糖液体过多，宜增加溶液中电解质的比例，应报告医生，加以调整。

（4）观察酸中毒表现：观察患儿面色、呼吸改变，小婴儿有无精神萎靡、抽搐。特别是酸中毒纠正后，如出现抽搐，应考虑低钙血症。

（5）观察低血钾表现：注意观察患儿面色及肌张力，有无心音低钝、腹胀、肠鸣音减弱等。

本章小结

本章学习重点是口炎、腹泻病的护理评估、护理措施及儿童液体疗法。鹅口疮是由白念珠菌引起，在口腔黏膜表面出现白色或灰白色乳凝块样小点或小片状物，用 2% 碳酸氢钠溶液清洁口腔，局部涂抹制霉菌素鱼肝油混悬剂；疱疹性口炎由单纯疱疹病毒引起，表现为发热、口腔黏膜出现单个或成簇的小疱疹，可用 3% 过氧化氢溶液清洗口腔，局部可喷涂西瓜霜、锡类散等；溃疡性口炎由细菌感染所致，出现大小不等的糜烂或溃疡，可用抗生素控制感染，3% 过氧化氢溶液或 0.1% 依沙吖啶溶液清洁口腔，涂 5% 金霉素鱼肝油、锡类散等。腹泻病的病因有感染因素和非感染因素，病毒感染以轮状病毒最常见，细菌以大肠埃希菌最常见。治疗原则为调整饮食，预防和纠正脱水，合理用药，加强护理，预防并发症。护理措施主要是维持水、电解质及酸碱平衡，控制腹泻，维持正常体温，加强臀部皮肤护理等。液体疗法常用的溶液有葡萄糖溶液、生理盐水、碱性溶液、氯化钾溶液、混合溶液、口服补液盐溶液等；液体疗法应遵循三定（定量、定性、定速）、三先（先快后慢、先盐后糖、先浓后淡）及三补（见酸补碱、见尿补钾、防惊补钙或镁）的原则。学习难点为液体疗法。在学习过程中，要学会判断脱水的程度和性质，以及有无酸中毒和电解质紊乱，掌握液体疗法的原则和运用方法。

（张丽琴　曾　滟）

 思考题

1. 患儿，男，6 个月，足月顺产，母乳喂养，妈妈在哺乳时发现在患儿舌面上有绿豆大小白色乳凝状物，用棉棒擦拭不掉，患儿不发热，不流涎，食欲好。查体：咽部无充血，颌下淋巴结无肿大，双肺呼吸音清，腹部检查未见异常。外周血检查：白细胞总数及中性粒细胞比例正常。请问：

（1）该患儿最可能的诊断是什么？
（2）该患儿主要的护理诊断有哪些？
（3）如何给该患儿进行口腔护理？

2. 患儿,女,2岁,体重12.6kg,因腹泻3天入院。患儿于3天前出现腹泻,为黄色水样便,每日10～15次,量中等,无黏液脓血,无特殊臭味,无呕吐,伴发热,食欲差,尿少。查体:体温39.1℃,脉搏134次/min,呼吸50次/min,精神差,眼窝稍凹,皮肤弹性差,口唇稍干,肠鸣音活跃。血钠137mmol/L,血钾3.8mmol/L,血HCO_3^- 15mmol/L,大便镜检未见异常。诊断为病毒性肠炎、轻度等渗性脱水。请问:

（1）该患儿的主要护理诊断有哪些?

（2）如何制订该患儿的补液计划?

（3）如何对该患儿进行补液效果的观察?

第十章 | 呼吸系统疾病患儿的护理

10章 数字资源

学习目标

1. 具有儿科护理人员所需要的严谨、细致、慎独的职业素养,较好的护患沟通与团队合作能力,尊重患儿及其家庭成员,关爱患儿、主动为患儿缓解不适、促进患儿恢复健康的职业态度。
2. 掌握呼吸系统常见疾病的护理评估、常见护理诊断/问题和护理措施。
3. 熟悉肺炎的分类、呼吸系统常见疾病的病因和健康教育。
4. 了解儿童呼吸系统的解剖生理特点、肺炎的发病机制。
5. 学会运用护理程序对呼吸系统常见疾病患儿实施整体护理。

儿童呼吸系统疾病包括上、下呼吸道急慢性感染性疾病,呼吸道变态反应性疾病,胸膜疾病,呼吸道异物,呼吸系统先天性畸形及肺部肿瘤等,其中急性呼吸道感染最常见。在住院患儿中,上、下呼吸道感染占 60% 以上,绝大部分为肺炎,肺炎仍是我国 5 岁以下儿童第一位的死亡原因。因此要积极采取措施,降低呼吸道感染的发病率和死亡率。本章主要介绍儿童呼吸系统解剖、生理特点,急性上、下呼吸道感染,急性呼吸衰竭。

第一节 儿童呼吸系统解剖、生理特点

(一)解剖特点

呼吸系统以环状软骨下缘为界,分为上、下呼吸道。上呼吸道包括鼻、鼻窦、咽、咽鼓管、会厌及喉,下呼吸道包括气管、支气管、毛细支气管、呼吸性细支气管、肺泡管及肺泡。儿童呼吸系统解剖特点及临床意义见表 10-1。

表10-1　儿童呼吸系统解剖特点及临床意义

部位	特点	临床意义
鼻	鼻腔短小，无鼻毛，鼻道狭窄，黏膜柔嫩，血管丰富	易感染，并易引起鼻塞致张口呼吸或呼吸困难
鼻窦	鼻窦黏膜与鼻腔黏膜相连续，鼻窦口相对大	急性鼻炎时易致鼻窦炎
鼻泪管和咽鼓管	鼻泪管短，开口处瓣膜发育不全。咽鼓管宽、短、直，呈水平位	鼻腔感染时易致结膜炎，鼻咽炎时易致中耳炎
咽部	咽部较狭窄且垂直。腭扁桃体在1岁内发育差，4~10岁发育达高峰，14~15岁后逐渐退化	扁桃体炎多见于年长儿，1岁以内少见
喉	喉部呈漏斗状，喉腔较窄，黏膜柔嫩而富有血管及淋巴组织	炎症时易出现局部充血、水肿，引起呼吸困难和声音嘶哑
气管、支气管	管腔相对狭窄，黏膜血管丰富，软骨柔软，缺乏弹力组织；黏液腺分泌不足，气道较干燥，纤毛运动差，清除能力弱；右主支气管粗短，为气管的直接延伸	气管、支气管易于感染并导致呼吸道阻塞，且感染后痰液黏稠不易咳出；发生气管异物时易进入右主支气管
肺	弹力组织发育较差，血管丰富，间质发育旺盛；肺泡小且数量少，使其含血量相对多而含气少	肺部易感染，易引起间质性肺炎、肺不张或肺气肿
胸廓、纵隔	胸廓呈桶状，肋骨呈水平位，膈肌位置较高；胸腔较小而肺相对较大，呼吸肌发育差；儿童纵隔相对较大，周围组织松软，富有弹性	肺的扩张受到一定的限制，不能充分换气，肺部病变时易发生呼吸困难；胸腔积液或气胸时易致纵隔移位

（二）生理特点

1. 呼吸频率和节律　儿童代谢旺盛，需氧量较高，但其解剖特点使其肺活量受到一定限制，只能通过加快呼吸频率来满足生理需要，故年龄越小呼吸频率越快（表10-2）。由于婴幼儿呼吸中枢发育不完善，调节能力差，易出现呼吸节律不整、间歇、暂停等现象，或出现深浅呼吸交替，以早产儿、新生儿明显。

2. 呼吸类型　婴幼儿胸廓活动范围小，呼吸肌发育不全，易发生呼吸衰竭。儿童膈肌较肋间肌相对发达，且肋骨呈水平位，故婴幼儿呈腹式呼吸。随着年龄增长，膈肌和腹腔脏器下降，肋骨由水平位变为斜位，胸廓的体积增大，逐渐转为胸腹式呼吸。7岁以后呼吸类型逐渐接近成人。

表 10-2　各年龄儿童呼吸和脉搏频率比较

年龄	呼吸/(次·min⁻¹)	脉搏/(次·min⁻¹)	呼吸:脉搏
新生儿	40~50	120~140	1:3
1岁以下	30~40	110~130	1:(3~4)
2~3岁	25~30	100~120	1:(3~4)
4~7岁	20~25	80~100	1:4
8~14岁	18~20	70~90	1:4

3. 呼吸功能　儿童肺活量、潮气量、每分通气量和气体弥散量均较成人小。肺活量为 50~70ml/kg，为成人肺活量的 1/3；潮气量为 6~10ml/kg，儿童年龄越小潮气量越小。故儿童呼吸储备能力较低，当患呼吸系统疾病时易发生呼吸衰竭。儿童气道管径细小，气道阻力较成人大，发生喘息的机会较多。

（三）免疫特点

儿童呼吸道非特异性免疫及特异性免疫功能均较差，如咳嗽反射及纤毛运动功能差，不能有效清除吸入的尘埃和异物颗粒。婴幼儿肺泡巨噬细胞功能不足，分泌型 IgA、IgG，尤其是 IgG 亚类含量低微，辅助性 T 细胞功能暂时性低下。此外，乳铁蛋白、溶菌酶、干扰素、补体等的数量和活性都不足，故易发生呼吸系统感染。

第二节　急性上呼吸道感染

 工作情景与任务

导入情景：

10 个月大的男婴，发热、流涕 1 天，体温高达 39.8℃，妈妈带他到急诊科就诊，诊断为上呼吸道感染，医生正在开处方的时候，男婴突然出现惊厥。

工作任务：

1. 请告知妈妈男婴发生惊厥可能的原因。

2. 请配合医生对患儿进行紧急处理。

急性上呼吸道感染（acute upper respiratory infection，AURI）是由各种病原体引起的上呼吸道急性炎症，简称上感，俗称"感冒"，是儿童最常见的疾病。本病一年四季均可发生，以冬春季和气候骤变时多见，多为散发，偶见流行，主要通过空气飞沫传播。

【病因】

本病的病原体主要是病毒和细菌，但 90% 以上为病毒，主要有鼻病毒、呼吸道合胞病毒、流感病毒、副流感病毒、柯萨奇病毒、埃可病毒、腺病毒、冠状病毒等。病毒感染后可继发细菌感染，最常见的为溶血性链球菌，其次为肺炎链球菌、流感嗜血杆菌等。婴幼儿上呼吸道的解剖和免疫特点是本病的易感因素，若患有维生素D缺乏性佝偻病、营养不良、先天性心脏病、贫血等疾病，或气候骤变、环境不良、护理不当等，则易反复发生上呼吸道感染或使病程迁延。

【护理评估】

（一）健康史

询问患儿近期有无因护理不当而"受凉"或是否受气候改变和不良环境的影响；既往是否患过营养障碍性疾病、先天性心脏病、贫血等。

（二）身体状况

1. 一般类型上感

（1）症状

1）局部症状：主要为鼻咽部的症状，如鼻塞、流涕、打喷嚏、干咳、咽部不适和咽痛等。新生儿和小婴儿可因鼻塞而出现张口呼吸或拒乳。

2）全身症状：发热、烦躁不安、头痛、全身不适、乏力等。部分患儿有食欲不振、呕吐、腹痛、腹泻等消化道症状，腹痛多为脐周阵发性疼痛，可能为肠痉挛所致，如腹痛持续存在，多为并发急性肠系膜淋巴结炎。

婴幼儿起病急，以全身症状为主，常伴消化道症状，局部症状较轻。多有发热，体温可高达39～40℃，起病1～2天内可因高热引起惊厥。年长儿以局部症状为主，全身症状较轻。

（2）体征：可见咽部充血、扁桃体肿大（图10-1），有时可见下颌和颈部淋巴结肿大、触痛。肺部听诊正常。肠道病毒感染患儿可出现不同形态的皮疹。

2. 两种特殊类型的急性上呼吸道感染

（1）疱疹性咽峡炎：病原体为柯萨奇病毒A组，好发于夏秋季。急骤起病，表现为高热、咽痛、流涎、厌食、呕吐等。体检可见咽部充血，腭咽弓、腭垂、软腭等处有多个2～4mm大小灰白色的疱疹，周围有红晕，1～2日后破溃形成小溃疡，疱疹也可发生在口腔的其他部位。病程1周左右。

（2）咽结膜热：病原体为腺病毒。好发于春夏季，散发或发生小流行。以发热、咽炎、结膜炎为特征，表现为高热、咽痛、眼部刺痛，有的

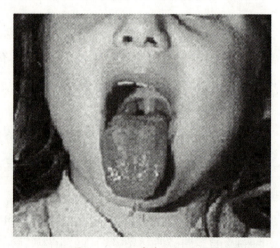

图10-1　扁桃体肿大

伴消化道症状。体检发现咽部充血，可见白色点块状分泌物，易于剥离；一侧或两侧滤泡性眼结膜炎，颈及耳后淋巴结肿大。病程为1～2周。

3. 并发症　上呼吸道感染可累及邻近器官或向下蔓延而并发中耳炎、鼻窦炎、咽后壁脓肿、扁桃体周围脓肿、颈淋巴结炎、喉炎、支气管炎及肺炎等，其中肺炎是婴幼儿严重的并发症。病毒引起的上感还可引起心肌炎、脑炎等。年长儿若患 A 组乙型溶血性链球菌咽峡炎后可引起急性肾小球肾炎、风湿热等。

（三）心理－社会状况

患儿会因疾病不适而烦躁哭闹，医院的陌生环境可导致患儿不安、恐惧。有的家长担心患儿发生并发症而产生紧张、焦虑等情绪。

（四）辅助检查

血常规检查：病毒感染者白细胞计数正常或偏低，中性粒细胞减少，淋巴细胞计数相对增高。病毒分离和血清学检查可明确病原体。细菌感染者白细胞计数增高，中性粒细胞增高。C 反应蛋白（CRP）和降钙素原（PCT）有助于鉴别细菌感染。

（五）治疗要点

以支持疗法及对症处理为主，防治并发症。强调多休息，保持良好的环境，多饮水，补充维生素 C。单纯的病毒性上呼吸道感染属于自限性疾病。部分中药制剂有一定的抗病毒疗效。若为流感病毒感染，可用磷酸奥司他韦口服。有细菌感染者可选用抗生素，常用青霉素类、头孢菌素类或大环内酯类抗生素。

【常见护理诊断/问题】

1. 体温过高　与感染有关。

2. 舒适度减弱：咽痛、鼻塞　与上呼吸道炎症有关。

3. 潜在并发症：热性惊厥。

【护理措施】

1. 维持体温正常

（1）环境要求：保持室内温度为 18～22℃，湿度为 55%～65%，室内每日至少通风 2 次。衣被厚薄适度，以利于散热。出汗后及时更换衣服，避免因受凉而使症状加重或反复。

（2）体温观察：当体温超过 38.5℃时给予物理降温或药物降温。物理降温方式有头部、腋下及腹股沟处置冰袋冷敷或温水擦浴等；药物降温即应用退热剂，如给予对乙酰氨基酚或布洛芬。每 4 小时测量体温 1 次并准确记录，如体温过高或有热性惊厥史者需 1～2 小时测体温 1 次。

（3）饮食要求：保证营养和水分的摄入，特别是大量出汗后应补足水分，给予易消化和富含维生素的清淡饮食。

（4）按医嘱用药：按医嘱使用抗病毒药物，细菌感染者按医嘱使用抗生素。

2. 促进舒适

（1）保持室内一定的温湿度，以减少空气对呼吸道黏膜的刺激。

（2）保持口腔清洁：婴幼儿进食后喂温开水以清洁口腔，年长儿饭后漱口。

（3）保持鼻腔通畅：及时清除鼻腔的分泌物和干痂，保持鼻孔周围的清洁，可用凡士林、液体石蜡等涂抹在鼻翼部的黏膜和鼻下皮肤，以减轻分泌物的刺激。若婴儿鼻塞严重妨碍呼吸，可在喂乳或临睡前10～15分钟用0.5%麻黄碱溶液滴鼻，使鼻腔通畅，但注意不能使用过频。嘱患儿不要捏着鼻孔用力擤鼻涕，以免引起鼻窦炎、中耳炎。

（4）咽部不适者可给予咽喉含片或雾化吸入。

3. 预防热性惊厥　密切观察病情，体温超过38.5℃及时给予降温处理，特别是既往有热性惊厥史的患儿，更要注意及时降温，必要时可按医嘱预防性使用镇静剂。当高热患儿出现惊跳等惊厥先兆时，立即通知医生。发生惊厥时要就地抢救，保持安静，严密观察护理。

【健康教育】

1. 指导家庭护理　及时为家长讲解关于护理、饮食、用药等的知识，教会家长如何观察病情，病情严重时要及时就诊。

2. 介绍预防措施　保持房间空气新鲜，温湿度适宜。提倡母乳喂养，及时引入转乳期食物；增加营养和加强体格锻炼，避免受凉；在上呼吸道感染的高发季节，避免带儿童去人群拥挤、空气不流通的公共场所。根据气候变化及时增减衣服，避免过热或过冷。对反复发生呼吸道感染的儿童应积极治疗原发病，改善机体健康状况。体弱儿童建议注射流感疫苗，增加对感染的防御能力。

第三节　急性感染性喉炎

急性感染性喉炎（acute infectious laryngitis）是指喉部黏膜的急性弥漫性炎症，以犬吠样咳嗽、声嘶、喉鸣、吸气性呼吸困难为特征。严重者出现呼吸道梗阻而危及生命。冬春季节多发，多见于婴幼儿。

【病因】

由病毒或细菌感染引起，也可并发于流感、麻疹、百日咳等急性传染病。常见的病毒为流感病毒、副流感病毒和腺病毒。常见的细菌为金黄色葡萄球菌、链球菌。由于儿童喉部的特殊解剖特点，炎症时易充血、水肿而致喉梗阻。

【护理评估】

（一）健康史

询问患儿近期有无上呼吸道感染、传染病接触史；有无用声过度、咽喉部异物史等；有无受凉、过度劳累、机体抵抗力下降等诱因。

（二）身体状况

起病急，可有发热、犬吠样咳嗽、声嘶、吸气性喉鸣和三凹征。严重时出现烦躁不安、面色苍白、发绀、心率加快。咽部充血，间接喉镜检查可见喉部、声带有不同程度的充血、水肿。白天症状轻，夜晚入睡后症状加重，喉梗阻若不及时抢救，可因窒息死亡。临床上按吸气性呼吸困难的轻重将喉梗阻分为4度（表10-3）。

表 10-3　喉梗阻分度

分度	临床表现
Ⅰ度	患儿仅于活动后出现喉鸣和吸气性呼吸困难,肺部听诊呼吸音及心率无改变
Ⅱ度	安静时亦出现喉鸣和吸气性呼吸困难,肺部听诊可闻及喉传导音或管状呼吸音,心率加快
Ⅲ度	除上述喉梗阻表现外,患儿因缺氧而出现烦躁不安、口唇及指(趾)发绀,双眼圆睁、惊恐状、头面部出汗,肺部呼吸音明显减弱,心率快、心音低钝
Ⅳ度	患儿渐衰竭,昏睡,由于无力呼吸,三凹征反而不明显,面色苍白或发灰,肺部听诊呼吸音几乎消失,仅有气管传导音,心律不齐,心音低钝、弱

（三）心理－社会状况

患儿因发热、呼吸困难及环境陌生而产生不适和恐惧。父母的文化程度及对本病的认知程度会对其心理产生极大影响,家长因患儿严重喉梗阻的表现而产生焦虑、恐惧情绪。

（四）辅助检查

血常规检查:病毒感染者白细胞计数正常或偏低;细菌感染者白细胞计数增高,中性粒细胞增高。

（五）治疗要点

保持呼吸道通畅,缺氧者给予吸氧。使用抗病毒药物和抗细菌药物控制感染。应用糖皮质激素减轻或消除喉头水肿,缓解喉梗阻。烦躁不安者要及时镇静,不宜使用氯丙嗪和吗啡。痰多者可选用祛痰剂。必要时行气管插管或气管切开术。

【常见护理诊断/问题】

1. 有窒息的危险　与喉梗阻有关。
2. 体温过高　与感染有关。

【护理措施】

1. 改善呼吸功能,预防窒息的发生

（1）环境与休息:保持室内空气清新,环境温湿度适宜,减少对喉部的刺激,减轻呼吸困难。卧床休息,抬高床头以保持舒适体位,减少活动,各项检查、治疗及护理工作尽量集中完成。保持呼吸道通畅,防止缺氧加重,缺氧者及时吸氧。

（2）用药:按医嘱及时给予抗病毒药、抗生素和糖皮质激素治疗,以抗炎、减轻喉头水肿。烦躁不安的患儿按医嘱给予镇静药,痰多者可选用祛痰剂。

（3）密切观察病情:根据患儿的表现正确判断缺氧程度,有严重缺氧征象或有Ⅲ度以上喉梗阻者,按医嘱给予气管插管,呼吸机辅助通气治疗。床边备气管切开包,随时准备气管切开。

2. 维持正常体温　参见本章第二节中"维持体温正常"的护理措施。

向家长解释病情的发展和可能采取的治疗方案,指导家长正确护理患儿。出院后加强体格锻炼,适当进行户外活动,定期预防接种,积极防治上呼吸道感染及各种呼吸道传染病。

第四节　急性支气管炎

急性支气管炎(acute bronchitis)是指由各种病原体引起的支气管黏膜的急性炎症,气管常同时受累,故又称为急性气管支气管炎,常继发于上呼吸道感染或为某些急性传染病的一种表现,是儿童时期常见的呼吸道疾病,婴幼儿多见。

【病因】

病原体为各种病毒或细菌,或为混合感染。能引起上呼吸道感染的病原体都可引起支气管炎。免疫功能低下、特应性体质、营养障碍、维生素D缺乏性佝偻病及支气管结构异常等均为本病的危险因素;气候变化、空气污染、化学因素的刺激为本病的诱发因素。

【护理评估】

（一）健康史

询问患儿有无上呼吸道感染史,既往有无本病反复发作史、湿疹或其他过敏史;是否为特应性体质;有无免疫功能低下、营养障碍、佝偻病等。

（二）身体状况

一般先有上呼吸道感染症状,随后以咳嗽为主要症状,开始为刺激性干咳,以后有痰。婴幼儿症状较重,常有发热、食欲下降、乏力、呕吐、腹泻等。体检双肺呼吸音粗糙,可有不固定的散在的干啰音和粗中湿啰音,啰音常在体位改变或咳嗽后减少甚至消失。婴幼儿有痰常不易咳出,可在咽喉部或肺部闻及痰鸣音。一般无气促和发绀。

婴幼儿可发生一种特殊类型的支气管炎,称为哮喘性支气管炎,也称喘息性支气管炎,泛指一组有喘息表现的婴幼儿急性支气管感染,除上述临床表现外,还有以下特点:①多见于3岁以下、有湿疹或过敏史的患儿;②有类似哮喘的临床表现,如呼气性呼吸困难,肺部叩诊呈过清音,听诊两肺满布哮鸣音及少量粗湿啰音;③大多数病例复发与感染有关;④预后大多良好,3~4岁后发作次数逐渐减少,大多数在6岁自愈,但少数可发展成为支气管哮喘。哮喘性支气管炎与支气管哮喘的比较见表10-4。

（三）心理-社会状况

本病易反复发作,尤其是哮喘性支气管炎,患儿常因呼吸困难而烦躁不安,住院患儿还因环境陌生以及与父母分离而出现焦虑、恐惧。家长因对该病的病因、护理和预防知识缺乏了解,担心患儿会发展成为支气管哮喘而产生担忧与恐惧情绪。

（四）辅助检查

病毒感染者白细胞计数正常或偏低;细菌感染者白细胞总数及中性粒细胞均增高。胸部X线检查多无异常改变或有肺纹理增粗。

表 10-4   哮喘性支气管炎与支气管哮喘的比较

	哮喘性支气管炎	支气管哮喘
好发年龄	3 岁以下	大多 3 岁以上
过敏史	有	有
家族史	一般没有	有
哮喘表现	有	有
治疗	抗炎、平喘	抗炎、平喘，可用免疫抑制剂
预后	良好，大多在 6 岁后自愈，少数发展为哮喘	差，常终生反复发作

 临床应用

儿童支气管镜检查

利用纤维支气管镜与电子支气管镜不仅能直视气管和支气管内的各种病变，还能利用黏膜刷检技术、活体组织检查技术和肺泡灌洗技术提高对儿童呼吸系统疾病的诊断率。近年来球囊扩张、冷冻、电凝等支气管镜下介入治疗也已应用于儿科临床。

（五）治疗要点

主要是控制感染和对症治疗，一般不用镇咳剂或镇静剂，以免抑制咳嗽反射，影响痰液咳出，痰液黏稠时可用祛痰药物，如氨溴索、N-乙酰半胱氨酸等。喘憋严重者可应用支气管扩张剂。

【常见护理诊断/问题】

1. 清理呼吸道无效　与分泌物过多、痰液黏稠不易咳出有关。
2. 体温过高　与病毒或细菌感染有关。

【护理措施】

1. 保持呼吸道通畅

（1）保持室内空气清新，温度为 18～22℃，湿度为 55%～65%，避免对支气管黏膜的刺激。减少活动，注意休息，避免剧烈的活动和游戏，防止咳嗽加重。

（2）患儿处于卧位时经常更换患儿体位，教会并鼓励患儿有效咳嗽，使呼吸道分泌物易于排出。定时为患儿拍背以利于痰液排出。

（3）保证充足的水分及营养的供给，鼓励患儿进食，多饮水以稀释痰液，使痰液易于咳出。由于痰多且黏稠，咳嗽剧烈时易引起呕吐等，要保持口腔卫生，以增加舒适感和增进食欲。

（4）遵医嘱采用雾化吸入；如果分泌物多影响呼吸，也可用吸引器吸痰。

（5）哮喘性支气管炎的患儿，注意有无缺氧症状，必要时吸氧。

（6）按医嘱使用抗生素、祛痰药及平喘药，并注意观察用药后的反应。

2. 维持体温正常　参见本章第二节中"维持体温正常"的护理措施。

【健康教育】

1. 向家长介绍急性支气管炎的基本知识及护理要点，讲解哮喘性支气管炎与支气管哮喘的关系，说明哮喘性支气管炎多数是可以痊愈的，消除家长的恐惧与担忧。

2. 向家长介绍预防本病的关键是防治上呼吸道感染，积极预防营养障碍疾病和传染病，按时预防接种。同时加强营养，适当地进行户外活动，增强体质。居住环境要经常通风，保持空气新鲜，维持一定的温度和湿度，避免吸入刺激性气体和有害粉尘。

第五节　肺　炎

 工作情景与任务

导入情景：

早上 5 点，刘女士夫妇抱着 2 岁 1 个月的女儿急匆匆地来到急诊室。刘女士描述：女童昨天开始咳嗽、发热，在家服"感冒药"，未见好转。昨晚半夜孩子开始非常烦躁、哭闹，呼吸急促，嘴唇青紫，一直让人抱着不肯睡觉，测体温 39.2℃，于是马上带女童来医院。医生诊断为"肺炎合并心力衰竭"收入院治疗。

工作任务：

1. 针对患儿的心力衰竭，配合医生进行治疗和护理，在护理患儿的过程中要关心、爱护患儿。

2. 改善患儿的呼吸功能。

肺炎（pneumonia）是指不同病原体及其他因素（如吸入羊水、油类或过敏反应等）所引起的肺部炎症。肺炎是婴幼儿时期重要的常见病，严重威胁儿童健康，是我国儿童保健重点防治的"四病"之一，故加强本病的防治非常重要。肺炎一年四季均可发生，以冬春寒冷季节及气候骤变时多见。

【分类】

肺炎无统一分类方法，目前常用的有以下几种分类法：

1. 病理分类　支气管肺炎（小叶性肺炎）、大叶性肺炎和间质性肺炎等。

2. 病因分类　感染性肺炎和非感染性肺炎。感染性肺炎如病毒性肺炎、细菌性肺炎、支原体肺炎、衣原体肺炎、真菌性肺炎、原虫性肺炎等。非感染性肺炎如吸入性肺炎、嗜酸性粒细胞性肺炎（过敏性肺炎）、坠积性肺炎等。

3. 病程分类　急性肺炎（病程＜1 个月）、迁延性肺炎（病程 1～3 个月）、慢性肺炎（病程＞3 个月）。

4. 病情分类　轻症肺炎(除呼吸系统外,其他系统仅轻微受累,无全身中毒症状)、重症肺炎(除呼吸系统严重受累外,其他系统亦严重受累,可有酸碱平衡失调,水、电解质紊乱,全身中毒症状明显,甚至危及生命)。

5. 其他分类　按临床表现典型与否分为典型性肺炎和非典型性肺炎;按肺炎发生的地点分为社区获得性肺炎和医院获得性肺炎。

临床上若病原体明确,按病因分类,有助于指导治疗,否则按病理或其他方法分类。

支气管肺炎(bronchopneumonia)是儿童时期最常见的肺炎,故本节重点介绍。

【病因】

肺炎最常见的病原体为细菌和病毒,也可由病毒、细菌混合感染。发达国家儿童肺炎病原体以病毒为主,主要有呼吸道合胞病毒、腺病毒、流感病毒、副流感病毒及鼻病毒等。发展中国家则以细菌为主,以肺炎链球菌多见。近年来,肺炎支原体、衣原体及流感嗜血杆菌所致的肺炎有增加趋势。营养不良、维生素 D 缺乏性佝偻病、先天性心脏病、低出生体重、免疫缺陷等儿童易患本病,且病情严重,迁延不愈。

【发病机制】

病原体多由呼吸道侵入,引起支气管、肺泡、肺间质的炎症。支气管因黏膜水肿而管腔变窄;肺泡壁充血、水肿,肺泡腔内充满炎性渗出物,从而影响肺通气和肺换气,导致低氧血症与高碳酸血症。为了代偿缺氧,患儿呼吸与心率加快;为了增加呼吸深度,呼吸辅助肌也参与活动,出现鼻翼扇动和三凹征。由于病原体毒素的作用,重症患儿常伴有毒血症,引起不同程度的感染中毒症状。缺氧、二氧化碳潴留及毒血症可导致循环系统、消化系统、神经系统的一系列改变及水、电解质与酸碱平衡紊乱,严重时可发生呼吸衰竭(图10-2)。

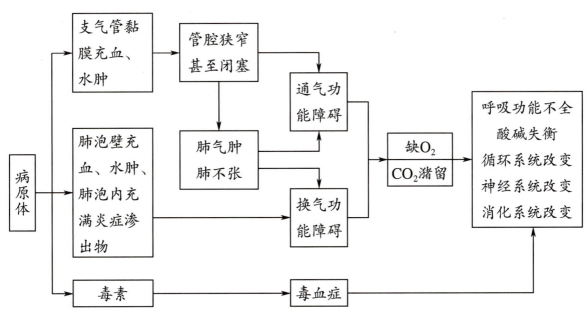

图 10-2　支气管肺炎发病机制

【护理评估】

（一）健康史

新生儿应询问出生史，是否有缺氧、羊水或胎粪吸入史；婴幼儿应询问近期有无上呼吸道感染或支气管炎病史；有无麻疹、百日咳等急性传染病史；有无发热、咳嗽、气促、发绀等症状；询问发病时间、起病急缓、病情轻重及病程长短等；了解有无营养不良、维生素D缺乏性佝偻病、先天性心脏病及免疫缺陷等病史。

（二）身体状况

1. 支气管肺炎　2岁以下婴幼儿多见，起病多数较急，主要表现为发热、咳嗽、气促、肺部固定中、细湿啰音。

（1）呼吸系统症状：①咳嗽，较频繁，初为刺激性干咳，以后咳嗽有痰；②气促，多出现在发热、咳嗽后。

（2）全身症状：发热，热型不定，多为不规则热，亦可为弛张热或稽留热，新生儿或重度营养不良的患儿体温可不升或低于正常。患儿精神不振、烦躁不安、食欲减退、轻度腹泻或呕吐。

（3）体征：①呼吸增快，达40～80次/min，可见鼻翼扇动、三凹征（即胸骨上窝、肋间隙和剑突下吸气时凹陷）（图10-3）；②发绀：唇周、鼻唇沟及指（趾）端发绀，轻症患儿可无发绀；③肺部啰音：可闻及较固定的中、细湿啰音，以背部两肺底部脊柱旁较多，吸气末较为明显。病灶融合时可出现肺实变体征。

小婴儿症状、体征可不典型。

（4）重症肺炎的表现：由于严重的缺氧及毒血症，除呼吸系统表现加重外，可发生心血管系统、神经系统、消化系统等严重功能障碍。

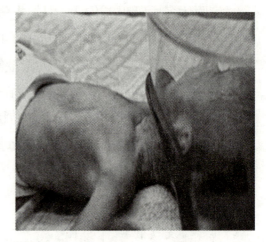

图10-3　三凹征

1）心血管系统：可发生心肌炎、心包炎等，有先天性心脏病者易发生心力衰竭。心肌炎患儿表现为面色苍白、心动过速、心音低钝、心律不齐，心电图显示ST段下移和T波改变。肺炎合并心力衰竭时可有以下表现：①呼吸困难加重，安静状态下呼吸突然加快，>60次/min；②安静状态下心率突然加快，>180次/min；③突然极度烦躁不安，明显发绀，面色苍白或发灰，指（趾）甲微血管再充盈时间延长；以上3项不能用发热、肺炎本身和其他合并症解释；④心音低钝、奔马律、颈静脉怒张；⑤肝脏迅速增大；⑥尿少或无尿，颜面或双下肢水肿等。

2）神经系统：在确诊肺炎后出现下列症状与体征，可考虑为缺氧中毒性脑病。①烦躁、嗜睡、双眼上翻、凝视；②球结膜水肿，前囟隆起；③昏睡、昏迷、惊厥；④瞳孔改变，对光反射迟钝或消失；⑤呼吸节律不整，呼吸心跳解离（有心跳，无呼吸）；⑥有脑膜刺激征,脑脊液检查除压力增高外,其他均正常。在肺炎的基础上,除外热性惊厥、低血糖、低血钙及中枢神经系统感染(脑炎、脑膜炎),如有①、②项则提示脑水肿,伴其他一项以上者可确诊。

3)消化系统:轻者表现为食欲减退、腹胀、吐泻等,严重者发生缺氧中毒性肠麻痹时表现为明显腹胀、频繁呕吐、呼吸困难加重,听诊肠鸣音消失。发生消化道出血时可呕吐咖啡样物,大便潜血试验阳性或柏油样便。

4)弥散性血管内凝血(DIC):表现为血压下降、四肢发凉、脉搏细速,以及皮肤、黏膜、胃肠道出血。

早期合理治疗者并发症少见,若延误诊断或病原体致病力强,可引起脓胸、脓气胸、肺大疱、肺脓肿和支气管扩张等并发症。

2. 几种不同病原体所致肺炎的特点见表10-5。

表10-5　几种不同病原体所致肺炎的特点

	呼吸道合胞病毒肺炎	腺病毒肺炎	金黄色葡萄球菌肺炎	肺炎支原体肺炎
病原体	呼吸道合胞病毒	腺病毒(3型、7型多见)	金黄色葡萄球菌	肺炎支原体
好发年龄	婴幼儿,婴儿尤多	6个月~2岁	新生儿及婴幼儿多见	学龄儿童及青年
临床特点	起病急,干咳,低度、中度或高度发热,喘憋为突出表现,重症患儿出现明显呼吸困难及缺氧症状	起病急,中毒症状重,高热持续时间长,咳嗽频繁,阵发性喘憋、呼吸困难、发绀等。易合并心肌炎和多器官功能障碍	起病急、进展快,全身中毒症状明显,呈弛张热,皮肤常见各种类型皮疹,易并发肺脓肿、脓胸、肺大疱等	起病缓慢,常有发热,可持续1~3周,以刺激性咳嗽为突出表现
肺部体征	肺部听诊以哮鸣音为主,肺底可闻及细湿啰音	肺部啰音出现较晚,多在高热3~7天后才出现	肺部体征出现较早,可闻及中、细湿啰音	肺部体征不明显,少数可闻及干、湿啰音
X线检查	小点片状、斑片状阴影,可有不同程度的肺气肿	大小不等的片状阴影或融合成大病灶,病灶吸收较慢	可有小片状影,迅速出现肺脓肿、肺大疱或胸腔积液	①支气管肺炎改变;②间质性肺炎改变;③均一的片状阴影;④肺门阴影增浓

	呼吸道合胞病毒肺炎	腺病毒肺炎	金黄色葡萄球菌肺炎	肺炎支原体肺炎
实验室检查	白细胞总数大多正常	白细胞总数正常或降低	白细胞总数及中性粒细胞增高,可伴核左移	白细胞总数正常或偏高,血清冷凝集试验多阳性
治疗	抗病毒药物	抗病毒药物	苯唑西林钠等抗生素	大环内酯类抗生素

（三）心理－社会状况

本病病程较长,常需住院治疗。患儿因发热、咳嗽、害怕疼痛等,常出现烦躁、哭闹、恐惧及不合作等。家长可因缺乏肺炎的预防、保健和护理知识等,产生焦虑、自责、忧虑情绪。

（四）辅助检查

1. 外周血检查

（1）白细胞检查:病毒性肺炎白细胞计数大多正常或降低;细菌性肺炎白细胞计数及中性粒细胞计数增高,并有核左移现象,胞质中可有中毒颗粒。

（2）C反应蛋白(CRP):细菌感染时血清CRP值多上升,非细菌感染时血清CRP值则上升不明显。

（3）降钙素原(PCT):细菌感染时可升高,抗菌药物治疗有效时,可迅速下降。

2. 病原学检查

（1）细菌学检查:采集气管吸取物、肺泡灌洗液、胸腔积液、脓液及血标本等做细菌培养和鉴定,同时进行药物敏感试验对明确细菌性病原和指导治疗有意义。血清学检测肺炎链球菌荚膜多糖抗体水平;荧光多重聚合酶链反应(PCR)检测细菌特异基因。

（2）病毒学检查:取感染肺组织、支气管肺泡灌洗液、鼻咽分泌物进行病毒培养、分离是病毒病原诊断的可靠方法;特异性抗病毒IgM升高可早期诊断;病毒抗原检测可发现特异性病毒抗原;采用核酸分子杂交技术或PCR、逆转录PCR等技术检测呼吸道分泌物中病毒的基因片段。

（3）冷凝集试验有助于肺炎支原体的诊断。

3. 胸部X线检查 早期肺纹理增粗,以后双肺下野、中内带出现大小不等的点状或小斑片状阴影,或融合成大片状阴影。可有肺气肿或肺不张。

（五）治疗要点

采用综合治疗,原则为改善通气、控制感染、对症治疗、防治并发症。

1. 控制感染

（1）抗生素治疗:明确为细菌感染或病毒感染继发细菌感染者应使用抗生素,用药原则如下:①首要原则是有效和安全选择抗生素;②在使用抗生素前采集合适的呼吸道分泌物或血标本进行细菌培养和药物敏感试验，以指导治疗，在未获得培养结果前，可根据经验选择敏感的药物；③选用的药物在肺组织中应有较高的浓度；④轻症患儿可口服抗生素，重症肺炎或因呕吐等致口服难以吸收者，可考虑胃肠道外抗生素治疗；⑤重症患儿宜静脉联合用药；⑥适宜剂量、合适疗程。

抗生素一般用至热退且体温平稳、全身症状明显改善、呼吸道症状部分改善后3～5天。一般肺炎链球菌肺炎疗程7～10天，肺炎支原体肺炎、肺炎衣原体肺炎疗程平均10～14天，个别症状严重者可适当延长疗程。葡萄球菌肺炎在体温正常后2～3周可停药，一般总疗程≥6周。

（2）抗病毒治疗：可选用利巴韦林、α-干扰素、磷酸奥司他韦等，α-干扰素亦可雾化吸入，5～7天为1个疗程。部分中药制剂有一定抗病毒疗效。

2. 对症治疗　降温、止咳化痰、平喘、改善低氧血症，纠正水、电解质及酸碱平衡紊乱。

3. 糖皮质激素的应用　全身中毒症状明显或严重喘憋、脑水肿、感染性休克、呼吸衰竭者可短期应用激素如地塞米松等。

4. 生物制剂的应用　重症患儿可酌情给予血浆和应用丙种球蛋白。

5. 防治并发症　出现心力衰竭应积极处理：吸氧、镇静、强心、利尿、应用血管活性药物等。发生缺氧中毒性脑病的治疗：脱水、改善通气、扩血管、止痉、应用糖皮质激素、促进脑细胞恢复。脓胸和脓气胸者应及时进行穿刺引流，若脓液黏稠、经反复穿刺抽脓不畅或发生张力性气胸时，宜采用胸腔闭式引流。

【护理诊断/问题】

1. 气体交换受损　与肺部炎症所致的通气、换气功能障碍有关。

2. 清理呼吸道无效　与呼吸道分泌物过多、黏稠，无力咳痰有关。

3. 体温过高　与肺部感染有关。

4. 营养失调　低于机体需要量，与摄入不足、消耗增加有关。

5. 潜在并发症　心力衰竭、中毒性脑病、中毒性肠麻痹等。

【护理目标】

1. 患儿气促、发绀症状逐渐改善直至消失，呼吸平稳。

2. 患儿能顺利有效地排痰，呼吸道通畅。

3. 患儿体温恢复正常。

4. 患儿住院期间能得到充足的营养和水分。

5. 患儿不发生并发症或并发症发生时能得到及时发现和处理。

 课堂讨论

患儿，4个月，因"发热、咳嗽、气促2天，加重半天"入院。查体：体温38.3℃，脉搏150次/min，呼吸46次/min，呼吸急促，精神较差，口周发绀，鼻翼扇动。两肺可闻及痰鸣音及密集的中、细湿啰音。心音有力，律齐。腹稍胀，肝右肋下 1.5cm。初步诊断为支气管肺炎。

请问：患儿存在的主要护理诊断/问题有哪些？

【护理措施】

1. 改善呼吸功能

（1）环境与休息：保持室内空气新鲜，室温应控制在 18～22℃，湿度以 55%～65% 为宜，病室要定时通风（避免对流）。不同病原体所致肺炎应分室收治，以防交叉感染。重症患儿应卧床休息，减少活动。被褥要轻软，内衣应宽松，以免影响呼吸。各种操作应集中进行，尽量使患儿安静，以减少氧的消耗。

（2）氧疗：凡有缺氧表现如烦躁、口唇发绀或有低氧血症者应及早给氧。一般采用鼻前庭导管给氧（图 10-4），氧流量为 0.5～1L/min，氧浓度不超过 40%。缺氧明显者可采用面罩给氧（图 10-5）或头罩给氧（图 10-6），氧流量为 2～4L/min，氧浓度为 50%～60%。若出现呼吸衰竭，则使用人工呼吸器。吸氧过程中应经常检查导管是否通畅，患儿缺氧表现是否改善，如发现异常要及时处理。

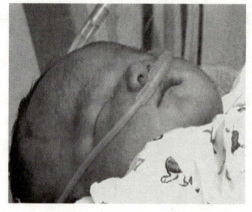

图 10-4　鼻前庭导管给氧

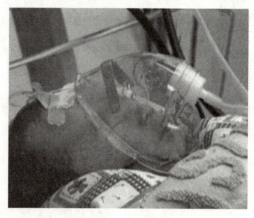

图 10-5　面罩给氧

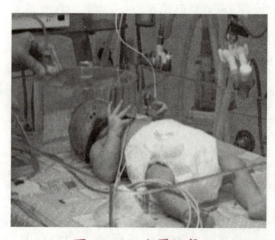

图 10-6　头罩给氧

（3）遵医嘱给予抗生素或抗病毒药物，以消除肺部炎症，改善呼吸功能，并注意观察药物的疗效及不良反应。

2. 保持呼吸道通畅

（1）帮助患儿经常更换体位，根据病情采取相应的体位，以利于肺的扩张和呼吸道分泌物的排出。指导患儿进行有效咳嗽，定时拍背，促使痰液排出。方法是五指并拢、稍向内合掌，呈空心状，由下向上、由外向内轻拍背部，边拍边鼓励患儿咳嗽。如呼吸道分泌物较多而排出不畅时，可进行体位引流，借助重力和震动促使痰液排出。

（2）及时清除患儿呼吸道内的分泌物，痰液黏稠不易咳出者，可使用雾化吸入，以稀释痰液利于咳出。雾化液中可同时加入抗炎、解痉和化痰药物。必要时可给予吸痰，注意吸痰时勿损伤黏膜，也不宜过频和过慢，过频可刺激黏液产生增多，过慢则妨碍呼吸使缺氧加重。

（3）按医嘱给予祛痰药、平喘药。

3. 维持体温正常　参见本章第二节中"维持体温正常"的护理措施。

4. 补充营养及水分　婴儿喂哺时应耐心，每次喂食须将头部抬起或抱起，防止呛咳引起窒息；给予足量的蛋白质和维生素，少量多餐；进食有困难者按医嘱静脉补给营养。鼓励患儿多饮水以利于痰液的排出，并有助于病变黏膜的修复，防止发热等导致的脱水。重症患儿应准确记录 24 小时液体出入量。严格控制输液量及滴注速度，最好使用输液泵。

5. 密切观察病情，防治并发症

（1）如患儿出现烦躁不安、面色苍白、呼吸＞60 次 /min、心率＞180 次 /min、心音低钝、奔马律、肝脏在短时间内迅速增大等心力衰竭的表现，应立即报告医生，减慢输液速度，控制在每小时 5ml/kg，遵医嘱做好强心、利尿、镇静等药物的抢救准备。若患儿咳粉红色泡沫样痰为肺水肿的表现，可吸入 20%～30% 乙醇湿化的氧气，每次吸氧不宜超过20 分钟。

（2）若患儿出现烦躁或嗜睡、惊厥、昏迷、呼吸不规则等颅内压增高表现时，应立即报告医生，并积极配合抢救。

（3）观察有无腹胀、肠鸣音减弱或消失、呕吐物的性质、是否有便血等，以便及时发现缺氧中毒性肠麻痹和胃肠道出血，及时处理。

（4）若患儿病情突然加重，出现烦躁不安、剧烈咳嗽、胸痛、呼吸困难、发绀、患侧呼吸运动受限等，提示并发了脓胸、脓气胸，应积极配合医生进行胸腔穿刺术或胸腔闭式引流。

【护理评价】

1. 患儿气促、发绀症状是否逐渐改善直至消失，呼吸是否平稳。

2. 患儿是否能顺利有效地咳出痰液，呼吸道是否通畅。

3. 患儿住院期间体温及生命体征是否恢复正常。

4. 患儿能否得到充足的营养。

5. 患儿是否出现了各种并发症,各种并发症出现后是否得到了及时处理。

 边学边练

实训七　支气管肺炎患儿的护理

【健康指导】

1. 向家长解释肺炎的病因、治疗的有关知识及护理要点。

2. 指导家长参与患儿的生活护理,向家长示范给患儿变换体位及拍背的方法。指导家长协助病情观察,发现异常及时报告医务人员。

3. 向家长介绍肺炎的预防措施　合理喂养,多进行户外活动,增强体质,婴幼儿应少去人多的公共场所。注意保暖,避免着凉,避免与呼吸道感染患者接触,教会家长处理呼吸道感染的方法,使患儿在疾病早期能得到及时治疗。积极防治佝偻病、营养不良、贫血、先天性心脏病等。定期健康检查,按时预防接种,教育年长患儿咳嗽时用手帕或纸巾捂嘴,不随地吐痰,防止病原体污染空气而传染给他人。

第六节　急性呼吸衰竭

急性呼吸衰竭(acute respiratory failure,ARF)简称呼衰,是指各种原因导致的中枢性和/或外周性的呼吸生理功能障碍,使动脉血氧分压降低和/或二氧化碳分压增加,引起一系列生理功能和代谢紊乱的临床综合征。急性呼吸衰竭是儿科重要的危重病,是导致儿童呼吸、心跳骤停的主要原因,死亡率较高。

【分型】

按病变部位,呼吸衰竭分为中枢性呼吸衰竭和周围性呼吸衰竭。依据血气分析结果,呼吸衰竭分为Ⅰ型呼吸衰竭,即缺氧而无二氧化碳潴留,$PaO_2 < 60mmHg$(8.0kPa),$PaCO_2$降低或正常;Ⅱ型呼吸衰竭,即缺氧伴二氧化碳潴留,$PaO_2 < 60mmHg$(8.0kPa),$PaCO_2 > 50mmHg$(6.65kPa)。

【病因】

中枢性呼吸衰竭由呼吸中枢病变引起,如颅内感染、颅内出血、脑损伤、脑肿瘤、颅内压增高、中毒等。周围性呼吸衰竭由呼吸器官或呼吸肌病变所致,如急性喉炎、气道梗阻、肺炎、哮喘持续状态、呼吸肌麻痹等。不同年龄呼吸衰竭的病因有较大的差异,常见的原发疾病有:

1. 新生儿　新生儿窒息、吸入性肺炎、呼吸窘迫综合征。

2. 2岁以下儿童　支气管肺炎、哮喘持续状态、喉炎、先天性心脏病、气道异物吸入、先天性气道畸形（囊肿、气管蹼、大叶肺气肿等）、较大腺样体或扁桃体所致的鼻咽梗阻。

3. 2 岁以上儿童　哮喘持续状态、多发性神经根炎、中毒、溺水、脑炎、损伤。

【发病机制】

急性呼吸衰竭的主要病理生理是呼吸系统不能有效地在空气－血液间进行氧和二氧化碳的气体交换，导致低氧血症和高碳酸血症，并由此导致机体代谢紊乱和重要脏器功能障碍。严重缺氧、急性二氧化碳潴留导致以下改变：①心肌收缩力减弱、心律不齐、心排血量减少、肺动脉高压，甚至可导致右心衰竭；②肾动脉收缩、肾缺血致肾功能障碍，甚至出现肾功能衰竭；③可出现脑水肿、颅内压增高和脑功能障碍；④严重缺氧可使肝细胞功能障碍，严重者出现肝小叶中心坏死。

【护理评估】

（一）健康史

询问有无引起呼吸衰竭的原发疾病及诱发原因；原发疾病的诊疗情况；本次发病呼吸困难、发绀、神志改变等症状出现的时间及程度。

（二）身体状况

除原发病的表现外，主要是呼吸系统症状及低氧血症和高碳酸血症引起的脏器功能紊乱表现。

1. 呼吸系统表现

（1）周围性呼吸衰竭：主要表现为呼吸频率改变和呼吸肌活动增强，出现呼吸增快、鼻翼扇动、三凹征等。早期呼吸多浅快，节律齐，之后出现呼吸无力及缓慢。在新生儿及小婴儿，可在呼气时出现呻吟。

（2）中枢性呼吸衰竭：主要表现为呼吸节律紊乱，可出现各种异常呼吸，如潮式呼吸、叹息样呼吸、下颌式呼吸及呼吸暂停等。

2. 低氧血症表现

（1）发绀：是缺氧的典型表现。$PaO_2 < 50mmHg(6.65kPa)$ 或 $SaO_2 < 80\%$ 时出现发绀，以口唇、口周及甲床等处较为明显，但在严重贫血（血红蛋白 $< 50g/L$）时可不出现发绀。

（2）消化系统：可有食欲减退、恶心等胃肠道症状，严重时可出现消化道出血、肝功能损害等。

（3）循环系统：早期心率增快、血压升高，严重时可出现心率减慢、心律失常、血压下降甚至休克。

（4）泌尿系统：有少尿或无尿，尿中可出现蛋白、红细胞、白细胞及管型，严重者甚至发生肾功能衰竭。

（5）神经系统：早期烦躁、易激惹，继之出现神经抑制症状，如神志淡漠、嗜睡、意识障碍等，严重者可有颅内压增高及脑疝表现。

3. 高碳酸血症表现　可出现烦躁不安、多汗、皮肤潮红、意识障碍等，严重时出现惊厥、昏迷、视神经盘水肿等。

（三）心理－社会状况

极度的呼吸困难使患儿产生恐惧心理，长期使用呼吸机的年长儿，因其已习惯呼吸机的辅助呼吸，会对呼吸机产生依赖心理，对自己的自主呼吸产生怀疑，担心停用呼吸机后会出现呼吸困难。家长因缺乏呼吸衰竭的有关知识，担心患儿病情及预后出现担忧、焦虑、恐惧等心理。

（四）辅助检查

血气分析：Ⅰ型呼衰，$PaO_2 < 60mmHg$（$8.0kPa$），$PaCO_2$ 降低或正常；Ⅱ型呼衰，$PaO_2 < 60mmHg$（$8.0kPa$），$PaCO_2 > 50mmHg$（$6.65kPa$）。

（五）治疗要点

积极治疗原发病，合理用氧，改善呼吸功能，纠正酸碱失衡和电解质紊乱，维持重要器官如心、脑、肺、肾的功能，必要时，进行气管插管或气管切开，尽早使用人工辅助通气，间歇正压通气。

【常见护理诊断/问题】

1. 气体交换受损　与肺换气功能障碍有关。
2. 自主呼吸受损　与呼吸中枢功能障碍或呼吸肌麻痹有关。
3. 潜在并发症：继发感染、多器官功能衰竭等。
4. 恐惧　与病情危重有关。

【护理措施】

1. 保持呼吸道通畅，改善呼吸功能

（1）保持呼吸道通畅：①将患儿置于舒适的体位，如俯卧位，对需要呼吸支持患儿的通气及预后更为有利；②协助排痰，鼓励并教会清醒患儿有效咳痰，对咳嗽无力的患儿定时翻身拍背，以利于排痰；③湿化气道，遵医嘱给予雾化吸入；④必要时用吸痰器吸痰，对于无力咳嗽、昏迷、气管插管或气管切开的患儿，及时给予吸痰，吸痰不可过频，吸痰前要充分给氧，动作要轻柔，负压不宜过大，吸痰时间不宜过长，吸痰后要做肺部听诊，以观察吸痰效果；⑤按医嘱应用抗炎药、解除气道痉挛药。

（2）给氧：常用鼻前庭导管给氧及面罩给氧，新生儿和小婴儿可采用头罩给氧。主张低流量持续给氧。急性缺氧时吸氧浓度为 40%～50%；慢性缺氧时吸氧浓度为 30%～40%。为避免氧中毒，吸纯氧不超过 4～6 小时。吸氧前，将氧气装置的湿化瓶盛入蒸馏水，以利于稀释和排出呼吸道分泌物。氧疗期间定期做血气分析，一般要求 PaO_2 维持在 65～85mmHg（8.67～11.33kPa）为宜。

（3）按医嘱应用呼吸兴奋药物等，并注意观察用药效果。

2. 应用辅助通气，维持有效通气

（1）掌握使用机械通气的指征，对患儿及家长做好解释工作。

（2）专人监护：使用呼吸机的过程中应经常检查各项参数是否符合要求，观察患儿面色、胸部起伏和周围循环状况；注意防止导管脱落、堵塞和可能发生的气胸等情况；如患儿有自主呼吸,应观察自主呼吸是否与呼吸机同步,若不同步应进行调整。

（3）预防继发感染:室内每天用紫外线灯照射 1~2 次,每次 30 分钟。定期进行呼吸机管道消毒。加温湿化器滤纸要每天更换,雾化液要新鲜配制,以防污染。做好患儿口腔和鼻腔的护理。

（4）撤离呼吸机的指征:①患儿呼吸、循环系统功能稳定;②吸入 50% 的氧时,$PaO_2 >$ 50mmHg(6.65kPa),$PaCO_2 <$ 50mmHg(6.65kPa);③能够维持自主呼吸 2~3 小时以上无异常改变;④在间歇指令通气等辅助通气条件下,以较低的通气条件能够维持血气在正常范围。

3. 严密观察病情,防治并发症

（1）监测呼吸频率、节律、心率、心律、血压及血气分析等;观察患儿皮肤及口唇颜色、肢体温度、尿量等变化;昏迷患儿还需观察瞳孔、肌张力、腱反射及病理反射;观察患儿咳嗽咳痰的性质、体温及周围血白细胞的变化,发现感染征象及时报告医生处理。

（2）保证营养和液体供给,昏迷患儿应给予管饲或静脉高营养。

（3）遵医嘱及时应用抗生素,预防继发感染。

4. 心理护理　关心体贴患儿,耐心向患儿及家长介绍病情及主要处理措施,减轻患儿及家长的恐惧心理。对长期使用呼吸机的年长儿,应耐心做好解释工作,树立患儿自主呼吸的信心,根据病情逐步撤离呼吸机,同时应帮助患儿进行呼吸肌功能锻炼。

【健康教育】

强调对诱发呼吸衰竭的原发疾病要积极治疗,患儿出院后要定期到医院诊治、复查;进行健康教育,让家长和年长儿了解如何避免呼吸衰竭再次发生。

> **本章小结**
>
> 本章学习的重点是急性呼吸道感染性疾病和急性呼吸衰竭的护理评估、常见护理诊断/问题、护理措施。急性呼吸道感染是儿童最常见的疾病,包括急性上呼吸道感染、急性感染性喉炎、急性支气管炎、支气管肺炎等,其中以急性上呼吸道感染最多见。急性呼吸衰竭是导致儿童呼吸、心跳骤停的主要原因,死亡率较高。儿童呼吸道疾病治疗要点多为抗炎、止咳、平喘及对症治疗等;主要采取改善呼吸功能、保持呼吸道通畅、维持体温正常、密切观察病情、防治并发症等护理措施。学习难点是急性感染性喉炎喉梗阻的分度、肺炎合并心力衰竭的表现、几种不同病原体所致肺炎的特点,要注意区分。

（王瑞珍　高　凤）

思考题

1. 患儿,男,3 岁,因"发热、咳嗽 2 天"就诊。查体:精神正常,体温 38.9℃,双肺呼吸音粗糙,有不固定的干、湿啰音。胸部 X 线片显示肺纹理增粗。

请问：

（1）患儿最可能的临床诊断是什么？

（2）患儿目前存在的主要护理诊断 / 问题有哪些？

2. 患儿，女，1岁6个月，因"发热、声嘶、犬吠样咳嗽1天"入院。查体：体温38.8℃，心率135次/min，烦躁不安，哭声嘶哑，安静时有吸气性喉鸣和三凹征，听诊肺部可闻及喉传导音或管状呼吸音。诊断为急性感染性喉炎。

请问：

（1）该患儿喉梗阻程度为哪一度？

（2）列出该患儿存在的护理诊断 / 问题和护理措施。

3. 患儿，女，1岁1个月，因"发热、咳嗽1天，气促伴发绀5小时"入院。查体：体温39℃，呼吸65次/min，心率182次/min，烦躁不安，唇周发绀，鼻翼扇动，可见三凹征，心音低钝，肺部闻及较多细湿啰音，心音低钝，肝肋下3.5cm。诊断为肺炎合并心力衰竭。

请问：

（1）针对患儿的心力衰竭，最关键的治疗措施是什么？

（2）该患儿的护理诊断 / 问题和护理措施有哪些？

（3）应为患儿家长提供哪些健康指导？

第十一章 | 心血管系统疾病患儿的护理

11章 数字资源

学习目标

1. 具有儿科护理人员所需要的严谨、细致、慎独的职业素养，较好的护患沟通与团队合作能力，尊重患儿及其家庭成员，关爱患儿，主动为患儿缓解不适，促进患儿恢复健康的职业态度。
2. 掌握常见心血管系统疾病的护理评估、常见护理诊断/问题和护理措施。
3. 熟悉常见心血管系统疾病的病因、分类和健康教育。
4. 了解儿童循环系统解剖生理特点。
5. 学会运用护理程序对常见心血管系统疾病患儿实施整体护理。

　　儿童心血管系统疾病主要包括先天性心脏病、病毒性心肌炎、感染性心内膜炎及充血性心力衰竭等，这些疾病严重威胁着儿童的身心健康，其中先天性心脏病是儿童最常见的心脏病，若不及时治疗，约 1/3 的患儿在生后 1 年内可因缺氧、心力衰竭等严重并发症而死亡，是我国婴儿死亡的主要原因之一。本章主要介绍儿童心血管系统解剖生理特点，先天性心脏病、病毒性心肌炎及心力衰竭患儿的护理。

第一节　儿童心血管系统解剖生理特点

（一）心脏的胚胎发育

　　心脏胚胎约于第 2 周开始形成，约于第 4 周起有循环作用，至第 8 周房室间隔已完全形成，成为四腔心脏。因此妊娠第 2~8 周是心脏胚胎发育的关键时期，也是预防先天性心脏畸形发生的重要时期。在此期间如受到某些物理、化学和生物因素的影响，则容易导致心血管发育畸形。

（二）胎儿血液循环与出生后的改变

　　1. 正常胎儿的血液循环　胎儿时期营养物质和气体交换是经脐血管在胎盘处与母

体间通过弥散方式进行的。来自胎盘的富含氧气和营养成分的血液，经脐静脉进入胎儿体内，至肝脏下缘分成两支，一支入肝脏与门静脉会合后经肝静脉进入下腔静脉，另一支经静脉导管直接进入下腔静脉，与来自下半身的静脉血混合，共同流入右心房。由于下腔静脉瓣的阻隔，使来自下腔静脉的混合血（以动脉血为主，氧含量较高）进入右心房后，约1/3的血经卵圆孔流入左心房，再经左心室流入主动脉，主要供应心脏、脑及上肢（上半身）；约2/3的血流入右心室。从上腔静脉回流的来自上半身的静脉血流入右心房后，绝大部分流入右心室，与来自下腔静脉的血一起进入肺动脉。由于胎儿肺未扩张（处于压缩状态），故肺动脉的血只有少量流入肺，经肺静脉回到左心房，而约80%的血液经动脉导管与来自升主动脉的血汇合后进入降主动脉（以静脉血为主），供应腹腔器官、下肢（下半身），最后血液经脐动脉回流至胎盘，获得营养物质及氧气，进行下一次循环（图11-1）。

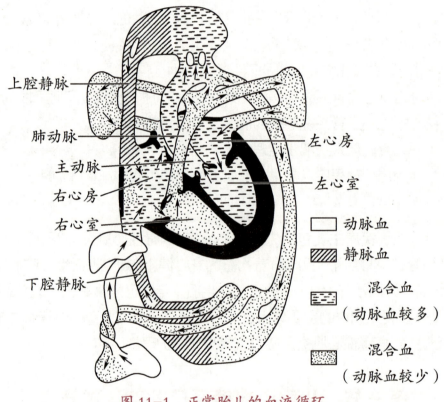

图 11-1　正常胎儿的血液循环

2. 出生后血液循环的改变　出生后血液循环的主要改变是胎盘血液循环停止而肺循环建立，血液的气体交换场所由胎盘转换至肺。

（1）脐血管关闭：生后脐带结扎，脐血管则在血流停止后6~8周完全闭锁，形成韧带。

（2）卵圆孔关闭：随着自主呼吸的建立，肺循环压力下降，左心房压力增高，当超过右心房时，卵圆孔形成功能上的关闭，生后5~7个月形成解剖上的闭合。

（3）动脉导管关闭：体循环阻力增高，动脉导管处逆转为左向右分流，高动脉氧分压加上出生后前列腺素 E 下降（前列腺素 E 是维持胎儿动脉导管开放的重要因素），使导管逐渐收缩、闭塞，最后血流停止，成为动脉韧带。约80%的婴儿于生后3个月、95%的婴儿于生后1年内形成解剖性闭合。动脉导管持续未闭者称为动脉导管未闭，为先天性心脏病的一种。

3. 儿童心脏、心率、血压的特点

（1）心脏的位置：儿童心脏的位置随年龄而变化。正常小于2岁的儿童，心脏位置较高并呈横位，心尖搏动在左第4肋间，其左侧最远点可达锁骨中线外1cm，心尖部主要为右心室；以后儿童心脏由横位逐渐转成斜位，5～6岁时心尖搏动下移至左第5肋间锁骨中线上，心尖部主要为左心室；7岁后心尖搏动位置渐移到锁骨中线以内0.5～1cm。

（2）心率：儿童的心率较快，主要是由于新陈代谢旺盛、交感神经兴奋性高所致，随年龄增长心率逐渐减慢。儿童心率容易受各种因素的影响，如进食、活动、哭闹、情绪激动等，因此应在儿童安静时测量。体温升高可使心率明显增快，一般体温每升高1℃，心率增加10～15次/min。不同年龄儿童心率见表11-1。

表11-1　不同年龄儿童心率

年龄	新生儿	<1岁	2～3岁	4～7岁	8～14岁
心率/(次·min⁻¹)	120～140	110～130	100～120	80～100	70～90

（3）血压：动脉血压的高低主要取决于心排血量和外周血管的阻力。儿童由于心搏出量较少、血管口径相对较大、动脉壁的弹性好，故血压较低，以后血压随年龄增长而逐渐升高。新生儿收缩压平均为60～70mmHg（8.0～9.3kPa），1岁时收缩压为70～80mmHg（9.3～10.7kPa），2岁以后儿童收缩压可按公式计算，收缩压＝年龄×2＋80mmHg（年龄×0.26＋10.7kPa），舒张压≈收缩压×2/3。收缩压高于此标准20mmHg（2.6kPa）为高血压，低于此标准20mmHg（2.6kPa）为低血压。正常情况下，下肢血压比上肢血压高约20mmHg（2.6kPa）。测量血压时，血压计袖带应为儿童上臂长度的1/2～2/3。袖带过宽测得血压偏低，袖带过窄测得血压偏高。

第二节　先天性心脏病

 工作情景与任务

导入情景：

一名1岁半的男童，出生后不久发现喂奶时气急；平时面色较苍白，大声哭闹时面色变青紫。患儿自出生以来经常出现呼吸道感染，今年冬天就得了2次肺炎。曾经到医院检查，医生诊断为先天性心脏病室间隔缺损。今天下午患儿出现咳嗽，患儿母亲带其来医院就诊。

工作任务：

1. 请护士给患儿母亲解释患儿为何反复发生呼吸道感染。

2. 请护士给患儿母亲讲解如何控制和调整患儿的活动量。

先天性心脏病（congenital heart disease，CHD）简称先心病，是胎儿时期心脏及大血管发育异常所致的先天畸形，是儿童最常见的心脏病，活产婴儿的发病率为 6‰~10‰；如包括出生前已死亡的胎儿，本病的发病率更高。近年来，先天性心脏病的微创介入治疗如动脉导管未闭、房间隔缺损、室间隔缺损封堵术，瓣膜狭窄和血管狭窄球囊扩张术，支架植入术等，已广泛应用于先天性心脏病的治疗。心脏外科手术方面，体外循环、深低温麻醉下心脏直视手术的发展以及带瓣管道的使用使手术成功率不断提高，先天性心脏病的预后已大为改观。但是先天性心脏病仍为儿童先天发育异常致死的重要原因。

【病因】

大多数先天性心脏病的病因尚未完全明确。任何影响心脏发育的因素均可使心脏的某一部分出现发育停滞和异常，目前认为其发生与遗传因素和环境因素相互作用有关。

1. 遗传因素　主要包括染色体畸变与易位，单基因遗传缺陷、多基因遗传缺陷，大多数先心病是多基因遗传缺陷。

2. 环境因素　孕早期宫内感染，特别是孕早期病毒感染，如风疹病毒、流感病毒、流行性腮腺炎病毒和柯萨奇病毒感染等；孕母患代谢性疾病，如糖尿病、高钙血症、苯丙酮尿症等；其他：如孕母接触放射线、缺乏叶酸、服用药物（抗癌药、抗癫痫药等）、各种导致宫内缺氧的慢性疾病等，均可能与先天性心脏病的发病有关。

【分类】

根据左右心腔及大血管之间有无分流和临床有无青紫，将先心病分为三类：

1. 左向右分流型（潜伏青紫型）　常见的有房间隔缺损、室间隔缺损、动脉导管未闭等（图 11-2）。在左、右心之间或主动脉与肺动脉之间有异常通路，正常情况下，由于体循环压力高于肺循环，左心压力高于右心，血液从左向右分流，不出现青紫；当患儿屏气、剧烈哭闹或任何病理情况导致肺动脉或右心压力增高并超过主动脉或左心压力时，血液则自右向左分流，出现暂时性青紫。

2. 右向左分流型（青紫型）　是先心病中最严重的一类，常见的有法洛四联症（图 11-2）、大动脉错位等。由于畸形的存在（如右心室流出道狭窄），右心压力增高并超过左心，使血液从右向左分流；或由于大动脉起源异常，使大量含氧量低的静脉血流入体循环，出现持续性青紫。

3. 无分流型（无青紫型）　常见的有肺动脉狭窄、主动脉缩窄等。左、右心之间或动、静脉之间无异常通路及血液分流，临床上不出现青紫。

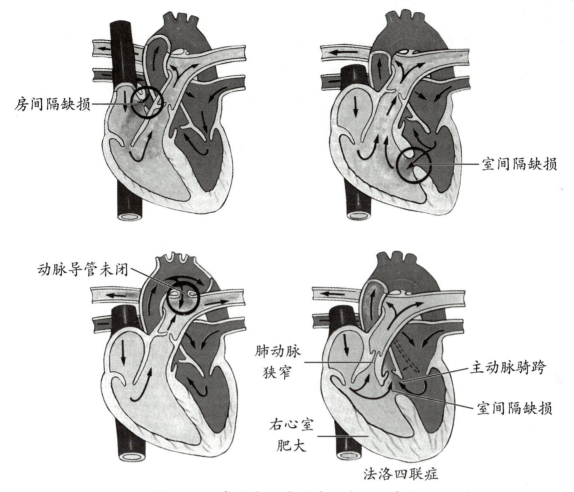

图 11-2　常见先心病的病理生理示意图

【护理评估】

（一）健康史

询问家族中有无遗传性疾病及先心病史；母亲在妊娠最初 3 个月内有无病毒感染、腹部及盆腔是否接受过放射线照射、是否服用过可能影响胎儿发育的药物；是否患有代谢性疾病及引起胎儿宫内缺氧的慢性疾病等。询问患儿出生时情况、出生后的发育情况以及青紫出现的时间，有无喂养困难、面色苍白、多汗、反复呼吸道感染、蹲踞症状、突发性昏厥、阵发性呼吸困难等。

（二）身体状况

1. 左向右分流型先心病　主要有室间隔缺损、房间隔缺损、动脉导管未闭。

（1）室间隔缺损（ventricular septal defect，VSD）：是最常见的先天性心脏病，约占我国先天性心脏病的 50%。缺损小、分流量少的室间隔缺损的患儿一般无临床症状，只在体格检查时发现心脏杂音；缺损大、分流量多的患儿，可出现临床表现。大型的室间隔缺损，大量的左向右分流使肺循环血量增加，出现容量性肺动脉高压，肺小动脉痉挛，肺小动脉肌层和内膜层增厚，管腔变小、梗阻，逐渐变为不可逆的阻力性肺动脉高压。当右心室收缩压超过左心室收缩压时，左向右分流逆转为双向分流或右向左分流，出现持久性青紫,称为艾森曼格综合征。

（2）房间隔缺损（atrial septal defect,ASD）:约占先天性心脏病发病总数的5%～10%,是成人最常见的先天性心脏病之一,男女比例约为1:2,症状出现的早晚和轻重取决于缺损的大小,缺损小、分流量小及肺动脉压力正常,临床可无症状,仅在体检时发现心脏杂音;分流量大者临床表现明显。

（3）动脉导管未闭（patent ductus arteriosus,PDA）:约占先天性心脏病发病总数的10%。根据未闭的动脉导管大小、长短和形态,一般分为3型:管型、漏斗型和窗型。导管口径较细的动脉导管未闭的患儿,分流量小及肺动脉压力正常,临床可无症状,仅在体检时发现心脏杂音;导管粗大,分流量大者临床表现明显。如肺动脉压力超过主动脉压力时,即产生右向左分流,患儿呈现下半身青紫,左上肢轻度青紫,右上肢正常,称为差异性青紫。如脉压大于40mmHg（5.3kPa）可出现水冲脉、股动脉枪击音和毛细血管搏动等周围血管征。

左向右分流型先心病易出现反复呼吸系统感染（如肺炎）、心力衰竭、感染性心内膜炎等并发症。

2. 右向左分流型先心病 法洛四联症（tetralogy of Fallot,TOF）是1岁以后儿童最常见的青紫型先心病,约占所有先天性心脏病发病总数的12%。其组成如下:①肺动脉狭窄,以漏斗部狭窄多见;②室间隔缺损;③主动脉骑跨,主动脉骑跨于室间隔之上;④右心室肥厚,为肺动脉狭窄致右心室负荷增加的结果。以上四种畸形中以肺动脉狭窄最主要,是决定患儿病理生理、病情严重程度和预后的主要因素。

（1）青紫:是法洛四联症最突出的表现,青紫出现的早晚及严重程度与肺动脉狭窄的程度成正比,多见于唇、口腔黏膜、眼结膜、指（趾）甲床（见文后彩图11-3）、眼结膜等毛细血管丰富的浅表部位,一般生后3～6个月逐渐出现,重者出生后即有青紫。因血氧含量下降,活动耐力差,稍活动如吃奶、哭闹、走动等即可出现气急和青紫加重。

（2）蹲踞症状:患儿行走、游戏时,常常主动蹲下片刻,为一种无意识的自我缓解缺氧和疲劳的体位。蹲踞时下肢屈曲,静脉回心血量减少,减轻了心脏负荷,同时下肢动脉受压,体循环阻力增加,使右向左分流减少,缺氧症状可得到暂时缓解。婴儿竖抱时常喜欢将双膝屈曲,大腿贴腹部,侧卧时双膝屈曲。

（3）缺氧发作:2岁以下患儿多有缺氧发作,吃奶、哭闹、大便后出现阵发性呼吸困难,严重者可引起突然昏厥、抽搐,甚至死亡。年长儿常诉头晕、头痛。其原因是在肺动脉漏斗部狭窄的基础上,突然发生该处肌部痉挛,引起一时性肺动脉梗阻,使脑缺氧加重所致。

（4）杵状指（趾）:由于长期缺氧,患儿指（趾）端毛细血管扩张增生,局部软组织和骨组织也增生肥大,表现为指（趾）端膨大如鼓槌状。

法洛四联症患儿由于长期缺氧、红细胞增加、血液黏稠度高、血流缓慢,易发生脑血栓,如为细菌性血栓,则易形成脑脓肿。此外,常见的并发症还有亚急性细菌性心内膜炎。

表 11-2　几种常见先天性心脏病的鉴别

		室间隔缺损	房间隔缺损	动脉导管未闭	法洛四联症
分类		左向右分流型	左向右分流型	左向右分流型	右向左分流型
症状		生长发育落后，体格瘦小，面色苍白，乏力，活动后心悸，多汗，喂养困难，当剧烈哭闹、屏气、患肺炎或心力衰竭时可出现暂时性青紫（动脉导管未闭患儿表现为差异性青紫），随着病情进展或分流量大形成阻力性肺动脉高压时出现持续性青紫			生长发育落后，活动无耐力，青紫明显，喜欢蹲踞，可有突发性晕厥
体征	杂音部位	胸骨左缘 3、4 肋间	胸骨左缘 2～3 肋间	胸骨左缘第 2 肋间	胸骨左缘 2～4 肋间
	杂音性质和响度	Ⅲ～Ⅳ级粗糙的全收缩期杂音	Ⅱ～Ⅲ级收缩期喷射性杂音	响亮的连续性机器样杂音	Ⅱ～Ⅲ级喷射性收缩期杂音
	震颤	有	无	有	可有
	P_2	亢进	亢进、固定分裂	亢进	减弱
	其他体征	—	—	周围血管征	杵状指（趾）
X线检查	肺动脉段	凸出	凸出	凸出	凹陷
	肺门舞蹈征	有	有	有	无
	肺野	充血	充血	充血	清晰
	肺门阴影	增粗	增粗	增粗	缩小
	房室增大	左室、右室	右房、右室	左房、左室	右室大，"靴形"心

（三）心理-社会状况

患儿由于先心病正常生活、活动均受到限制，学习受到影响，与同龄儿交往减少，可能产生抑郁、焦虑、自卑、恐惧等心理。一方面，家长因心脏畸形患儿的出生而自责、担忧、焦虑；生活中因患儿喂养困难、体弱多病、生长发育落后、活动受限以及疾病知识和信息缺乏、对手术费用和手术效果等担心而产生紧张、焦虑、恐惧。另一方面，如果家长对患儿过度呵护，则可能使患儿发展成为依赖、脆弱及以自我为中心的个性。

（四）辅助检查

1. 血液检查　法洛四联症患儿外周血红细胞和血红蛋白浓度明显增高，红细胞可达（5.0～8.0）×10^{12}/L，血红蛋白达 170～200g/L，血细胞比容增高，血小板降低，凝血酶原时间延长。

2. 心电图检查　分流量小者心电图基本正常；分流量大者心电图可表现为电轴左偏或右偏、相应的房室肥大、ST-T 改变；房间隔缺损者可有心律失常的心电图表现。

3. X线检查　见表 11-2。

4. 超声心动图　是一项无痛、非侵入性检查方法,能显示心脏内部结构的精确图像,确定缺损部位。彩色多普勒超声可观察到分流的位置、方向并能估测分流的大小。对某些先心病可替代心导管检查及心血管造影帮助确诊。

5. 心导管检查　是先心病进一步明确诊断和决定手术之前的重要检查方法之一,分左心导管检查、右心导管检查两种,临床上以右心导管检查较常用。

6. 心血管造影　经心导管检查仍不能确诊而又需考虑手术治疗的患儿可做心血管造影。

 知识窗

经皮动脉血氧饱和度测定

经皮动脉血氧饱和度(percutaneous arterial oxygen saturation, SpO_2)测定操作简便,儿童可以采用指套式或钳夹式电极分别置于指尖或耳垂部位检测;新生儿则采用专用捆绑式电极,分别绕右手掌和任何一只脚掌一圈进行血氧饱和度测定。当经皮动脉血氧饱和度仪显示的心率与新生儿的实际心率相符,且 SpO_2 数值和仪器的信号波形稳定至少10秒,即可记录数据。$SpO_2 < 95\%$ 或上下肢差异大于3%为异常。有单独应用 SpO_2 或联合应用 SpO_2 结合心脏杂音听诊早期发现重症先天性心脏病患儿的报道。由于 SpO_2 测定无创、准确,其在临床上备受青睐。当然,SpO_2 测定结果有时会受到某些因素的影响,如周围血管充盈状态、皮肤色素、肢体运动以及探头与肢体接触不良等。

(五)治疗要点

1. 内科治疗　目的在于维持患儿正常生活,防治并发症,使之能安全地达到手术年龄。对分流量小的房间隔缺损和动脉导管未闭患儿,采用介入性心导管治疗,取得了较好的疗效。早产儿动脉导管未闭可于生后1周内应用吲哚美辛治疗,以抑制前列腺素的合成,促使导管平滑肌收缩而关闭导管。

2. 外科治疗　常见的左向右分流型及无分流型先心病大部分已能施行根治手术,且效果好。手术的适宜年龄应根据患儿心脏畸形的类型、伴随情况、精神状态和社会因素等个体条件而定;右向左分流型先心病如法洛四联症,施行根治手术的成功率正在不断提高。

【常见护理诊断/问题】

1. 活动无耐力　与血氧饱和度下降或体循环血量减少有关。

2. 营养失调:低于机体需要量　与体循环血量减少、组织缺氧及喂养困难有关。

3. 潜在并发症:感染、充血性心力衰竭、急性脑缺氧发作、脑血栓。

4. 焦虑　与疾病的威胁和对手术担忧有关。

【护理目标】

1. 患儿活动量适当，能满足基本生活所需。

2. 患儿能获得足够的营养，体重、身高（长）等增加。

3. 患儿不发生并发症或发生时能得到及时发现和处理。

4. 患儿及家长能获得本病的有关知识和心理支持，较好地配合各项检查和治疗。

【护理措施】

1. 控制和调整活动量

（1）评估患儿活动耐力：安排不同强度的活动（游戏）和活动时间，对患儿耐受程度进行评估，以明确患儿可耐受的活动强度和活动时间。评估方法：活动前测量生命体征，包括呼吸、脉搏、血压；患儿进行活动时应密切观察其有无缺氧的表现；活动后立即测量生命体征；患儿休息 3 分钟再测量生命体征，如呼吸、血压恢复到活动前水平，脉率增快不超过每分钟 6 次，则说明活动适度；如患儿出现面色苍白、精神恍惚、眩晕、胸闷、心悸等症状，则说明活动强度过大或时间过长，应立即停止活动，卧床休息，抬高床头并记录。

（2）制订合理的生活制度：安排好患儿作息时间，保证睡眠和休息，根据其病情安排适当的活动量，减少心脏负担。每日测脉率或心率 2~4 次，每次测量时间不少于 1 分钟。避免患儿情绪激动及大哭大闹。重症患儿应卧床休息，其活动应在医护人员或家长监护下进行。

（3）当法洛四联症患儿出现蹲踞症状时应让患儿自然蹲下和起立，不要强行拉起患儿。

2. 合理喂养，满足营养需要

（1）食物选择：提供高蛋白、高维生素、易消化的食物，给予适量的蔬菜及粗膳食纤维食品，以保证大便通畅；有水肿时应采用低盐饮食。

（2）正确喂养：严重的先心病婴儿喂养比较困难，常常在吸吮时出现气促、青紫或大汗淋漓而被迫停歇，有时还出现呕吐，所以喂乳时应抱起，取斜位间歇喂乳，要细心、耐心，每次喂乳时间可适当延长，奶嘴孔可稍大，以免患儿吸吮费力，增加耗氧量；亦可采用滴管滴入口内，必要时可在喂乳前先吸氧。喂乳时应少量多餐，避免呛咳和呼吸困难。

3. 注意病情观察，防治并发症

（1）预防感染：保持病室内空气新鲜，温度、湿度适宜，避免对流风，根据气候变化随时增减衣服，预防呼吸道感染。注意呼吸道隔离，以免交叉感染。做各种口腔小手术（如拔牙、扁桃体切除术等）时，应给予抗生素预防感染，防止发生感染性心内膜炎，一旦发生感染应积极治疗。

（2）预防心力衰竭：并发肺炎的患儿宜取半卧位休息，以免膈肌上抬影响呼吸，同时减少静脉回心血量，减轻心脏负荷。保持病室和患儿安静，避免患儿哭闹，减少耗氧量。严格控制输液量和速度（每小时 <5ml/kg）。密切观察病情，若患儿突然出现烦躁不安，呼吸、脉搏明显加快，面色苍白，呼吸困难，青紫加重等心力衰竭的表现，应立即报告医生，并准备吸氧等，按心力衰竭护理。

（3）预防急性脑缺氧发作：对法洛四联症患儿应严格活动管理，尤应注意患儿在哭闹、活动、喂哺及排便时有无缺氧发生，一旦发生缺氧应将患儿置于膝胸卧位（图11-4），给予吸氧，并立即报告医生，同时准备普萘洛尔、吗啡等急救药品。

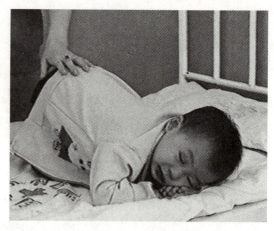

图11-4　膝胸卧位

（4）预防脑血栓形成：法洛四联症患儿血液黏稠度高，出汗、发热或吐泻时应供给足够的液体，以预防脱水引发脑血栓，并密切观察有无偏瘫等脑栓塞的表现，一旦出现相关表现，立即报告医生，及时处理。

4. 心理护理　护理人员应有爱心和耐心，多拥抱、抚摸患儿，建立良好的护患关系，消除患儿的紧张心理。对家长和年长患儿解释病情和检查、治疗经过以及心脏外科手术的进展，使他们了解由于诊断技术和心脏外科技术的提高，本病大多能治愈或能部分矫治，以同类疾病治愈的病例激励他们；告知家长小缺损有的可自然闭合，即便不闭合，因分流量小，对患儿的生长、学习、工作影响也不大，缓解家长的焦虑。

【护理评价】

1. 患儿活动耐力是否增加，活动后有无气促、心悸、乏力等表现。
2. 患儿能否获得充足的营养，满足生长发育所需。
3. 患儿是否出现各种并发症，并发症出现后是否得到及时处理。
4. 患儿和家长是否了解了本病的有关知识，是否积极配合诊疗。

【健康教育】

1. 指导家长合理安排患儿的生活，做到劳逸结合，如患儿心脏功能尚好，不必严格限制其活动，应与正常儿童一样对待，以免增加患儿的心理负担。如患儿心脏功能较差，应尽量避免高耗氧的体力活动和剧烈哭闹。

2. 指导家长根据患儿年龄段做好家庭护理

（1）婴儿期应注意正确喂养，喂养时应注意观察呼吸、面色、神志和哭声。

（2）幼儿期注意活动情况，若活动后出现发绀、呼吸和脉搏明显加快且在短期内不能恢复，应限制幼儿的活动量，保证营养供给，注意防寒保暖，避免呼吸道感染。

（3）学龄期患儿应与学校老师取得联系，根据患儿情况，适当限制活动量，可不参加剧烈的体育活动。

（4）法洛四联症患儿应注意饮食卫生，避免因腹泻、呕吐等导致脱水引起脑血栓。

3. 定期复查，按时进行预防接种，调整心功能到较好状态，使患儿能安全到达手术年龄。

课堂讨论

　　患儿，女，6岁，发育落后，消瘦，易疲乏，易感冒、咳嗽，冬春季节易患肺炎。查体：血压90/40mmHg，胸骨左缘2肋间可闻及连续性机器样杂音，肺动脉第二心音增强，可闻及股动脉枪击音并可见毛细血管搏动征，诊断为动脉导管未闭。

　　请问：

　　1. 该患儿常见的并发症有哪些？

　　2. 患儿为何会出现股动脉枪击音及毛细血管搏动征？

第三节　病毒性心肌炎

工作情景与任务

导入情景：

　　一名5岁女童，1周前因受凉出现发热、咽痛，家长自行给患儿服用了感冒药，病情未见好转，近两天患儿出现精神差，不愿活动，不想进食，且进食后出现呕吐，并告诉家长有胸闷、胸痛。家长赶紧带她来院就诊，医生给她做了体格检查，发现患儿心率加快，有期前收缩。初步诊断为病毒性心肌炎。

工作任务：

　　1. 请告诉患儿家长病毒性心肌炎主要的临床表现有哪些。

　　2. 请指导家长应如何让患儿正确休息。

　　心肌炎是由于各种感染或其他原因引起的心肌间质炎症细胞浸润和邻近的心肌细胞坏死，导致心功能障碍和其他系统损害的疾病。最常见的心肌炎是病毒性心肌炎（viral myocarditis），其病理特征为心肌细胞的坏死和变性，有时病变也可累及心包或心内膜。本病轻者预后大多良好，重者可发生心力衰竭、心源性休克甚至猝死。

　　【病因】

　　引起儿童心肌炎的病毒主要是肠道和呼吸道病毒，常见病毒有柯萨奇病毒（A组和B组）、埃可病毒、脊髓灰质炎病毒、腺病毒、流感和副流感病毒、单纯疱疹病毒、流行性腮腺炎病毒等。新生儿期柯萨奇B组病毒感染可导致群体流行，死亡率可高达50%以上。

　　【发病机制】

　　本病的发病机制尚不完全清楚，一般认为其发病机制涉及以下方面：①病毒通过心肌细胞的相关受体侵入心肌细胞，在细胞内复制，并直接损害细胞，导致心肌细胞变性、坏死和溶解；②病毒触发人体自身免疫反应而引起心肌损害。

【护理评估】

（一）健康史

评估患儿在起病前数日或 1~3 周是否有呼吸道或消化道病毒感染史；有无发热、心前区不适、胸闷、乏力等。

（二）身体状况

1. 前驱表现　发病前数日或 1~3 周多有病毒感染史，表现为发热、咽痛、全身酸痛、腹痛、腹泻和皮疹等。部分病例这些症状轻微，常被忽略，少数病例心肌炎表现与病毒感染症状同时出现。

2. 心肌炎表现　病毒性心肌炎临床表现轻重不一，轻者可无明显症状，体检时可发现心动过速、期前收缩等；患儿一般表现为精神萎靡、疲乏无力、食欲下降、恶心、呕吐、腹痛、心悸、气促、心前区不适或胸痛等。重者可突然出现心源性休克、急性心力衰竭，甚至在数小时或数天内死亡。查体可见心脏大小正常或扩大，心音低钝，出现奔马律，安静时心动过速。严重时血压下降，可发展为充血性心力衰竭或心源性休克。心肌炎的分期如下：

（1）急性期：新发病，临床表现明显且多变，一般病程在半年以内。

（2）迁延期：临床表现反复出现，检查指标迁延不愈，病程多为半年至 1 年。

（3）慢性期：病情时轻时重，反复心力衰竭或心律失常，进行性心脏增大。部分病例演变为扩张型心肌病。病程在 1 年以上。

（三）心理－社会状况

病情迁延不愈或转为慢性者对患儿及家长影响很大，由于病程长和对预后的不确定性，患儿及家长会产生极度紧张、焦虑和恐惧心理。

（四）辅助检查

1. 心电图　呈持续性心动过速，多导联 ST 段偏移和 T 波低平、双向或倒置，QT 间期延长、QRS 波群低电压。心律失常包括各种期前收缩、心动过速、房颤和室颤，可有部分或完全性房室传导阻滞。

2. 血清心肌酶谱测定　磷酸激酶（CPK）及其同工酶（CK-MB）、乳酸脱氢酶（SLDH）及其同工酶增高对心肌炎早期诊断有提示意义。心肌肌钙蛋白（cTnI 或 cTnT）升高具有高度特异性。

3. X 线检查　轻症者，心影正常；伴心力衰竭者，心影明显增大。

4. 病毒学诊断　病毒分离结合血清特异性病毒抗体检测有助于明确病因。在疾病早期可通过 PCR 技术检测出病毒核酸。

5. 心肌活体组织检查　被认为是诊断的"金标准"，但由于取样部位的局限性及患者的依从性不高，应用十分有限。

（五）治疗要点

本病为自限性疾病，目前尚无特殊治疗，主要是减轻心脏负担，改善心肌代谢和心功能,促进心肌恢复。

1. 休息　急性期需卧床休息,减轻心脏负荷。

2. 药物治疗

(1)改善心肌营养:1,6-二磷酸果糖(FDP)有益于改善心肌细胞代谢,同时可应用大剂量维生素C、辅酶Q10、维生素E和复合B族维生素,可服用中药生脉饮、黄芪口服液等。

(2)大剂量丙种球蛋白:通过免疫调节作用减轻心肌细胞损害。

(3)糖皮质激素:多用于重症病例,改善心肌功能,减轻心肌炎性反应和抗休克作用。

(4)对症治疗:发生心力衰竭者应用利尿剂、洋地黄制剂及血管活性药物,注意心肌炎患儿对洋地黄较敏感,易中毒,一般用有效剂量的2/3即可。

【常见护理诊断/问题】

1. 活动无耐力　与心肌收缩力下降、组织供氧不足有关。

2. 潜在并发症:心律失常、心力衰竭、心源性休克。

【护理措施】

1. 减轻心脏负荷　急性期应卧床休息至体温稳定后3～4周,病情基本恢复正常时逐渐增加活动量。恢复期仍应限制活动量,但总休息时间不少于6个月。重症患儿心脏扩大及心力衰竭者,应延长卧床时间,待心力衰竭控制和心功能好转后,根据具体情况逐渐增加活动量。

2. 严密监测病情,及时发现和处理并发症

(1)心律失常:注意血压、呼吸、体温及精神状态的变化,密切观察并记录心率、脉搏的强弱和节律,对严重心律失常者应持续进行心电监护,发现多源性期前收缩、频发室性期前收缩、心动过速、心动过缓、完全性房室传导阻滞或室颤时应立即报告医生,采取紧急处理措施。护理人员应备好抢救药物和器械,以便抢救。

(2)心力衰竭:尽量避免呼吸道感染、剧烈运动、情绪激动、饱餐、寒冷、用力排便等,静脉输液过程中滴速不能太快,以免诱发心力衰竭。严密观察生命体征、意识、皮肤黏膜颜色及尿量等,注意有无呼吸困难、咳嗽、颈静脉怒张、水肿、奔马律、肺部湿啰音等表现,一旦发现应立即通知医生并置患儿于半卧位,尽量使其保持安静,给氧,按医嘱给洋地黄制剂。因心肌炎时心肌敏感性增高,使用洋地黄时剂量应偏小,并注意观察有无心率过慢、新的心律失常及恶心、呕吐等,如有应暂停用药并与医生联系,避免洋地黄中毒。

(3)心源性休克:注意观察呼吸、血压、心率及心律的变化,心源性休克使用血管活性药物和扩张血管药物时要准确控制滴速,最好使用输液泵,以避免血压波动过大。

【健康教育】

1. 对患儿和家长介绍本病发生的原因、表现特点、治疗过程及预后,减轻其紧张、焦虑、恐惧等心理,使其积极配合检查及治疗。

2. 强调休息对心肌炎恢复的重要性,使患儿及家长能自觉配合治疗。急性心肌炎患

儿出院后需继续休息，避免劳累，3~6个月后可考虑恢复部分或全部轻体力活动或学习。

3. 指导患儿进食高蛋白、高维生素、易消化的饮食，尤其注意补充富含维生素C的食物如新鲜蔬菜、水果，促进心肌代谢和修复，保持大便通畅，防止发生便秘。

4. 教会患儿和家长监测脉率、节律，若发现异常或出现心悸、胸闷等不适及时复诊。出院后仍需服用抗心律失常药物的患儿，应让其了解药物的名称、剂量、用药方法及副作用。

5. 告知患儿和家长预防呼吸道感染和消化道感染的常识，适当锻炼身体，增强抵抗力，注意保暖，疾病流行期间尽量避免去公共场所。

6. 强调定期门诊复查，出院后分别在1个月、3个月、6个月、1年到医院复查。

第四节 心力衰竭

充血性心力衰竭（congestive heart failure，CHF）简称心衰，是指心脏收缩或舒张功能下降，即心排血量绝对或相对不足，不能满足全身组织代谢需要的病理状态。充血性心力衰竭是儿童时期常见的危重症之一。

【病因】

1. 心血管因素　儿童心力衰竭以1岁以内发病率最高，其中以先天性心脏病引起者最多见。此外，病毒性心肌炎、心肌病、心内膜弹力纤维增生症、风湿性心脏病、心律失常等使心肌收缩力减弱或使心脏的负荷增加导致心衰的发生。

2. 非心血管因素　支气管肺炎、支气管哮喘、贫血、感染、急性肾炎、电解质紊乱、甲状腺功能亢进等均可导致心衰的发生。输液、输血过多或过快亦可诱发心力衰竭。

【发病机制】

在心功能代偿期，可通过加快心率、心肌肥厚和心脏扩大进行代偿，调整心排血量来满足机体的需要，此时临床上无症状出现。如病因持续存在，代偿性改变相应发展，心肌能量消耗增多，冠状动脉血液供应相对不足，心肌收缩速度减慢和收缩力减弱。心率增快超过一定限度时，舒张期缩短，心排血量反而减少。当心排血量通过代偿不能满足身体代谢需要时，即出现心力衰竭。

【护理评估】

（一）健康史

询问有无引起心力衰竭的原发疾病及此次诱发心衰的原因；询问有无呼吸困难、咳嗽、水肿及青紫史；询问发现先天性心脏病及其他心脏疾患的具体时间；询问患儿饮食和生活方式、活动情况、尿量多少等。

（二）身体状况

年长儿心力衰竭的表现与成人相似，主要表现为心排血量不足、肺循环淤血及体循环淤血。①心排血量不足：乏力、多汗、食欲下降、心率增快、呼吸浅快等；②肺循环淤血：呼吸困难、气促、端坐呼吸、咳嗽、心尖部第一心音减弱或奔马律；③体循环淤血：颈静脉怒张，肝颈静脉回流征阳性，肝大、有压痛，水肿，尿量明显减少。

婴幼儿心力衰竭常表现为呼吸浅速，频率可达 50～100 次/min，严重时鼻唇三角区呈现青紫。喂养困难，烦躁多汗，哭声低弱，体重增长缓慢，肺部可闻及干啰音或哮鸣音，肝进行性肿大，婴儿水肿常为全身性，眼睑和骶尾部较明显。

心力衰竭临床诊断依据：①安静时心率增快，婴儿 >180 次/min，幼儿 >160 次/min，不能用发热或缺氧解释；②呼吸困难、青紫突然加重，安静时呼吸达 60 次/min 以上；③肝大，达肋下 3cm 以上，或在密切观察下短时间内较前增大，且不能用横膈下移等原因解释；④心音明显低钝或出现奔马律；⑤突然烦躁不安、面色苍白或发灰，且不能用原有疾病解释；⑥尿少、下肢水肿，排除营养不良、肾炎、维生素 B_1 缺乏等原因所致者。

（三）心理－社会状况

由于患儿病情发展迅速，家长无心理准备，开始表现为茫然不知所措，随后表现为焦虑、担心，甚至恐惧。

（四）辅助检查

1. 胸部 X 线检查　心影多呈普遍性扩大，搏动减弱，肺纹理增多，肺部瘀血。

2. 心电图检查　不能表明有无心力衰竭，但有助于病因诊断及指导洋地黄制剂的应用。

3. 超声心动图检查　可见心室腔和心房腔扩大，M 型超声心动图显示心室收缩时间延长，射血分数降低。心脏舒张功能不全时，二维超声心动图对诊断和引起心力衰竭的病因判断有帮助。

（五）治疗要点

除病因治疗外，心力衰竭的治疗有下列几方面：

1. 一般治疗　保证患儿休息和睡眠，给予营养丰富、易消化的饮食，限制钠和水的入量，烦躁、哭闹的患儿可适当给予镇静剂，必要时给予吸氧。

2. 洋地黄类药物　常用的洋地黄制剂为地高辛，能口服的患儿给予地高辛口服，首次给洋地黄化总量的 1/3 或 1/2，余量分 2 次，每隔 6～8 小时服用 1 次。病情较重或不能口服者，可选用毛花苷丙（西地兰）或地高辛静脉注射，首次给洋地黄化总量的 1/2，余量分 2 次，每隔 4～6 小时注射 1 次。洋地黄化后 12 小时可给予维持量，为洋地黄化总量的 1/5（表 11-3），维持量的疗程视病情而定。

3. 利尿药　急性心力衰竭或肺水肿者可选用呋塞米等快速强效利尿剂；慢性心力衰竭一般联合使用噻嗪类利尿剂与保钾利尿剂，间歇用药，防止电解质紊乱。

4. 血管扩张剂　小动脉扩张可降低心脏后负荷，从而增加心排血量；小静脉扩张可降低心脏前负荷，使心室充盈压下降，肺淤血的症状得到缓解。常用的药物有卡托普利、硝普钠、酚妥拉明等。

表11-3 洋地黄类药物的临床应用

洋地黄制剂	给药法	洋地黄化总量	每日平均维持量	效力开始时间	效力最大时间	中毒作用消失时间	效力完全消失时间
地高辛	口服	<2岁 0.05~0.06mg/kg >2岁 0.03~0.05mg/kg （总量不超过1.5mg）	1/5洋地黄化量，分2次	2h	4~8h	1~2d	4~7d
	静脉	口服量的1/3~1/2		10min	1~2h		
毛花苷丙（西地兰）	静脉	<2岁 0.03~0.04mg/kg； >2岁 0.02~0.03mg/kg		15~30min	1~2h	1d	2~4d

【常见护理诊断/问题】

1. 心排血量减少 与心肌收缩力降低有关。
2. 体液过多 与心功能下降等有关。
3. 气体交换受损 与肺淤血有关。
4. 潜在并发症：药物毒副作用。

【护理措施】

1. 减轻心脏负荷，恢复心排血量

（1）休息与体位：让患儿卧床休息，床头抬高15°~30°，有明显左心衰竭时，置患儿于半卧位或坐位，双腿下垂，以减少回心血量，减轻心脏负荷。

（2）避免加重心脏负荷：①尽量将患儿安排在单人房间，减少刺激，避免患儿烦躁、哭闹，必要时按医嘱应用镇静药物；②输液时速度宜慢，一般每小时不超过5ml/kg；③尽量避免患儿用力，如帮助患儿翻身，将常用的物品或喜爱的玩具放在患儿伸手可取的位置等，喂奶要少量多次，奶瓶喂养者奶嘴开孔稍大以避免吸奶费力，保持大便通畅、避免排便用力，鼓励患儿食用含纤维素较多的食物，必要时给予甘油栓或开塞露通便或每晚睡前服用少量食用油。

（3）遵医嘱使用洋地黄、利尿剂及血管扩张药物，观察用药后的反应，及时评估用药效果。

（4）密切观察生命体征变化：观察呼吸、血压、脉搏，注意心律、心率的变化，必要时进行心电监护，发现病情变化及时报告医生。

2. 控制水、钠的摄入 一般给予低盐饮食，钠盐每日不超过0.5~1g，重症患儿给无盐饮食。严重水肿的患儿应限制水和钠的摄入量，液体入量宜控制在50~60ml/（kg·d），输液速度宜慢，以每小时<5ml/kg为宜。详细记录24小时液体出入量。

3. 给氧　有发绀、呼吸困难者应及时给予吸氧。

4. 按医嘱正确用药,密切观察药物反应

（1）应用洋地黄制剂的护理：由于洋地黄类药物治疗量和中毒量较接近,儿童用药量少,两者剂量之差更小,故易发生中毒,须注意预防。

1）给药前：①严格按剂量取药,当注射用药量少于0.5ml时,要加生理盐水稀释后用1ml注射器吸药；②每次注射前必须先测患儿脉搏（必要时测心率）,测1分钟,若脉率年长儿＜60次/min、婴幼儿＜90次/min、新生儿＜100次/min,需暂停用药并报告医生。

2）给药时：①静脉注射速度要缓慢（不少于5分钟）,并密切观察患儿脉搏变化；②洋地黄类药物不能与其他药液混合注射,以免发生药物的相互作用而引起中毒；口服药则要与其他药物分开服用。

3）给药后：用药后1~2小时要监测患儿心率和心律,并注意心力衰竭表现是否改善,配合医生调整用药计划。

4）用药期间：①需多给患儿进食富含钾的食物如香蕉、橘子等或按医嘱给予补钾,因低钾血症是导致洋地黄类药物中毒反应较常见的诱因；②密切观察患儿情况,若出现心律失常、恶心、呕吐、腹痛、腹泻、头痛、头晕、视力模糊、色视等,提示可能是洋地黄中毒,应及时报告医生。

（2）应用利尿剂的护理：①用氢氯噻嗪要注意餐后服药,以减轻胃肠道刺激；②利尿剂宜在清晨或上午给予,以免夜间多次排尿影响睡眠；③用利尿剂后应观察利尿效果,定时测体重及记录尿量,并注意有无脱水及电解质紊乱。

（3）应用血管扩张剂的护理：用药期间密切观察心率和血压的变化,避免血压过度下降。

【健康教育】

向患儿及家长介绍心力衰竭的病因、诱因及防治方法,指导家长及患儿根据病情适当安排休息,避免过度活动和情绪激动；防止受凉感冒,注意营养均衡；教会年长儿自我检测脉搏和控制活动量的方法,教会家长掌握患儿出院后的用药护理和家庭护理的方法。

 课堂讨论

患儿,女,1岁,因发热、咳嗽3天,突然出现烦躁不安来院就诊。查体：T 39℃,P 180次/min,R 61次/min,面色苍白,鼻唇三角区呈现青紫,肺部可闻及较多的细湿啰音,心音明显低钝,肝肋下3cm。诊断为支气管肺炎合并心力衰竭。

请问：该患儿应用洋地黄类药物的注意事项有哪些？

　　本章学习重点为先天性心脏病、病毒性心肌炎及充血性心力衰竭患儿的护理评估、常见护理诊断/问题、护理措施。先心病分为左向右分流型（室间隔缺损、房间隔缺损、动脉导管未闭）、右向左分流型（法洛四联症）和无分流型（主动脉缩窄、肺动脉狭窄）三类。左向右分流型先心病的主要表现为乏力，活动后气促，生长发育落后，易发生肺部感染，晚期肺动脉高压时出现持续青紫即艾森曼格综合征。右向左分流型先心病表现为青紫、蹲踞、缺氧发作、杵状指（趾），易并发脑血栓，当出现发热或腹泻时应注意积极补液。先心病的护理包括建立合理的生活制度，合理供给营养，预防感染，严格控制静脉输液的速度和量，密切观察病情、预防并发症等。病毒性心肌炎患儿应强调休息的重要性，减少氧耗，减轻心脏负荷，并加强病情观察。充血性心力衰竭患儿的护理重点是严密观察病情变化，遵医嘱正确使用洋地黄制剂并注意观察其毒副作用。本章学习难点为先天性心脏病的血流动力学改变，心力衰竭的诊断标准以及洋地黄类药物使用注意事项。在学习过程中，要学会区分四种常见先心病患儿的身体状况、护理措施等方面的不同点。学会正确判断婴幼儿是否出现心力衰竭以及掌握洋地黄类药物使用注意事项。

（邓　青　郭传娟）

 思考题

　　1. 患儿，女，3岁，出生后即出现喂养困难，面色苍白。近一年来反复呼吸道感染。查体：生长发育落后，胸骨左缘3～4肋间可闻及Ⅲ～Ⅳ级粗糙的全收缩期杂音，肺动脉第二心音增强。彩色多普勒超声可见心室内有左向右分流，缺损直径达9mm，诊断为室间隔缺损。

　　请问：

　　（1）室间隔缺损按先天性心脏病分类方法属于哪一类？此类先天性心脏病血流动力学改变是什么？

　　（2）若患儿因龋齿需要将牙拔除，在拔牙前预防性应用抗生素的目的是什么？

　　（3）若患儿突然出现心率增快达170次/min，心音明显低钝，安静时呼吸达60次/min，并出现肝大，应考虑患儿出现了何种并发症？

　　2. 患儿，男，3岁，发育迟缓，自幼有青紫，活动哭闹时加重，杵状指（趾），平时喜蹲踞。X线胸片显示右心室增大。10分钟前剧烈哭闹后，患儿突然发生昏厥。

　　请问：

　　（1）该患儿最可能患有何种疾病？

（2）该患儿昏厥的原因是什么？此时应如何急救处理？

（3）护士应如何对家长进行健康教育？

3. 患儿，男，3岁，疲乏无力伴心前区不适2天，患儿1周前曾患上呼吸道感染。查体：心脏扩大，心率130次/min，偶有期前收缩，第一心音低钝。心肌酶谱测定：磷酸激酶及其同工酶升高，心肌肌钙蛋白升高。诊断为病毒性心肌炎。

请问：

（1）该患儿有哪些主要护理诊断/问题？

（2）若该患儿发病时伴有发热，在急性期应至少卧床休息至热退后多长时间？

（3）护理该患儿时，应该重点预防哪些并发症的发生？

第十二章 | 造血系统疾病患儿的护理

12章 数字资源

1. 具有儿科护理人员所需要的严谨、细致、慎独的职业素养，较好的护患沟通与团队合作能力，尊重患儿及其家庭成员，关爱患儿、主动为患儿缓解不适，促进患儿恢复健康的职业态度。
2. 掌握贫血的分度，营养性贫血的护理评估、常见护理诊断／问题和护理措施。
3. 熟悉贫血的诊断标准、营养学贫血的病因和健康教育。
4. 了解儿童造血及血液特点、营养性贫血的发病机制。
5. 学会运用护理程序对贫血患儿实施整体护理。

儿童造血系统疾病主要包括各种原因造成的贫血、出血性疾病及各种类型白血病，其中常见的有营养性贫血、免疫性血小板减少症、血友病、急性淋巴细胞白血病等疾病，这些疾病均严重威胁着儿童的身心健康。本章重点介绍儿童造血及血液特点，儿童贫血概述，营养性缺铁性贫血及营养性巨幼细胞贫血患儿的护理。

第一节 儿童造血及血液特点

一、儿童造血

儿童造血分为胚胎期造血和生后造血两个阶段。

（一）胚胎期造血

造血是血细胞形成的过程。根据造血组织发育和造血部位发生的先后，可将此期分为三个不同的阶段（图12-1）。

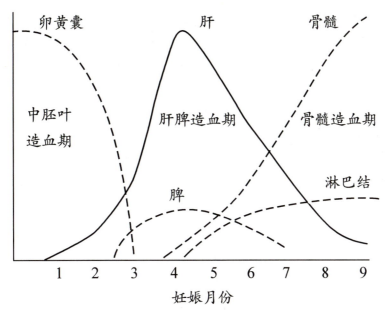

图 12-1　胚胎期造血坐标图

1. 中胚叶造血期　自胚胎第 3 周开始出现卵黄囊造血，之后在中胚叶组织中出现广泛的原始造血成分，其中主要是原始的有核红细胞。自胚胎第 6 周后，中胚叶造血开始减退。

2. 肝脾造血期　自胚胎第 6～8 周开始，肝脏出现活动的造血组织，并成为胎儿中期的主要造血部位，4～5 个月时达高峰，6 个月后逐渐减退；胎肝造血主要产生有核红细胞。

约于胚胎第 8 周脾脏开始造血，至胎儿 5 个月之后，脾脏造红细胞和粒细胞的功能逐渐减退，而造淋巴细胞功能可维持终身。

胸腺是中枢淋巴器官，胚胎第 6～7 周已出现胸腺，并开始生成淋巴细胞。胚胎期胸腺也有短暂的生成红细胞和粒细胞的功能。自胚胎第 11 周淋巴结开始生成淋巴细胞，并成为终生造淋巴细胞和浆细胞的器官。胎儿期淋巴结亦有短暂的红系造血功能。

3. 骨髓造血期　胚胎第 6 周开始出现骨髓，但至胎儿 4 个月时骨髓才开始造血活动，并迅速成为主要的造血器官，直至出生 2～5 周后骨髓成为唯一的造血场所。

（二）生后造血

1. 骨髓造血　出生后主要是骨髓造血。婴幼儿期骨髓均为红骨髓，全部参与造血，以满足生长发育的需要。5～7 岁开始，长骨骨干中的红骨髓逐渐被脂肪组织（黄骨髓）所代替，因此年长儿和成人红骨髓仅分布于扁骨（颅骨、胸骨、肋骨、髂骨）、不规则骨（锁骨、肩胛骨、椎骨）及长骨干骺端。黄骨髓具有潜在造血功能，当造血需要增加时，它可转变为红骨髓而恢复造血功能。儿童在出生后前几年缺少黄骨髓，因此造血代偿潜力小，当造血需要增加时，就会出现骨髓外造血。

2. 骨髓外造血　在正常情况下，骨髓外造血极少。出生后，尤其在婴儿期，当发生感染性贫血或溶血性贫血等造血需要增加时，肝、脾和淋巴结可恢复到胎儿时期的造血状态，出现肝、脾、淋巴结肿大，同时外周血中可出现有核红细胞和／或幼稚中性粒细胞。这是儿童造血器官的一种特殊反应，称为"骨髓外造血"，当感染及贫血等纠正后即恢复正常。

二、儿童血液特点

（一）红细胞数和血红蛋白量

由于胎儿期处于相对缺氧状态，故红细胞数和血红蛋白量均较高，出生时红细胞数为$(5.0 \sim 7.0) \times 10^{12}/L$，血红蛋白量为 $150 \sim 220g/L$。随着出生后自主呼吸的建立，血氧含量增加，红细胞生成素减少，骨髓造血功能暂时下降，网织红细胞减少；胎儿红细胞寿命较短，且破坏较多（生理性溶血）；婴儿生长发育迅速，循环血量迅速增加等因素，红细胞数和血红蛋白量逐渐降低，至 $2 \sim 3$ 个月时红细胞数降至 $3.0 \times 10^{12}/L$ 左右，血红蛋白量降至 $100g/L$ 左右，出现轻度贫血，称为"生理性贫血"。"生理性贫血"呈自限性，3 个月以后随着红细胞生成素的增加，红细胞数和血红蛋白量又逐渐上升，约 12 岁时达成人水平。

（二）白细胞数与分类

儿童出生时白细胞总数为 $(15 \sim 20) \times 10^9/L$，生后 $6 \sim 12$ 小时达 $(21 \sim 28) \times 10^9/L$，然后逐渐下降，1 周时平均为 $12 \times 10^9/L$，婴儿期维持在 $10 \times 10^9/L$ 左右，8 岁以后接近成人水平。

白细胞分类主要是中性粒细胞（N）与淋巴细胞（L）比例的变化。出生时中性粒细胞约占 0.65，淋巴细胞约占 0.30。随着白细胞总数的下降，中性粒细胞比例也相应下降，淋巴细胞比例上升，至生后 $4 \sim 6$ 天时两者比例约相等（第一次交叉）；至 $1 \sim 2$ 岁时淋巴细胞约占 0.60，中性粒细胞约占 0.35，之后中性粒细胞比例逐渐上升，至 $4 \sim 6$ 岁时两者比例又相等（第二次交叉）。7 岁以后白细胞分类与成人相似。

（三）血小板

儿童血小板数与成人相似，为 $(100 \sim 300) \times 10^9/L$。

（四）血容量

儿童血容量相对较成人多，新生儿血容量占体重的比例约为 10%，平均为 300ml；儿童血容量占体重的 8% $\sim$ 10%；成人血容量占体重的 6% $\sim$ 8%。

第二节　儿童贫血概述

贫血（anemia）是指外周血中单位容积内的红细胞数或血红蛋白量低于正常。

一、贫血的诊断标准

儿童的红细胞数和血红蛋白量随年龄不同而有差异。根据世界卫生组织（WHO）的资料，6～59 个月血红蛋白（Hb）< 110g/L；5～11 岁 Hb < 115g/L；12～14 岁 Hb < 120g/L（海拔每升高 1 000m，血红蛋白上升约 4%）为贫血。6 个月以下的婴儿由于生理性贫血等因素，血红蛋白值变化较大，目前尚无统一标准。我国儿童血液病学会建议：血红蛋白在新生儿期 < 145g/L，1～4 个月时 < 90g/L，4～6 个月时 < 100g/L 为贫血。

二、贫血的分度

根据外周血红细胞数或血红蛋白量可将贫血分为四度（表 12-1）。

表 12-1　贫血的分度

分度	红细胞数 /（×10^{12}·L^{-1}）	血红蛋白量 /（g·L^{-1}）
轻度	3～正常下限	90～正常下限
中度	2～3	60～90
重度	1～2	30～60
极重度	< 1.00	< 30

三、贫血的分类

（一）病因分类

根据导致贫血的原因可将贫血分为红细胞和血红蛋白生成不足性贫血、溶血性贫血和失血性贫血 3 类。

1. 红细胞和血红蛋白生成不足性贫血　①造血物质缺乏，如铁缺乏（缺铁性贫血）、维生素 B_{12} 和 / 或叶酸缺乏（巨幼细胞贫血）、维生素 C 缺乏、蛋白质缺乏等；②骨髓造血功能障碍，如再生障碍性贫血或各种原因如放射线、化学物质、药物等所致的骨髓抑制；③感染性及炎症性贫血；④其他，如慢性肾病所致贫血、癌症性贫血等。

2. 溶血性贫血　①红细胞内在异常：红细胞膜结构缺陷（如遗传性球形红细胞增多症）、红细胞酶缺乏（如葡萄糖 -6- 磷酸脱氢酶缺乏）、血红蛋白合成或结构异常（如地中海贫血）；②红细胞外在因素：免疫因素（如新生儿溶血症、自身免疫性溶血性贫血等）、非免疫因素（如感染、理化因素、毒素、脾功能亢进、弥散性血管内凝血等）。

3. 失血性贫血　①急性失血，如创伤性大出血、出血性疾病等；②慢性失血，如溃疡病、钩虫病、肠息肉、鲜牛乳过敏等引起的贫血。

（二）形态分类

根据红细胞数、血红蛋白量和血细胞比容计算平均红细胞容积（MCV）、平均红细胞血红蛋白量（MCH）和平均红细胞血红蛋白浓度（MCHC），将贫血分为四类（表12-2）。

表12-2　贫血的细胞形态分类

	MCV（fl）	MCH（pg）	MCHC[（g•L^{-1}）]
正常值	80~94	28~32	320~380
大细胞性	>94	>32	320~380
正细胞性	80~94	28~32	320~380
单纯小细胞性	<80	<28	320~380
小细胞低色素性	<80	<28	<320

 课堂讨论

患儿，5个月，牛乳喂养，未引入转乳期食物。近1个月来面色苍白，精神、食欲差。查体：肝肋下3cm，脾肋下1.5cm。血常规检查：血红蛋白70g/L，红细胞3.0×10^{12}/L。初步诊断为营养性缺铁性贫血。

请问：

1. 该患儿的贫血为什么程度？

2. 该患儿肝、脾大的原因可能是什么？

第三节　营养性缺铁性贫血

 工作情景与任务

导入情景：

今天上午刘女士抱着8个月大的男童来到儿科门诊。她说男童近1个月来面色逐渐苍白，食欲减退，精神较差。医生询问刘女士后得知男婴既往无特殊病史；按时预防接种；生后母乳喂养，2个月开始补充维生素D，6个月开始添加米糊，未引入其他转乳期食物。医生诊断为营养性缺铁性贫血，主要给予口服铁剂等治疗。

工作任务：

1. 请帮助刘女士分析患儿贫血可能的原因。

2. 请详细告知刘女士给患儿口服铁剂的注意事项。

营养性缺铁性贫血（nutritional iron deficiency anemia，NIDA）是由于体内铁缺乏导致血红蛋白合成减少而引起的贫血，临床上以小细胞低色素性贫血、血清铁蛋白减少和铁剂治疗有效为特点。营养性缺铁性贫血任何年龄均可发病，以6个月~2岁婴幼儿发病率最高，是我国重点防治的儿童常见病之一。

【病因】

1. 先天储存铁不足　胎儿从母体获得的铁以妊娠最后3个月最多，能够满足足月新生儿生后4~5个月内的需要，故早产、双胎或多胎、胎儿失血和孕母严重缺铁等均可使胎儿储存铁减少。

2. 铁摄入不足　是缺铁性贫血的主要原因。人乳、牛乳、谷物中含铁量均低，如不及时引入含铁丰富的转乳期食物，则易发生缺铁性贫血。年长儿偏食、挑食或摄入动物性食物过少等也可导致铁摄入量不足。

3. 生长发育因素　婴儿期生长发育较快，血容量也增加较快，1岁时血液循环中的血红蛋白增加2倍；未成熟儿的血红蛋白增加倍数更高。如不及时添加含铁丰富的食物，则易致缺铁。

4. 铁吸收障碍　饮食搭配不合理可影响铁的吸收；慢性腹泻不仅铁的吸收不良而且铁的排泄也增加。

5. 铁丢失过多　每1ml血约含铁0.5mg，长期慢性失血可致缺铁，如肠息肉、钩虫病、初潮后少女月经量过多等可致慢性失血，用不经加热处理的鲜牛奶喂养的婴儿可因对牛奶过敏而致肠出血。

 知识窗

人体铁的来源

1. **外源性铁**　主要来自食物，占人体铁摄入量的1/3；分为血红素铁和非血红素铁，前者吸收率高于后者。动物性食物（如肝、肾、瘦肉、蛋黄、血、鱼等）含铁量高且为血红素铁，吸收率达10%~25%；母乳与牛乳含铁量均低，但母乳的铁吸收率高于牛乳。植物性食物（如海带、黑木耳、香菇等）中的铁是非血红素铁，吸收率为1.7%~7.9%。

2. **内源性铁**　体内红细胞衰老或破坏所释放的血红蛋白铁占人体铁摄入量的2/3，几乎全部被再利用。

【发病机制】

1. 缺铁对血液系统的影响　铁是合成血红蛋白的原料，缺铁时血红素生成不足，进而血红蛋白合成减少，导致新生的红细胞内血红蛋白含量不足，细胞质减少，细胞变小；而缺铁对细胞的分裂、增殖影响较小，故红细胞数量减少的程度不如血红蛋白减少明显，从而形成小细胞低色素性贫血。

2. 缺铁对其他系统的影响　缺铁可影响肌红蛋白的合成,并可使多种含铁酶(如细胞色素 C、单胺氧化酶等)的活性下降。由于这些含铁酶与生物氧化、组织呼吸、神经介质分解与合成有关,故铁缺乏时造成细胞功能紊乱,从而产生一些非造血系统的表现。

【护理评估】

(一)健康史

了解母亲孕期有无严重贫血。了解患儿是否为早产、多胎;喂养方法或饮食习惯、转乳期食物引入的时间及种类;生长发育情况;有无消化道畸形、慢性腹泻等疾病。

(二)身体状况

任何年龄均可发病,以 6 个月至 2 岁最多见。发病缓慢,临床表现随病情轻重而有所不同。

1. 一般贫血表现　皮肤黏膜苍白,以唇、口腔黏膜及甲床最为明显。易疲乏无力,不爱活动。年长儿可诉头晕、眼前发黑、耳鸣等。

2. 骨髓外造血表现　肝、脾、淋巴结可轻度肿大;年龄越小、病程越久,贫血越重,肝脾肿大越明显。

3. 非造血系统表现

(1)消化系统:食欲减退,少数患儿有异食癖(如嗜食泥土、墙皮、煤渣等);可有呕吐、腹泻;可出现口腔炎、舌炎或舌乳头萎缩;重者可出现萎缩性胃炎或吸收不良综合征等。

(2)神经系统:表现为烦躁不安、易激惹或萎靡不振,注意力不集中,记忆力减退,学习成绩下降,多动,智力多数低于同龄儿。

(3)心血管系统:明显贫血时心率增快,严重者心脏扩大,甚至发生心力衰竭。

(4)其他:因细胞免疫功能降低,常合并感染。可因上皮组织异常出现指(趾)甲薄脆、不光滑甚至反甲(匙状指)。

(三)心理-社会状况

由于本病多发生在婴幼儿时期,患儿心理改变尚不明显。一些病情较重、病程较长的年长儿,由于体格、智力发育受到影响,不能与同龄儿童一样尽情玩耍、游戏,学习时注意力不集中、记忆力减退、理解力较差、学习成绩下降,这些都会造成患儿情绪改变,产生厌学、焦虑、自卑、抑郁等心理问题。家长因知识缺乏,对早期贫血患儿不够重视,当病情加重时会产生焦虑、歉疚的心理。家长和社会往往不能正确对待有异食癖的患儿,过多的责备甚至歧视会对患儿心理产生不良的影响。

(四)辅助检查

1. 血常规　血红蛋白降低比红细胞数减少明显,呈小细胞低色素性贫血。外周血涂片可见红细胞大小不等,以小细胞为多,中央淡染区扩大。网织红细胞数正常或轻度减少。白细胞、血小板一般无改变。MCV、MCH、MCHC 均降低。

2. 骨髓象　骨髓增生活跃,以中、晚幼红细胞增生为主。各期红细胞均较小,胞质少，显示胞质成熟程度落后于胞核。粒细胞系和巨核细胞系一般无明显改变。

3. 铁代谢的检查 血清铁蛋白（SF）< 12μg/L，提示缺铁；红细胞游离原卟啉（FEP）> 0.9μmol/L，提示红细胞内缺铁；血清铁（SI）< 10.7μmol/L，总铁结合力（TIBC）> 62.7μmol/L，转铁蛋白饱和度（TS）< 15%，有诊断意义。

（五）治疗要点

主要治疗原则为去除病因和补充铁剂。

1. 一般治疗 加强护理，保证充足睡眠；避免感染，如伴有感染应积极控制感染；重度贫血者注意保护心脏功能。根据患者消化能力，适当增加含铁丰富的食物，注意饮食的合理搭配，以增加铁的吸收。

2. 去除病因 饮食不当者应纠正不合理的饮食习惯和食物组成，有偏食习惯者应予纠正。如有慢性失血性疾病如钩虫病、肠道畸形等，应予及时治疗。

3. 铁剂治疗

（1）口服铁剂：若无特殊原因，应采用口服给药，首选二价铁盐制剂，常用的口服铁剂有硫酸亚铁、富马酸亚铁、葡萄糖酸亚铁、琥珀酸亚铁等。口服铁剂的剂量为元素铁4~6mg/（kg·d），分3次口服。铁剂用至血红蛋白达正常水平后再继续用6~8周，以补充铁的储存量。

（2）注射铁剂：注射铁剂较容易发生不良反应，甚至可发生过敏性反应致死，故应慎用。适应证：①诊断肯定，但口服铁剂后无治疗反应者；②口服后胃肠反应严重，改变制剂种类、剂量及给药时间仍无改善者；③由于胃肠疾病、胃肠手术后不能应用口服铁剂或口服铁剂吸收不良者。常用注射铁剂有山梨醇柠檬酸铁复合物、右旋糖酐铁复合物等。

4. 输红细胞 一般贫血不必输注红细胞。输注红细胞的适应证：①贫血严重，尤其是发生心力衰竭者；②合并感染者；③急需外科手术者。应注意输注的量和速度。贫血越严重，每次输注量应越少，速度宜慢，以免发生心功能不全。

【常见护理诊断／问题】

1. 活动无耐力 与贫血致组织、器官缺氧有关。

2. 营养失调：低于机体需要量 与铁的摄入不足、吸收不良、丢失过多或消耗增加等有关。

3. 有感染的危险 与缺铁导致细胞免疫功能降低有关。

4. 潜在并发症：心力衰竭。

【护理目标】

1. 患儿倦怠乏力有所减轻，活动时无明显心悸、气促、无力等不适感觉。

2. 患儿家长能正确选择含铁丰富的食物，能遵医嘱协助患儿正确服用铁剂，保证铁的摄入。

3. 患儿治疗期间不发生感染。

4. 患儿治疗期间不发生心力衰竭或心力衰竭发生时得到及时发现、处理。

【护理措施】

1. **注意休息，适量活动** 患儿病室应安静、清洁，阳光充足，空气新鲜。根据活动耐力下降情况制订活动类型、活动强度、持续时间，并随时调整。轻中度贫血患儿，不必严格限制日常活动，可选择适合个体的活动，但活动间歇要保证充分的休息，并且生活应有规律。重度贫血的患儿，因血红蛋白明显减少造成组织缺氧，可出现心悸、气短或活动后症状明显加重，应吸氧、卧床休息，以减轻心脏负担，并协助患儿的日常生活，定时测量心率。对烦躁不安、易激惹的患儿，护理人员应耐心细致看护、抚慰，使其保持安静，避免因哭闹而使缺氧加重；有计划地将各项治疗、护理操作集中进行。

2. **合理安排饮食，补充铁剂**

（1）提倡母乳喂养，按时引入含铁丰富的转乳期食物；人工喂养儿补充铁强化食品如铁强化配方奶粉。鲜牛乳必须经加热处理后再喂养婴儿。

（2）指导患儿家长合理搭配患儿的饮食：提供含铁丰富的食物，如动物肝脏、动物血、瘦肉、贝类、海带、紫菜、黑木耳、香菇、豆类等。

（3）增加食欲：创造良好的进食环境，鼓励年长儿主动进食；经常更换饮食品种，注意色、香、味的调配；必要时根据医嘱给患儿服用助消化药，促进消化，增强食欲；进食前不做引起疲劳的活动，不做引起疼痛、不愉快或不舒适的检查、治疗及护理。

（4）正确应用铁剂，观察疗效与副作用

1）口服铁剂：口服铁剂可致胃肠道反应如恶心、呕吐、腹泻或便秘、厌食、胃部不适及疼痛等，故服用铁剂应注意：①宜从小剂量开始，如无不良反应，可在 1～2 日内加至足量；②在两餐之间服用，以减少对胃肠道的刺激，并有利于铁的吸收；③可与维生素 C、果汁等同服，以利于吸收；④忌与抑制铁吸收的食物如牛奶、茶、咖啡、钙片、草酸等同服；⑤液体铁剂可使牙齿染黑，应用吸管或滴管服用，直接将药液送到舌根部；⑥服用铁剂后，大便可变黑或呈柏油样，停药后恢复，应向家长及年长儿说明原因，消除紧张心理。

2）注射铁剂：注射铁剂可致局部疼痛、静脉痉挛、静脉炎、面红、荨麻疹、发热、头痛、关节痛或局部淋巴结肿大，个别甚至可发生过敏性休克，故应慎用。用药时注意：①应深部肌内注射，每次更换注射部位（可采用 Z 形注射），以利于吸收、减轻疼痛、避免硬结形成；②注射前更换新针头（即抽药与注药不用同一针头）或注射器内留微量（约 0.1ml）气体，以防药液漏入皮下组织致局部坏死；③首次注射应严密观察 1 小时，警惕过敏现象发生。

3）疗效观察：补给铁剂 12～24 小时后，细胞内含铁酶开始恢复，烦躁等精神症状减轻，食欲增加。2～3 天后网织红细胞开始上升，5～7 天达高峰，2～3 周后下降至正常。治疗 1～2 周后血红蛋白逐渐上升，通常于治疗 3～4 周达到正常。如 3 周内血红蛋白上升不足 20g/L，应注意寻找原因。

3. 预防感染 缺铁可以造成患儿细胞免疫功能缺陷,增加易感性,同时感染也可影响铁的吸收而加重贫血。应注意:①施行保护性隔离,与感染患儿分室居住,以免交叉感染;避免到人群集中的公共场所;②做好口腔护理,一般每日2次;鼓励患儿多饮水,可起到清洁口腔的作用;③保持皮肤清洁,应勤洗澡、勤换内衣;对重症贫血卧床的患儿,要注意勤翻身,更换体位,按摩受压部位,防止压疮发生。

4. 防止发生心力衰竭 重度贫血患儿应卧床休息,取半卧位,必要时吸氧。如患儿出现心悸、气促、发绀、肝脏增大等表现时应及时通知医生,并按心力衰竭进行护理。

【护理评价】

1. 患儿倦怠乏力症状有无减轻,活动时有无明显心悸、气促、无力等不适感觉。

2. 患儿家长能否正确选择含铁丰富的食物,合理安排患儿的饮食,遵医嘱正确指导患儿服用铁剂。

3. 患儿治疗期间有无发生感染。

4. 患儿的并发症是否得到有效防治。

 边学边练

实训八 营养性贫血患儿的护理

【健康教育】

1. 指导家长合理安排患儿的日常生活,注意观察和调整患儿活动的类型、强度和持续时间。

2. 指导患儿家长正确用药,详细告知家长口服铁剂的注意事项、服药时间、服药后不良反应以及应对方法。

3. 强调预防缺铁性贫血的重要性,加强母亲孕期及哺乳期营养,增加含铁丰富的食物;提倡母乳喂养,合理搭配饮食,给儿童及时引入含铁丰富的转乳食品,如早产儿和低出生体重儿宜自2个月左右开始给予铁剂;婴幼儿如喂鲜牛乳必须加热处理,以减少牛乳过敏所致的肠道失血;培养良好饮食习惯,从小养成不挑食、不偏食的习惯。

4. 重视患儿心理疏导,对因缺铁性贫血导致智力减退、成绩下降者,应与其父母沟通,使父母了解是由于疾病导致患儿目前的状况,与父母和年长儿共同制订学习计划,减轻患儿的自卑心理。对有异食癖患儿不应过多责备,应细心看护和引导,鼓励患儿纠正不良嗜好。

5. 定期体检,发现缺铁性贫血及时治疗。

第四节　营养性巨幼细胞贫血

工作情景与任务

导入情景:

李女士有一个可爱的儿子,11个月了,从出生到现在一直母乳喂养。她发现近1个月来男童面色发黄、食欲减退、反应迟钝、少哭不笑,有时候头和四肢出现震颤,于是带男童来医院看病。经过系列检查,医生初步诊断为营养性巨幼细胞贫血。

工作任务:

1. 请告诉李女士患儿出现震颤的原因。

2. 向李女士询问患儿健康史时应重点问哪些内容?

营养性巨幼细胞贫血(nutritional megaloblastic anemia, NMA)是由于维生素 B_{12} 和/或叶酸缺乏所引起的一种大细胞性贫血,主要临床特点为贫血、神经精神症状、红细胞数减少比血红蛋白量减少更明显、红细胞的胞体变大、骨髓中出现巨幼细胞、用维生素 B_{12} 和/或叶酸治疗有效。

【病因】

1. 摄入量不足　单纯母乳喂养而未及时引入转乳期食物、人工喂养不当及严重偏食的婴幼儿,其饮食中缺乏肉类、动物肝、肾及蔬菜,可致维生素 B_{12} 和叶酸缺乏。羊乳含叶酸量很低,单纯以羊乳喂养者可致叶酸缺乏。

2. 需要量增加　婴幼儿生长发育较快,尤其是早产儿,对维生素 B_{12} 和叶酸的需要量也增加,如不及时引入转乳期食物易造成维生素 B_{12} 和叶酸的缺乏。严重感染可致维生素 B_{12} 的消耗量增加。

3. 吸收或代谢障碍　胃壁细胞分泌的糖蛋白(内因子)与食物中的维生素 B_{12} 结合成复合物,才能被吸收进入血液循环,当内因子缺乏时或肠道疾病可引起维生素 B_{12} 吸收减少;慢性腹泻影响叶酸的吸收,先天性叶酸代谢障碍也可致叶酸缺乏。

4. 药物因素　长期、大量应用广谱抗生素可抑制肠道有益菌的生长,影响叶酸的合成,抗叶酸代谢药物(如甲氨蝶呤)、抗癫痫药(如苯妥英钠、苯巴比妥等)均可导致叶酸缺乏。

知识窗

儿童对叶酸和维生素 B_{12} 的需求

叶酸广泛存在于各种食物中,在十二指肠及近端空肠被吸收。富含叶酸的食物为动物肝脏、豆类、酵母、坚果类、深绿色叶类蔬菜及水果,但经加热易被分解破坏。婴儿每天叶酸需要量为 $65\sim100\mu g$,儿童至青春期每天叶酸需要量为 $160\sim400\mu g$。正常人体干细胞叶酸的储存量仅为 $5\sim20mg$,约供身体 4 个月之需,因此营养性巨幼细胞贫血主要由叶酸缺乏引起。

人体维生素 B_{12} 主要来自肉类、动物内脏、鱼、禽、贝类及蛋类,乳及乳制品中含有少量。植物性食品中基本不含维生素 B_{12}。维生素 B_{12} 每天需要量婴儿期为 $0.3\sim0.6\mu g$,儿童至青春期为 $0.5\sim2.4\mu g$,正常人体内储存量可供 $3\sim5$ 年用,因此单纯食物中含量不足而致维生素 B_{12} 缺乏者罕见。

【发病机制】

叶酸在叶酸还原酶的还原作用和维生素 B_{12} 的催化作用下变成四氢叶酸。当维生素 B_{12} 和 / 或叶酸缺乏时,使四氢叶酸减少,导致 DNA 合成减少。幼稚红细胞内的 DNA 合成减少,使其分裂和增殖时间延长,出现细胞核的发育落后于胞质而血红蛋白的合成不受影响,红细胞数量减少、胞体变大,形成巨幼红细胞。由于红细胞生成速度变慢,巨幼红细胞在骨髓内易被破坏,进入血液循环的红细胞寿命也较短,从而出现贫血。

维生素 B_{12} 缺乏时可导致中枢和外周神经髓鞘受损,出现神经精神症状;叶酸缺乏主要引起情感改变,偶见深感觉障碍,其机制尚未明了。维生素 B_{12} 缺乏还可使中性粒细胞和巨噬细胞吞噬细菌后的杀灭作用减弱,使组织、血浆及尿液中甲基丙二酸堆积,后者是结核分枝杆菌细胞壁成分的原料,有利于结核分枝杆菌生长,故维生素 B_{12} 缺乏者易伴结核病。

【护理评估】

(一)健康史

询问母亲孕期及哺乳期的营养、饮食结构情况;询问患儿年龄、生长发育情况以及喂养史;了解患儿用药史及相关疾病史。

(二)身体状况

发病年龄以 6 个月~2 岁多见,起病缓慢。

1. 一般表现 多呈虚胖或颜面轻度水肿,毛发纤细、稀疏、发黄,严重者皮肤有出血点或瘀斑。

2. 贫血表现 皮肤常呈蜡黄色,睑结膜、口唇、指甲等处苍白,偶有轻度黄疸;疲乏无力,常伴肝、脾大。

3. 神经精神症状 可出现烦躁不安、易怒等症状。维生素 B_{12} 缺乏者还可出现表情呆滞、目光发直、对外界反应迟钝、嗜睡、不认亲人、少哭不笑,智力及动作发育落后甚至倒退。重症病例可出现肢体、躯干、头部和全身不规则性震颤,手足无意识运动,甚至抽搐、感觉异常、共济失调、踝阵挛和巴宾斯基征阳性等。叶酸缺乏者不出现神经系统症状,但可出现神经精神异常。

4. 消化系统表现　常出现较早，如食欲缺乏、厌食、恶心、呕吐、腹泻和舌炎等；因震颤可致舌下溃疡。

（三）心理－社会状况

本病病程长，会影响儿童神经、精神的发育和心理行为的发展，患儿会出现烦躁、易怒、哭闹甚至拒绝他人照顾等现象。家长由于缺乏本病的知识，担心患儿的病情会对今后造成影响，因而出现焦虑、担忧、歉疚等心理。

（四）辅助检查

1. 血常规　红细胞数、血红蛋白量均低于正常，红细胞数减少比血红蛋白量减少更明显，呈大细胞性贫血，MCV、MCH 升高，MCHC 正常。血涂片可见红细胞大小不等，以大细胞为多，中央淡染区不明显，可见巨幼变的有核红细胞，中性粒细胞呈核分叶过多现象。网织红细胞、白细胞、血小板计数常减少。

2. 骨髓象　增生明显活跃，以红系增生为主，粒系、红系均出现巨幼变，表现为胞体变大、核染色质粗而松、副染色质明显。中性粒细胞的细胞质空泡形成，核分叶过多。巨核细胞的核有过度分叶现象，有巨大血小板。

3. 血清维生素 B_{12} 和叶酸测定　血清维生素 B_{12} < 100ng/L（正常值为 200～800ng/L），血清叶酸 < 3μg/L（正常值为 5～6μg/L）。

（五）治疗要点

1. 一般治疗　注意营养，及时引入含维生素 B_{12} 和叶酸丰富的转乳期食物；加强护理，防止发生感染。

2. 去除病因　对可以引起维生素 B_{12} 和叶酸缺乏的原因要及时去除。

3. 维生素 B_{12} 和叶酸治疗　有神经精神症状者，应以维生素 B_{12} 治疗为主，维生素 B_{12} 500～1 000μg 一次肌内注射；或每次肌内注射 100μg，每周 2～3 次，连用数周，直到临床表现好转、血常规恢复正常为止；当有神经系统受累表现时，可予每日 1mg，连续肌内注射 2 周以上；由于维生素 B_{12} 吸收缺陷所致者，每月肌内注射 1mg，长期应用。

叶酸口服剂量为每次 5mg，每日 3 次，连续数周至临床表现好转、血常规恢复正常为止。同时口服维生素 C 有助于叶酸的吸收。因使用抗叶酸代谢药物而致病者，可用亚叶酸钙治疗。先天性叶酸吸收障碍者，口服叶酸剂量应增至每日 15～50mg 才有效。

4. 补钾、补铁　治疗初期由于大量新生红细胞，使细胞外钾转移至细胞内，可引起低血钾，应预防性补钾。恢复期需要大量的铁，要适当加服铁剂以供造血细胞所需。

【常见护理诊断／问题】

1. 活动无耐力　与贫血致组织、器官缺氧有关。

2. 营养失调：低于机体需要量　与维生素 B_{12} 和／或叶酸摄入不足、吸收不良、代谢障碍等有关。

3. 有受伤的危险　与肢体或全身震颤及抽搐有关。

4. 生长发育改变　与营养不足、贫血及维生素 B_{12} 缺乏影响生长发育有关。

【护理措施】

1. 注意休息，适当活动　根据患儿的活动耐受情况，安排其休息与活动。一般不需严格卧床，严重贫血者适当限制活动，协助满足其日常生活所需。有烦躁、震颤、抽搐者限制活动，必要时遵医嘱用镇静剂，防止外伤。

2. 加强营养，指导喂养

（1）改善乳母营养，及时为患儿添加富含维生素 B_{12} 的食物，如肝、肾、肉类、蛋类、海产品等；添加富含叶酸的食物，如绿色新鲜蔬菜、水果、酵母、谷类和动物肝、肾等。注意饮食均衡，合理搭配。年长儿防止偏食，养成良好的饮食习惯；对年幼儿要耐心喂养，少量多餐，改变烹调方法，注意食物调配，以引起患儿食欲。对震颤严重不能吞咽者可改用管饲。

（2）遵医嘱合理用药，观察疗效。一般用维生素 B_{12} 治疗 2～4 天后患儿精神症状好转，随即网织红细胞开始增加，6～7 天达高峰，2 周后降至正常；但神经精神症状恢复较慢。服叶酸 1～2 天后食欲好转，2～4 天网织红细胞增加，4～7 天达高峰；2～6 周红细胞和血红蛋白恢复正常。单纯维生素 B_{12} 缺乏者不宜加用叶酸，以免加重神经精神症状。

3. 预防受伤　由于维生素 B_{12} 缺乏的患儿可出现全身震颤、抽搐、感觉异常、共济失调等，应严密观察患儿病情的进展。震颤严重者应按医嘱给予镇静剂；上下门齿之间可垫缠有纱布的压舌板，以防咬破口唇、舌尖；限制活动，防止发生外伤。

4. 促进生长发育　有动作、智力发育落后和倒退现象者需进行监测，并加强护理，耐心教育和训练。指导患儿家长逐渐训练患儿坐、立、行等运动功能，并尽早给予药物治疗，以促进患儿动作和智力发育。

【健康教育】

1. 向家长介绍本病的发病原因、临床特点、治疗方法及预后，指出缺乏维生素 B_{12} 和／或叶酸不仅造成贫血，还会造成儿童智力与动作发育落后，及时的药物治疗和正确的指导可以改善神经精神症状。

2. 向家长提供有关营养方面的知识，说明本病的预防要点就是要按时引入转乳期食物，饮食要多样化；较大儿童要耐心说服他们克服不良饮食习惯，必要时协助家长制订合适的食谱。

3. 向家长强调积极治疗和去除影响维生素 B_{12} 和叶酸吸收的因素，合理用药。

4. 指导家长加强对患儿的护理，防止患儿受伤。

5. 指导家长做好患儿生长发育监测和评估。

 课堂讨论

患儿，女，10 个月。因面色苍黄、表情呆滞入院。血常规检查：红细胞 1.5×10^{12}/L，血红蛋白 70g/L；血涂片可见红细胞大小不等，以大细胞为多，中央淡染区不明显，中性粒细胞呈核分叶过多现象。

请问：

1. 该患儿最可能的诊断是什么？

2. 为了确诊，该患儿还需要进一步做哪些实验室检查？

边学边练

实训八 营养性贫血患儿的护理

本章小结

　　本章学习重点为贫血的分度，营养性贫血的护理评估、常见护理诊断／问题、护理措施。营养性缺铁性贫血是儿童最常见的贫血，以6个月至2岁最多见，由于铁缺乏致血红蛋白合成减少；最主要的病因为铁摄入不足，临床特点为小细胞低色素性贫血、血清铁减少；主要治疗原则为去除病因和补充铁剂，应选择二价铁剂，并同服维生素 C 等促进吸收，加强饮食护理，注意疗效观察等。营养性巨幼细胞贫血是由于维生素 B_{12} 和／或叶酸缺乏所引起的一种大细胞性贫血；临床特点为贫血、神经精神症状、红细胞的胞体变大、骨髓中出现巨幼细胞、用维生素 B_{12} 和／或叶酸治疗有效。学习难点为儿童血液特点、营养性贫血的发病机制。在学习过程中，要学会判断儿童贫血的分度，比较缺铁性贫血和巨幼细胞贫血的发病机制、患儿身体状况、护理措施等方面的不同点。

（张晓燕　李砚池）

思考题

　　1. 早产儿，男，10个月，单纯牛乳喂养。因面色苍白、食欲减退、精神差2个月就诊。查体：T 36.8℃，P 140次／min，R 46次／min，口唇苍白，精神萎靡，肝右肋下 3cm，脾肋下 1cm。血常规：血红蛋白75g/L，红细胞 3.1×10^{12}/L，白细胞、血小板均正常。血涂片可见红细胞大小不等，以小细胞为多，中央淡染区扩大。诊断为营养性缺铁性贫血。

　　请问：

　　（1）该患儿贫血的分度如何？

　　（2）患儿经治疗病情好转，出院时健康教育应强调什么？

　　2. 患儿，女，16个月。1个月前家长发现患儿皮肤、毛发发黄，少哭不笑，智力、动作发育落后于同龄儿，时有头部、肢体不自主震颤。患儿平素偏食，经常腹泻。查体：面色蜡黄，毛发纤细，口唇、甲床略苍白，肝肋下 2.5cm，脾未触及。血常规：血红蛋白 100g/L，红细胞 2.5×10^{12}/L，白细胞 7.5×10^9/L，血小板 130×10^9/L；血涂片可见红细胞大小不等，以大细胞为多，中央淡染区不明显，中性粒细胞呈核分叶过多现象；血清维生素 B$_{12}$ 85ng/L，血清叶酸 2.5μg/L。诊断为营养性巨幼细胞贫血。

请问：

（1）该患儿主要的护理诊断／问题有哪些？

（2）针对该患儿主要的护理诊断／问题，应采取哪些护理措施？

第十三章 | 泌尿系统疾病患儿的护理

13章 数字资源

学习目标

1. 具有儿科护理人员所需要的严谨、细致、慎独的职业素养，较好的护患沟通与团队合作能力，尊重患儿及其家庭成员，关爱患儿，主动为患儿缓解不适，促进患儿恢复健康的职业态度。
2. 掌握泌尿系统常见疾病的护理评估、护理诊断/问题和护理措施。
3. 熟悉泌尿系统的生理特点，泌尿系统常见疾病的病因和健康教育。
4. 了解泌尿系统的解剖特点，急性肾小球肾炎、肾病综合征的发病机制。
5. 学会运用护理程序对泌尿系统常见疾病患儿实施整体护理。

儿童泌尿系统疾病包括肾小球肾炎、肾病综合征、泌尿道感染、泌尿系统结核、泌尿系统结石及泌尿生殖系统的先天畸形、肾衰竭等，其中急性肾小球肾炎和肾病综合征最为常见。泌尿系统疾病是儿童时期的常见病、多发病，起病常隐匿，部分患儿表现为慢性临床过程，病程反复或迁延，是成人终末期肾病的高危人群，精心的护理对患儿的愈后至关重要。本章重点介绍急性肾小球肾炎、原发性肾病综合征、泌尿道感染及急性肾衰竭。

第一节 儿童泌尿系统解剖生理特点

（一）儿童泌尿系统解剖特点

1. 肾脏　儿童的肾脏相对较大，年龄越小相对越大。婴儿肾脏位置较低，右肾位置稍低于左肾，下极可至髂嵴以下第4腰椎水平，2岁以后才达髂嵴以上，故2岁以下儿童腹部触诊时容易触到肾脏。

2. 输尿管　婴幼儿输尿管长而弯曲，管壁肌肉和弹力组织发育不全，易被压扁或扭转而引起梗阻，出现尿潴留而诱发感染。

3. 膀胱　婴儿膀胱位置较高，充盈时可进入腹腔，顶部常在耻骨联合以上，腹部触诊时易触到充盈的膀胱。随着年龄增长膀胱逐渐降入盆腔内。

4. 尿道　女婴尿道较短，新生女婴尿道长度仅 1cm（性成熟期长度为 3～5cm），外口暴露且靠近肛门，易受污染而引起上行感染。男婴尿道长为 5～6cm，常有包茎和包皮过长，可发生污垢积聚而引起上行感染。

（二）儿童泌尿系统生理特点

1. 肾功能　婴儿肾小球滤过率低，出生时肾小球滤过率为成人的 1/4，3～6 个月时为成人的 1/2，6～12 个月时为成人的 3/4，2 岁时达成人水平。婴儿肾小管的重吸收及排泄、尿液的浓缩和稀释等功能均不成熟，对水及电解质平衡的调节较差，易发生水、电解质紊乱及酸中毒等。

2. 排尿特点

（1）排尿次数：93% 的新生儿在出生后 24 小时内排尿，99% 的新生儿在出生后 48 小时内排尿。婴儿出生后最初几日每日排尿仅 4～5 次，1 周后可增至每日 20～25 次，1 岁时每日排尿 15～16 次，至学龄前期和学龄期每日排尿 6～7 次。

（2）尿量：儿童每日排尿量个体差异较大。新生儿出生后 48 小时正常尿量一般为每小时 1～3ml/kg，新生儿尿量每小时 <1.0ml/kg 为少尿；每小时 <0.5ml/kg 为无尿。每日排尿量正常婴儿为 400～500ml，幼儿为 500～600ml，学龄前儿童为 600～800ml，学龄儿童为 800～1 400ml。婴幼儿每日尿量少于 200ml、学龄前儿童少于 300ml、学龄儿童少于 400ml 时即为少尿；每日排尿量少于 50ml 为无尿。

（3）排尿控制：正常排尿机制在婴儿期由脊髓反射完成，以后由脑干及大脑皮质控制，儿童到 3 岁时能够控制排尿。

3. 尿液特点

（1）外观：新生儿出生最初几天尿液颜色较深，稍浑浊，放置后有红褐色沉淀，为尿酸盐结晶。正常婴幼儿尿液呈淡黄色，透明，但在寒冷季节放置后可有盐类结晶析出而变浑浊。尿酸盐加热后、磷酸盐加酸后可溶解，尿液变清。注意与脓尿或乳糜尿鉴别。

（2）尿比重：新生儿尿比重较低，为 1.006～1.008，以后随年龄增长逐渐增高，1 岁后接近成人。

（3）酸碱度：在出生后最初几天因尿酸盐较多而酸性较强，以后接近中性或弱酸性，pH 多为 5～7。

（4）尿蛋白：正常儿童尿中含微量蛋白，通常 ≤100mg/(m²·24h)，蛋白定性为阴性。

（5）尿细胞和管型：正常新鲜尿液离心后沉渣显微镜下检查，红细胞 <3 个 / 高倍视野（HP），白细胞 <5 个 / 高倍视野（HP），偶见透明管型。12 小时尿细胞计数（Addis count）：红细胞 <50 万、白细胞 <100 万、管型 <5 000 个为正常。

第二节　急性肾小球肾炎

 工作情景与任务

导入情景：

男童，9岁。2周前患化脓性扁桃体炎，现已痊愈。最近2天出现了眼睑水肿，小便呈浓茶样，尿量减少，不愿意吃饭，妈妈带男童来医院就诊，经过体检，查尿常规、血常规、血沉、血清补体，拍胸片等，初步诊断为急性肾小球肾炎收住院。

工作任务：

1. 请给患儿家长解释该男童出现水肿和尿色改变的原因。

2. 请判断男童本次患病和化脓性扁桃体炎是否有关。

急性肾小球肾炎（acute glomerulonephritis，AGN）简称急性肾炎，是儿童时期最常见的一种肾脏疾病，可分为急性链球菌感染后肾小球肾炎和非链球菌感染后肾小球肾炎，临床以前者多见。该病多见于5~14岁儿童，2岁以下少见，男女比例为2:1。临床多有前驱感染，急性起病，以血尿为主，伴不同程度蛋白尿，可有水肿、高血压或肾功能不全等特点。本节重点介绍急性链球菌感染后肾小球肾炎。

【病因】

本病多属A组乙型溶血性链球菌感染后引起的免疫复合物性肾小球肾炎，常继发于上呼吸道感染，如急性化脓性扁桃体炎、咽炎、淋巴结炎、猩红热等，或继发于皮肤感染，如脓疱病、疖肿等。我国以呼吸道感染多见，约占51%，脓皮病或皮肤感染次之，约占25.8%。除A组乙型溶血性链球菌之外，其他细菌如金黄色葡萄球菌、肺炎链球菌、伤寒杆菌、流感嗜血杆菌等也可引起。另外，柯萨奇病毒、埃可病毒、麻疹病毒、腮腺炎病毒、乙型肝炎病毒、流感病毒、肺炎支原体、真菌、钩端螺旋体等也可导致急性肾炎。

【发病机制】

前驱感染后，机体对链球菌的某些抗原成分产生抗体，抗原抗体结合形成循环免疫复合物，随血流到达肾脏，沉积于肾小球基底膜并激活补体系统，引起免疫损伤和炎症反应，使肾小球内皮细胞和系膜细胞肿胀、增生，炎症细胞浸润，导致毛细血管管腔变窄甚至闭塞，肾小球滤过率降低，体内水、钠潴留，细胞外液和血容量增多，临床上出现少尿、水肿、高血压、急性循环充血；严重者可出现急性肾功能不全、高血压脑病、严重循环充血等。免疫损伤还可使肾小球基底膜破坏，血液成分漏出毛细血管，尿中出现蛋白、红细胞、白细胞和各种管型（图13-1）。

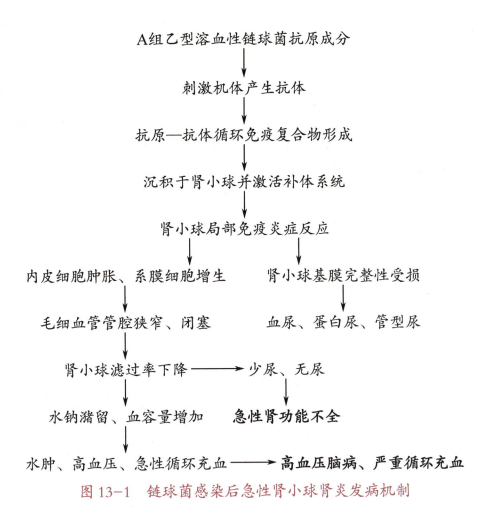

A组乙型溶血性链球菌抗原成分

↓

刺激机体产生抗体

↓

抗原—抗体循环免疫复合物形成

↓

沉积于肾小球并激活补体系统

↓

肾小球局部免疫炎症反应

内皮细胞肿胀、系膜细胞增生　　　　　肾小球基膜完整性受损

↓　　　　　　　　　　　　　　　　↓

毛细血管管腔狭窄、闭塞　　　　　　　血尿、蛋白尿、管型尿

↓

肾小球滤过率下降 ——→ 少尿、无尿

↓　　　　　　　　　　　↓

水钠潴留、血容量增加　　**急性肾功能不全**

↓

水肿、高血压、急性循环充血 ——→ **高血压脑病、严重循环充血**

图 13-1　链球菌感染后急性肾小球肾炎发病机制

【护理评估】

（一）健康史

评估患儿发病前 1～4 周是否有链球菌感染史,有无上呼吸道感染史及皮肤感染史。目前有无发热、乏力、头痛、呕吐、食欲下降等表现,有无水肿、少尿、血尿。如有上述表现,需进一步了解水肿开始时间、发生部位、发展顺序以及排尿次数、尿量、尿液颜色等。了解有无进行药物治疗,用药的种类、剂量等。

（二）身体状况

1. 前驱感染　90% 的病例有链球菌的前驱感染,以呼吸道及皮肤感染为主。由前驱感染至发病有一无症状间歇期,呼吸道感染引起者约 10 天(6～14 天),皮肤感染引起者约 20 天(14～28 天)。

2. 典型表现　起病时常有低热、食欲减退、疲乏无力、头晕、头痛、恶心、呕吐等表现。

（1）水肿、少尿:水肿最常见,约 70% 的病例有水肿,常表现为眼睑及面部水肿(图 13-2),重者 2～3 天内水肿波及全身,呈非凹陷性。水肿同时伴少尿,一般在 1～2

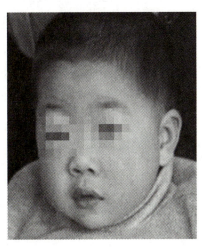

图 13-2　面部水肿

周内随着尿量增多水肿逐渐消退。

（2）血尿：几乎所有病例均可见镜下血尿，约50%～70%患儿有肉眼血尿。尿液颜色因尿液的酸碱度不同而异，酸性尿时呈浓茶色或烟灰水样，中性或碱性尿时呈鲜红色或洗肉水样。肉眼血尿多在1～2周后转为镜下血尿，镜下血尿持续1～3个月或更长时间，并发感染或运动后血尿可暂时加剧或反复，绝大多数均可恢复。

（3）高血压：30%～80%患儿有高血压症状，多为轻度或中度高血压，一般在1～2周后随消肿利尿而降至正常。

3. 严重表现　少数患儿在起病的2周内可出现下列严重表现，随着近年来防治工作的加强，其发生率已明显下降。

（1）严重循环充血：常发生在起病1周内，由于水、钠潴留，血浆容量明显增加所致，表现类似心衰，但与真正心竭不同。主要表现为呼吸急促、肺部出现湿啰音，严重者出现呼吸困难、端坐呼吸、频繁咳嗽、咳粉红色泡沫痰、双肺满布湿啰音、颈静脉怒张、心脏扩大甚至出现奔马律、肝大而硬、水肿加剧等。

（2）高血压脑病：多发生于急性肾炎病程早期，由于脑血管痉挛，导致脑缺血、缺氧，血管渗透性增加而发生脑水肿。血压常在（150～160）/（100～110）mmHg以上，患儿出现剧烈头痛、恶心呕吐、复视或一过性失明，严重者可出现惊厥、昏迷。

（3）急性肾功能不全：常发生在疾病初期，是急性肾炎患儿死亡的主要原因。临床表现主要为少尿或无尿，血尿素氮、血肌酐增高，高钾血症，代谢性酸中毒等。肾功能不全表现一般持续3～5天，不超过10天，此后随尿量增加，症状消失，肾功能逐渐恢复。

（三）心理－社会状况

由于患儿需要严格卧床休息、调整饮食甚至休学等，改变了原有的生活模式，使患儿产生烦躁、紧张、忧虑等不良情绪反应。家长因缺乏疾病的相关知识，担心转为慢性肾炎而影响患儿将来的生活，产生焦虑、担忧等心理反应。

（四）辅助检查

1. 尿液检查　尿蛋白＋～＋＋＋，与血尿的程度平行。尿液显微镜下检查可见较多红细胞，早期可见白细胞（并非感染），有透明管型、颗粒管型、红细胞管型等。

2. 血液检查　血沉增快，补体C3下降，抗链球菌溶血素"O"（ASO）大多增高。少尿期有轻度氮质血症，尿素氮、肌酐暂时升高，肾小管功能正常。

（五）治疗要点

本病无特异性治疗，以休息、对症治疗、抗感染治疗为主。

1. 一般治疗　急性期需卧床休息2～3周，水肿时给予低盐饮食，严重水肿或高血压时需无盐饮食，有氮质血症时限制蛋白摄入，严重循环充血时限制水的摄入。

2. 对症治疗　①利尿：经控制水、钠摄入仍有水肿、少尿者，可选用利尿药治疗，轻者口服氢氯噻嗪，重者口服或静脉注射呋塞米；②降压：经休息，限制钠、水摄入及利尿后血压仍高者，给予硝苯地平或卡托普利口服，出现高血压脑病时首选硝普钠治疗。

3. 抗感染治疗　有感染灶时选用青霉素治疗 10～14 天。

【常见护理诊断/问题】

1. 体液过多　与肾小球滤过率降低致水、钠潴留有关。

2. 潜在并发症：急性肾功能不全、高血压脑病、严重循环充血。

3. 焦虑　与医疗性限制、病程长及知识缺乏有关。

【护理目标】

1. 患儿尿量增多，水肿消退，血压降至正常。

2. 患儿无急性肾功能不全、高血压脑病、严重循环充血等情况发生或发生时能及时发现并配合医生进行处理。

3. 患儿及家长情绪稳定，能积极配合治疗和护理。

【护理措施】

1. 协助减轻及消除水肿

（1）休息：急性期应严格卧床休息 2～3 周，待水肿消退、血压降至正常、肉眼血尿消失后，可下床轻微活动；血沉正常后可上学，但应避免剧烈活动或体育运动；尿液检查完全正常后方可恢复体力活动（尿细胞计数正常后）。

（2）饮食管理：给予低盐饮食，严重水肿或高血压时给予无盐饮食。一般不限水，但有严重循环充血时要限制水的摄入。氮质血症者应限制蛋白质的摄入，可供给优质动物蛋白 0.5g/（kg•d），以糖类等提供热量。

（3）遵医嘱用利尿药、降压药：利尿药常用氢氯噻嗪或呋塞米，口服氢氯噻嗪对胃肠道有刺激，应餐后服用。呋塞米静脉注射后注意观察有无水、电解质紊乱如低钾血症、低钠血症等。服用降压药的患儿应避免突然起立，以防体位性低血压的发生。应用硝普钠时要现用现配，输液系统要避光，严格控制输液速度，密切监测血压变化。

（4）准确记录 24 小时出入量；每周留尿标本送尿常规检查 2 次。

（5）评估并记录患儿水肿变化情况：每日或隔日测体重 1 次，每次测量要在同一时间、用同一体重计测量，最好在早餐前测量。

2. 密切观察病情变化，防治并发症

（1）注意观察尿量、尿色及水肿情况，遵医嘱准确留取尿标本送检。若尿量持续减少甚至无尿，出现头痛、恶心、呕吐等，应警惕急性肾功能不全的发生，若出现急性肾功能不全要马上报告医生，遵医嘱及时纠正水、电解质和酸碱平衡紊乱。

（2）监测血压变化：如果血压突然升高、剧烈头痛、呕吐、一过性失明、惊厥、昏迷等，提示可能发生了高血压脑病，应立即报告医生并配合救治，遵医嘱应用降压药、利尿药等。

（3）观察患儿呼吸、心率、肝脏大小和精神状态，如患儿出现呼吸困难、不能平卧、胸闷、咳嗽、肺底湿啰音、肝大、心率加快等，应警惕严重循环充血的发生，立即报告医生，将患儿置于半卧位、吸氧并遵医嘱给药。

3. 帮助患儿及家长缓解焦虑

（1）为患儿创造良好的环境,病室布置应适合儿童心理特点,体现人文关怀,医护人员态度要和蔼、亲切,使患儿在和谐的氛围中接受治疗和护理。

（2）向患儿解释限制活动的重要性,取得理解与配合,可根据患儿年龄特点提供其喜爱的床上娱乐物品,如图书、画报、拼装玩具等,并在病房内配备电视机,患儿可通过看电视来缓解长时间卧床所致的焦虑。也可在不影响病情的情况下让患儿短时间使用手机调节心情。

（3）学龄期患儿可帮助联系其同学和老师来院探视,并帮助其补习功课,给予患儿心理支持。

【护理评价】

1. 患儿尿量是否增加、水肿是否消退、血压是否维持在正常范围。

2. 患儿是否未出现并发症或出现并发症后是否得到了有效的治疗及护理。

3. 患儿和家长情绪是否稳定,患儿是否积极配合治疗和护理。

【健康教育】

1. 选择适当的方式和语言为患儿及家长介绍急性肾炎的护理要点和预后。

2. 对家长和患儿强调限制患儿活动和饮食的重要性,尤以前2周最关键。

3. 做好出院指导,强调出院后要按要求限制患儿活动,每周到医院查尿常规1次,病程2个月后改为每月1次,随访时间为6个月。

4. 强调预防本病的关键是防治链球菌感染,一旦发生上呼吸道感染、皮肤脓疱病等,要及早应用抗生素彻底治疗。

边学边练

实训九　泌尿系统疾病患儿的护理

第三节　原发性肾病综合征

工作情景与任务

导入情景:

男童,5岁。7天前妈妈发现其眼睑有水肿,尿量减少,没有特别重视。3天后出现了全身水肿,用手指按压下肢水肿处,有明显凹陷,阴囊也有水肿,还出现了食欲减退、乏力,妈妈非常紧张,急忙带男童来医院。医生查体并进行了实验室检查后,初步诊断为肾病综合征。

工作任务:

1. 请向患儿家长解释该男童水肿形成的原因。

2. 请对该男童的水肿进行护理。

肾病综合征（nephrotic syndrome，NS）是一组由多种原因引起的以肾小球基底膜通透性增加，导致血浆内大量蛋白质从尿中丢失的一种临床综合征，是目前泌尿系统疾病住院患儿中发病率仅次于急性肾小球肾炎的疾病，且部分患儿病情多次反复，病程迁延，严重影响儿童健康。肾病综合征临床具有以下四大特点：①大量蛋白尿；②低蛋白血症；③高脂血症；④明显水肿。

【分类】

肾病综合征按病因分为原发性、继发性和先天性三大类。原发性肾病综合征按其临床表现又分为单纯性肾病和肾炎性肾病两型，其中以单纯性肾病多见。继发性肾病综合征是指在诊断明确的原发病基础上出现肾病表现，如过敏性紫癜、系统性红斑狼疮、肾小球肾炎及药物、金属中毒等引起的肾病。先天性肾病在我国少见，好发于出生后3个月以内儿童，与遗传有关。本节重点介绍原发性肾病综合征，其约占儿童时期肾病综合征总数的90%。

【病因及发病机制】

病因及发病机制尚不明确。单纯性肾病的发病可能与T细胞免疫功能紊乱有关，肾炎性肾病患儿的肾脏病变中可发现免疫球蛋白和补体成分沉积，提示与免疫病理损伤有关。

【病理生理】

肾小球滤过膜因免疫因素或其他因素损伤后，通透性增加，血浆蛋白大量漏入尿中形成蛋白尿；血浆蛋白从尿中大量排出造成低蛋白血症；一方面，低蛋白血症使血浆胶体渗透压降低，血浆中水分由血管进入组织间隙引起水肿，另一方面，低蛋白血症又导致血容量下降，通过渗透压和容量感受器促使体内抗利尿激素和肾素－血管紧张素－醛固酮分泌等，引起水、钠潴留而导致全身水肿；低蛋白血症促使肝脏代偿性合成脂蛋白增多，出现高脂血症（图13-3）。

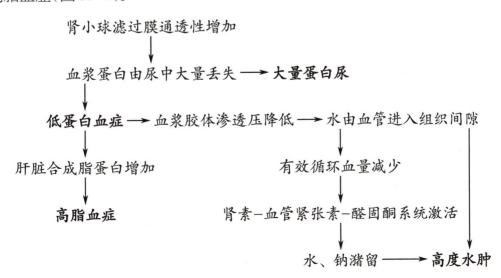

图 13-3　原发性肾病综合征病理生理

【护理评估】

（一）健康史

评估患儿起病的急缓，有无明显诱因如感染、劳累等；患儿是否为过敏体质；既往有无相同病史，是初发还是复发；近期有无进行预防接种；水肿开始时间、发生部位、发展顺序以及水肿程度；发病后是否用药治疗及用药后反应等。

（二）身体状况

1. 单纯性肾病　发病年龄多为2~7岁，男：女比例约为（2~4）∶1。起病隐匿，常无明显诱因。水肿是最常见表现。开始于眼睑、面部，逐渐遍及全身，男童常有显著的阴囊水肿（图13-4）。严重时可出现胸水、腹水。水肿呈凹陷性。水肿严重者可少尿，一般无血尿及高血压。水肿严重程度通常与预后无关。患儿病初一般状态尚好，继之出现面色苍白、精神萎靡、倦怠乏力、食欲减退等。

2. 肾炎性肾病　发病年龄多在学龄期。除肾病的四大特征外，凡具有以下四项之一或多项者属于肾炎性肾病：①2周内分别3次以上离心尿检查红细胞≥10个/HP，并证实为肾小球源性血尿者；②反复或持续高血压；③持续低补体血症；④肾功能不全，并排除由于血容量不足等所致。

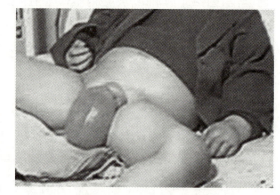

图13-4　阴囊水肿

3. 并发症

（1）感染：是本病最常见的并发症，也是病情反复和加重的诱因，并可影响糖皮质激素的疗效。常见有呼吸道感染、皮肤感染、泌尿道感染和原发性腹膜炎等，其中以上呼吸道感染最多见。

（2）电解质紊乱和低血容量：常见的电解质紊乱有低钠血症、低钾血症、低钙血症。低钠血症和低钾血症是由于长期禁盐或长期食用不含钠的食盐替代品、过多应用利尿剂以及腹泻、呕吐等引起。低钙血症是由于血中维生素D结合蛋白从尿中丢失，使体内维生素D不足，影响了钙的吸收利用，加之糖皮质激素的应用使钙的排出增多所致。由于低蛋白血症使血浆胶体渗透压降低，导致有效循环血量不足，若再长期禁盐，易使患儿出现低血容量性休克。

（3）血栓形成：肾病综合征的高凝状态易致各种动脉血栓、静脉血栓形成，以肾静脉血栓最常见，表现为突发腰痛、出现血尿或血尿加重，甚至发生肾衰竭。其他部位的血栓还可见于股静脉、股动脉、肺动脉、冠状动脉、颅内动脉等。

（4）急性肾功能衰竭：多数为起病或疾病复发时低血容量所致的肾前性肾功能衰竭。

（5）生长延迟：主要见于频繁复发和长期接受大剂量糖皮质激素治疗的患儿。

（三）心理-社会状况

由于本病病程长，易复发，长期反复住院治疗对患儿的学习、生活和家长的生活、工作以及家庭的经济状况均可造成不同程度的影响，使患儿及家长产生担忧、害怕甚至烦躁等情绪反应。由于长期应用糖皮质激素治疗引起满月脸、向心性肥胖、多毛等形象的改变使患儿产生自卑心理（图13-5）。免疫抑制剂的应用对血液系统、肝、性腺的损伤等均可造成患儿及家长的焦虑。疾病的反复或复发常使患儿及家长对治疗失去信心。

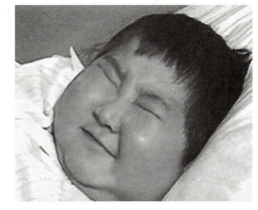

图13-5　库欣综合征外貌特征

（四）辅助检查

1. 尿液检查　蛋白定性为+++ ~ ++++，24小时尿蛋白定量≥50mg/（kg•d），尿蛋白/尿肌酐（mg/mg）≥3.0（正常儿童上限为0.2）。肾炎性肾病患儿尿内红细胞可增多。

2. 血液检查　血浆总蛋白降低，白蛋白明显减少，常低于25g/L，白蛋白/球蛋白比例倒置；血胆固醇＞5.7mmol/L；血沉增快；肾炎性肾病患儿可有血清补体水平下降，有不同程度的氮质血症。

（五）治疗要点

1. 一般治疗　休息、调整饮食、防止感染、补充维生素D和钙剂。

2. 糖皮质激素治疗　首选泼尼松口服治疗。有短程疗法、中程疗法和长程疗法。短程疗法为8周，但易复发，国内少用，目前国内多采用中程疗法和长程疗法。中程疗法为6个月，长程疗法为9个月，可用于各种类型的肾病综合征。

　知识窗

糖皮质激素的中程疗法和长程疗法

（1）中程疗法：泼尼松2mg/（kg•d），分次服用。若4周内尿蛋白转阴，则自转阴后至少巩固2周再开始减量，改为隔日2mg/（kg•d），早餐后顿服，继续用药4周。以后每2 ~ 4周总量中减2.5 ~ 5mg，直至停药，疗程必须达到6个月。

（2）长程疗法：泼尼松2mg/（kg•d），分次服用。若开始治疗后4周尿蛋白未转阴，可继续服药至尿蛋白转阴后2周，一般不超过8周。以后改为隔日2mg/（kg•d），早餐后顿服，继续用药4周，以后每2 ~ 4周总量中减2.5 ~ 5mg，直至停药，疗程为9个月。

3. 免疫抑制剂治疗　用于频繁复发、激素耐药或依赖的患儿，或对激素不良反应不能耐受的患儿，在小剂量糖皮质激素隔日使用的同时选用免疫抑制剂，常选用的药物有环磷酰胺、环孢素、苯丁酸氮芥、硫唑嘌呤等。

4. 抗凝及纤溶药物治疗　可选用肝素、尿激酶、口服抗凝药（如双嘧达莫）等。

5. 其他治疗　可辅助免疫调节剂、血管紧张素转化酶抑制剂及中药治疗等。

【常见护理诊断/问题】

1. 体液过多　与血浆蛋白减少导致的水、钠潴留有关。

2. 营养失调：低于机体需要量　与蛋白质丢失、消化功能降低致食欲下降有关。

3. 潜在并发症：感染、电解质紊乱、血栓形成、急性肾功能衰竭、药物不良反应等。

4. 焦虑　与病程长、学习中断、形象改变及知识缺乏等有关。

【护理目标】

1. 患儿水肿减轻直至消退。

2. 患儿得到充足的营养。

3. 患儿无感染、电解质紊乱、血栓形成、药物严重不良反应等情况发生或发生时能被及时发现和处理。

4. 患儿及家长焦虑程度减轻，情绪稳定，能配合治疗和护理。

【护理措施】

1. 协助减轻水肿

（1）适当休息：一般不必严格限制活动，每日可定时下床轻微活动，既可保持正常的生活规律，也可促进血液循环，防止血栓形成，不要过度劳累，以免病情复发。严重水肿和高血压时需卧床休息，要注意经常变换体位，防止血栓形成，病情好转后可逐渐增加活动量。上学儿童肾病活动期应休学。

（2）调整钠、水入量：一般不必严格限制水，但水肿时适当限制钠的入量，一般为1~2g/d，严重水肿时则应＜1g/d，待水肿明显好转后逐渐增加钠的摄入量。注意补充富含钾的食物。

（3）遵医嘱用药：糖皮质激素、免疫抑制剂、利尿剂等。

（4）评估水肿变化情况：记录24小时液体出、入量，每天测体重1次，密切观察水肿变化，有腹水者每日测腹围1次。

 课堂讨论

患儿，男，6岁，因患肾病综合征拟采用糖皮质激素治疗。在给家长做健康宣教时，强调糖皮质激素要严格按医嘱用药，治疗肾病综合征采用中、长程疗法时，尿蛋白转阴后巩固2周，然后开始减量，改为隔日早餐后顿服。

请问：减量后糖皮质激素为什么要在早餐后8~9点钟服药，而不是中午或晚上服药？

2. 调整饮食　一般患儿不需特别限制饮食，但消化道黏膜水肿时应给予易消化的食物。饮食应由优质动物蛋白、少量脂肪、足量碳水化合物及丰富维生素搭配组成，增加富含可溶性纤维的饮食如燕麦、米糠及豆类等。大量蛋白尿期间蛋白质的摄入应控制在

1.5~2g/（kg·d）为宜，尿蛋白消失后长期应用糖皮质激素治疗期间应补充蛋白质。脂肪以植物性脂肪为宜，少食动物性脂肪以减轻高脂血症。足量激素治疗时每日应给予维生素 D 400IU 和钙剂 800~1 200mg。

3. 密切观察病情，防治并发症

（1）预防感染

1）保护性隔离：本病患儿应与感染性疾病患儿分室收治，有条件者安排单人房间。严格执行探视管理制度，拒绝有感染性疾病者探视。病室应定期消毒。患儿避免去人多的公共场所。

2）加强皮肤护理：保持皮肤清洁干燥，床铺干净整洁，被褥松软适宜。在患儿的外踝、足跟、肘部、臀部等易受压部位衬棉垫或用气垫床，减轻局部压力，指导患儿每 1~2 小时翻身 1 次。阴囊水肿时可用棉垫或吊带托起（图 13-6），保持局部干燥，防止皮肤破损。帮助患儿勤剪指甲，勿让患儿抓伤皮肤。静脉穿刺时要求一次成功，拔针后按压局部直至不渗液为止。重度水肿时尽量少用肌内注射，以减少皮肤感染机会，因严重水肿时皮肤张力较高，注射处易发生渗液导致局部潮湿、糜烂甚至感染。

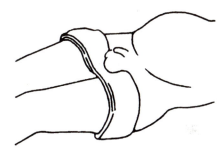

图 13-6 阴囊水肿的护理

3）监测体温及血常规：密切注意患儿有无感染表现，如发热、咳嗽等，出现上述情况应及时报告医生，遵医嘱应用抗生素。

（2）观察糖皮质激素的不良反应：长期应用糖皮质激素可出现下列不良反应：①库欣综合征（满月脸、水牛肩、多毛、向心性肥胖、皮肤紫纹等）、肌肉萎缩无力、伤口愈合不良、蛋白质营养不良、高血糖、尿糖、水钠潴留、高血压、低血钾、低血钙和骨质疏松等；②消化性溃疡和精神欣快感、兴奋、失眠，甚至诱发精神失常、癫痫发作等；③白内障、无菌性股骨头坏死、抑制生长发育、高凝状态等；④发生感染或诱发结核灶活动等；⑤急性肾上腺皮质功能不全、反跳现象等。

（3）使用免疫抑制剂环磷酰胺时应注意有无白细胞数下降、脱发、胃肠道反应、出血性膀胱炎等。用药期间要多饮水，定期检查血常规。

（4）使用利尿剂时要注意观察尿量，定期查血钾、血钠。尿量过多时应及时与医生联系，因大量利尿可加重血容量不足，可出现低血容量性休克或静脉血栓形成。

4. 心理支持及减轻焦虑

（1）关心、爱护患儿，多与患儿及家长沟通，鼓励患儿说出内心感受。指导家长多给患儿心理支持，使其保持良好的情绪。恢复期可组织一些轻松的娱乐活动，适当安排学习，以增强患儿信心，积极配合治疗。

（2）对由于形象改变而引起焦虑患儿，应多给予解释，说明药物反应是暂时的，尤应注意不要取笑患儿的形象改变。

【护理评价】

1. 患儿水肿是否消退，尿蛋白是否转阴。

2. 患儿的营养是否能满足生长发育的需要。

3. 患儿是否有感染、电解紊乱、血栓形成、严重药物不良反应等情况发生，发生时是否能及时发现与处理。

4. 患儿和家长情绪是否稳定，是否积极配合治疗和护理。

【健康教育】

1. 向患儿及家长说明本病的病程长，应用糖皮质激素治疗可能出现的副作用都是暂时的，使家长及患儿树立信心，配合治疗和护理。

2. 讲解对患儿活动及饮食的要求，说明不能剧烈活动，否则病情可加重或复发；饮食虽不过分限制，但要遵医嘱调整。讲解如何自我观察并发症的早期表现，如咽部不适（上呼吸道感染）、厌食及乏力（低钠）、肌肉无力及腹胀（低钾）等，以便能早期发现、及时处理。

3. 出院时指导家长做好家庭护理，强调要遵医嘱继续按时按量服用糖皮质激素，不可擅自减量或停药，每半个月随访1次，在药物减量时进行指导，以免造成复发。向患儿及家长说明感染和劳累是造成复发的主要诱因，讲解预防的注意事项，如避免患儿到人多的公共场所，病情缓解后患儿虽可上学，但不能参加剧烈活动等。另外应注意患儿预防接种要待停药1年后方可进行，否则可能引起肾病复发。

第四节　泌尿道感染

 工作情景与任务

导入情景：

女婴，6个月。妈妈告诉医生女婴近2天发热、哭闹、拒乳，呕吐2次，有黄稀便2次，现在体温39.2℃，外阴处发红，会阴及臀部见红色皮疹，医生进行了查体并查了血常规、尿常规，初步诊断为急性泌尿道感染。

工作任务：

1. 请告诉家长该女婴还要做哪项检查才能明确诊断。

2. 请指导家长为女婴进行降温处理。

泌尿道感染（urinary tract infection，UTI）是指病原体直接侵入尿路，在尿液中生长繁殖，并侵犯尿路黏膜或组织而引起损伤，临床上可分为上尿路感染（肾盂肾炎）和下尿路感染（膀胱炎和尿道炎）。因儿童时期炎症很少局限于某一部位，且临床上难以准确定位，故统称为泌尿道感染。本病可发生于任何年龄，女童多于男童，但1岁以内的儿童，特别是3个月以内的小婴儿中，男童的发病率高于女童。

【病因】

引起泌尿道感染的病原体以细菌为主，绝大多数为革兰氏阴性菌，最常见的为大肠埃希菌，其次为副大肠埃希菌、变形杆菌、克雷伯杆菌、铜绿假单胞菌等。革兰氏阳性菌较少见，主要是葡萄球菌和肠球菌。金黄色葡萄球菌引起的泌尿道感染常发生于全身败血症时，主要见于新生儿和小婴儿。感染途径以上行感染最为多见，也有经血行、淋巴或直接蔓延感染者，有泌尿道畸形者易反复感染。

【护理评估】

（一）健康史

评估患儿有无抵抗力降低的诱因，如受凉、营养不良及长期用免疫抑制剂等。发病前有无大便后未及时清洗导致会阴部污染、幼儿坐地玩耍致尿道口污染、留置导尿管、尿路损伤等诱因。慢性感染者注意有无泌尿道畸形。

（二）身体状况

1. 急性泌尿道感染　因年龄不同表现各异。

（1）新生儿：临床表现极不典型，以全身症状为主，可有发热或体温不升、皮肤苍白、拒乳、呕吐、腹泻、黄疸，生长发育停滞，体重增长缓慢或不增，常伴有败血症。

（2）婴幼儿：临床症状也不典型，常以发热、拒食、呕吐、腹泻等全身症状为主，部分患儿出现排尿哭闹、尿布有臭味和顽固性尿布皮疹。

（3）年长儿：表现与成人相似，上尿路感染多有发热、寒战、腰痛、肾区叩击痛及肋脊角压痛等。下尿路感染以膀胱刺激症状尿频、尿急、尿痛为主，全身症状轻微。

2. 慢性泌尿道感染　指病程迁延或反复发作，常伴有贫血、消瘦、生长迟缓、高血压或肾功能不全等。

（三）心理-社会状况

本病见于各年龄儿童，心理状况差异较大。婴儿主要表现为哭闹，幼儿表现为退化性行为和习惯的改变，年长儿多表现为抑郁，特别是此期患儿自尊心较强，病后出现尿床或尿裤子，怕被别人嘲笑而产生紧张不安、沮丧等心理。家长面对哭闹及频繁排尿的患儿，往往会出现焦虑、抱怨或歉疚，希望患儿尽快痊愈。

（四）辅助检查

1. 尿常规　清洁中段尿离心沉渣中白细胞≥5 个 /HP，即可怀疑为尿路感染。血尿也很常见。肾盂肾炎患儿有中等尿蛋白、白细胞管型尿及晨尿的比重和渗透压降低。

2. 尿细菌培养　尿细菌培养及菌落计数是诊断泌尿道感染的主要依据。取清洁中段尿进行细菌培养，菌落计数 $> 10^5$/ml 可确诊，菌落计数在 $10^4 \sim 10^5$/ml 为可疑，菌落计数 $< 10^4$/ml 为污染。

3. 尿液直接涂片法找细菌　取新鲜尿 1 滴直接涂片染色，油镜下观察细菌，每个视野都能找到 1 个细菌表明尿中菌落计数 $> 10^5$/ml。

4. 影像学检查　对反复感染或迁延不愈者可检查有无泌尿系统畸形和膀胱输尿管

反流,常用 B 型超声检查、静脉肾盂造影加断层摄片、排泄性膀胱造影、肾核素造影和 CT 扫描等。

（五）治疗要点

治疗的目的是控制症状、根除病原体、去除诱发因素、预防复发。

1. 一般治疗　急性期卧床休息,多饮水,勤排尿;保证营养摄入;女童注意外阴部清洁;有蛲虫病时要积极治疗;对发热、头痛、腰痛的患儿给予解热镇痛药退热止痛,对尿路刺激症状明显患儿给予山莨菪碱、阿托品等抗胆碱药缓解症状。

2. 抗菌治疗　宜尽早开始抗感染治疗,根据尿培养及药敏试验结果同时结合临床表现选用有效抗菌药。可选用复方磺胺甲噁唑、青霉素类或头孢菌素类药物等。

3. 积极矫治尿路畸形。

4. 泌尿道感染的局部治疗　常采用膀胱内药液灌注治疗,主要用于经全身给药治疗无效的顽固型慢性膀胱炎患者。

【常见护理诊断/问题】

1. 体温过高　与感染有关。

2. 排尿异常　与膀胱、尿道炎症刺激有关。

【护理措施】

1. 维持体温正常

（1）休息:急性期注意休息,鼓励患儿多饮水,通过增加尿量以冲洗尿路,减少细菌在尿路的停留时间,并促进细菌毒素和炎症分泌物的排出。

（2）饮食:给予患儿易消化、营养丰富的流质或半流质饮食。

（3）降温:监测体温变化,高热者给予物理降温或药物降温。

2. 减轻排尿异常

（1）保持会阴部清洁,便后冲洗会阴,小婴儿要勤换尿布,尿布用开水烫洗后晒干,或煮沸、高压消毒。观察患儿排尿频率、尿量、尿布的气味、排尿时的表情及尿液性状并记录。

（2）提供合适的排尿环境,因患儿有尿急、尿频的表现,故要将患儿安排在离厕所较近的床位或将便器放在易取的位置。

（3）遵医嘱应用抗感染药物,并注意观察药物的疗效和不良反应。

（4）遵医嘱留取尿培养标本时要做到无菌操作。无论男童女童,均先用肥皂将外阴清洗干净,然后用 0.1% 的苯扎溴铵冲洗 2 次方可取尿。若 30 分钟未留到尿液,需再次消毒。由于细菌在尿液中繁殖很快,标本要在 30 分钟内送检,否则应放在 4℃冰箱内保存。

【健康教育】

1. 向患儿和家长解释本病的预防知识和护理要点。婴儿尿布要勤换并烫洗晾干,幼儿不穿开裆裤;便后清洗臀部,女童清洗和擦拭均由前向后;单独使用洁具;及时发现并处理诱发因素。

2. 出院时指导患儿及家长按时服药,定期复查,防止复发和再感染。一般急性感染疗程结束后每月随访 1 次,做中段尿培养,连续 3 个月,如无复发可认为治愈,反复发作者每 3~6 个月复查 1 次,复查总时间为 2 年或更长时间。

第五节　急性肾衰竭

急性肾衰竭(acute renal failure,ARF)是指由多种原因引起的短期内肾功能急剧下降或丧失的临床综合征。临床主要表现为氮质血症、水及电解质紊乱和代谢性酸中毒等。近年来,为了早期诊断、早期治疗、降低死亡率,渐采用急性肾损伤(acute kidney injury,AKI)的概念来代替急性肾衰竭。

【病因及分类】

急性肾衰竭根据病因分为肾前性、肾性和肾后性三种类型。

1. 肾前性　任何原因引起的血容量减少均可导致肾血流量不足,使肾小球滤过率显著下降所致。常见原因包括呕吐、腹泻、外科手术大出血、低蛋白血症、大面积烧伤、心力衰竭等。此类型肾实质并无器质性病变。

2. 肾性　肾性急性肾衰竭又称肾实质性肾衰竭,是儿科急性肾衰竭最常见的病因。由肾实质损害引起或因肾前性肾衰竭未能及时去除病因,病情进一步发展所致。常见病因包括急性肾小球肾炎、急性肾小管坏死、溶血性尿毒症综合征、急性间质性肾炎、急性肾盂肾炎、肾血管病变及慢性肾脏疾病在某些诱因刺激下肾功能急剧衰退等。

3. 肾后性　各种原因引起的泌尿道梗阻所致。常见病因包括尿路结石、尿路梗阻致肾盂积水,先天性尿路畸形,肾结核,肿瘤压迫等。肾后性因素多为可逆的,及时去除病因,肾功能常可恢复。

【护理评估】

(一)健康史

评估患儿有无血容量减少、肾脏器质性病变、泌尿道梗阻等原发疾病史。

(二)身体状况

根据尿量是否减少,急性肾衰竭可分为少尿型急性肾衰竭和非少尿型急性肾衰竭。少尿型表现为急性肾衰竭伴少尿或无尿。非少尿型血中尿素氮、肌酐迅速升高,肌酐清除率迅速降低而不伴有少尿表现。临床上以少尿型急性肾衰竭常见,其过程分为三个期。

1. 少尿期　尿量急剧减少甚至无尿,一般持续 1~2 周,持续时间越长,肾损害越严重,持续少尿超过 15 天或无尿超过 10 天者预后不良。此期主要表现有:①水、钠潴留,表现为全身水肿、高血压、肺水肿、脑水肿和心力衰竭等,是此期死亡的重要原因。②电解质紊乱,常表现为"三高三低",即高钾血症、高磷血症、高镁血症、低钠血症、低钙血症、低氯血症,其中高钾血症多见。③代谢性酸中毒,表现为嗜睡、乏力、呼吸深长、口唇呈樱桃红等。④氮质血症,其程度和病情轻重程度多一致,出现全身各系统中毒症状。消化系统主要表现为食欲缺乏、呕吐、腹泻等，严重者出现消化道出血或黄疸；神经系统主要表现为意识障碍、烦躁、抽搐、昏迷和自主神经功能紊乱等；心血管系统主要表现为高血压、心律失常和心力衰竭等；血液系统主要表现为贫血、出血倾向等。⑤感染是急性肾衰竭最常见的并发症，以呼吸道和泌尿道感染多见，死亡患儿中因感染所致者约为1/3。

2. 多尿期　若能度过少尿期则尿量突然或逐渐增多，一般持续1～2周（长者可达1～2个月）。此期由于大量排尿，可出现脱水、低钠血症、低钾血症及免疫力降低，患儿易并发感染。感染是多尿期患儿死亡的主要原因。

3. 恢复期　多尿期后肾功能逐渐恢复，尿量恢复正常，血尿素氮及肌酐逐渐恢复正常，但肾浓缩功能需要数月才能恢复正常。

（三）心理－社会状况

急性肾衰竭是儿科危重症之一，预后常较差，患儿及家长非常恐惧，担心预后，同时本病常给家庭造成较重的经济负担和社会压力。

（四）辅助检查

1. 尿液检查　测定尿比重、尿渗透压、尿肌酐等，有助于鉴别肾前性肾衰竭和肾实质性肾衰竭。

2. 血生化检查　监测电解质浓度变化及血肌酐和尿素氮。

3. 肾影像学检查　了解肾的解剖、肾血流量、肾小球和肾小管功能。

4. 肾活检　对原因不明的急性肾衰竭肾活检是可靠的诊断手段。

（五）治疗要点

去除病因，积极治疗原发疾病，减轻症状，改善肾功能，防止并发症的发生。

1. 少尿期　主要是去除病因，治疗原发疾病；严格控制水和钠的入量，坚持"量出为入"的原则；调整饮食，控制蛋白质入量；纠正酸中毒及电解质紊乱（特别是高钾血症）；必要时进行透析治疗。

2. 多尿期　主要是监测尿量、电解质和血压的变化，及时纠正水、电解质紊乱，酌情补充水分和蛋白质。

3. 恢复期　注意休息、加强营养及防治感染。

【常见护理诊断/问题】

1. 体液过多　与肾小球滤过率降低有关。

2. 有感染的危险　与免疫力低下有关。

3. 营养失调：低于机体需要量　与营养物质摄入不足及丢失过多有关。

【护理措施】

1. 维持体液平衡

（1）保证患儿休息：患儿应卧床休息，卧床时间视病情而定，一般少尿期、多尿期均应卧床休息，恢复期逐渐增加活动。

（2）准确记录24小时出入量，根据病情控制液体入量，坚持"量出为入"的原则，每日入液量＝尿量＋显性失水（呕吐、大便、引流量）＋不显性失水－内生水。每日定时测体重。遵医嘱正确应用利尿剂及实施透析治疗，并做好相应的护理工作。

（3）密切观察病情：注意观察体温、脉搏、呼吸、血压、心率、心律、尿量、尿常规、肾功能的变化。急性肾衰竭常以感染、心力衰竭、心律失常、水电解质紊乱为主要死亡原因，应及早发现肾衰竭早期表现，并及时报告医生。

2. 预防感染　尽量将患儿安排在单人病室，做好病室清洁工作，注意空气消毒，避免不必要的检查，严格执行无菌操作，加强皮肤、黏膜及口腔的护理，保持呼吸道通畅，定时翻身、拍背。

3. 保证营养供给　少尿期应限制水、钠、钾、磷、蛋白质的入量，供给足够的能量以减少组织蛋白的分解和酮体产生。蛋白质以优质蛋白为佳，如肉类、蛋类、奶类等。供给富含维生素的食物。不能进食者可静脉补充营养，给予葡萄糖、氨基酸、脂肪乳等。透析治疗时因丢失大量蛋白质，故不需限制蛋白质入量，长期透析时可输血浆、水解蛋白、氨基酸等。

【健康教育】

为家长及患儿介绍急性肾衰竭各期的表现及护理要点、早期透析的重要性，以取得他们的理解，使其积极配合治疗。指导家长在恢复期给患儿增加营养，增强体质，注意个人卫生，注意保暖，防止受凉。

本章小结

本章学习重点是急性肾小球肾炎、原发性肾病综合征、泌尿道感染及急性肾衰竭的身体状况、治疗要点和主要护理措施。急性肾小球肾炎是泌尿系统发病率最高的疾病，主要是由 A 组乙型溶血性链球菌感染后引起的免疫复合物性炎症反应，临床上有三个典型表现和三个严重表现，本病无特异性治疗，主要是休息和对症治疗。原发性肾病综合征是病因不清的肾小球滤过膜免疫损伤，从而出现大量蛋白尿、低蛋白血症、高脂血症和高度水肿，首选治疗药物为糖皮质激素。感染是患儿复发和死亡的主要原因，避免感染和劳累可减少复发。泌尿道感染主要为大肠埃希菌经上行感染所致，婴幼儿以全身表现为主，年长儿以局部表现为主，尿培养是可靠的诊断依据，抗感染为主要治疗手段，护理时注意保持外阴清洁，多饮水，勤排尿。急性肾衰竭是儿科危重症之一，病情危急，若不及早治疗，预后较差，故要掌握身体状况，以便早诊断、早治疗，降低死亡率。本章的学习难点为急性肾小球肾炎和原发性肾病综合征的发病机制以及原发性肾病综合征的药物治疗。在学习过程中注意分析发病机制与身体状况之间的逻辑关系以及护理评估、护理诊断／问题和护理措施三者之间的逻辑关系。

（李砚池　张晓燕）

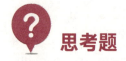

患儿,男,6岁,因"眼睑水肿,少尿3天,加重1天"入院。患儿3天前无明显诱因出现眼睑水肿,尿量减少,未引起重视。1天前水肿加重,双下肢亦有水肿,尿量明显减少,未见肉眼血尿。患儿2周前患过"感冒",未做特殊处理而自行缓解;起病以来精神欠佳,食欲减退,活动减少,体重增加。体格检查:体温38.2℃,心率100次/min,呼吸28次/min,血压140/90mmHg,患儿神志清楚,精神稍差,眼睑、颜面及双下肢水肿,呈非凹陷性,呼吸规则,口唇无发绀,双肺未闻及啰音,心律齐,无杂音,腹软,肝、脾肋缘下未触及。辅助检查:尿蛋白++,镜下见大量红细胞,WBC 3~5个/HP,血清补体C3降低,ASO 500IU/ml。

请问:

(1)该患儿最可能的临床诊断是什么?

(2)该患儿的护理诊断/问题有哪些?首优护理诊断/问题是什么?

(3)针对首优护理诊断/问题应采取的护理措施是什么?

第十四章 │ 神经系统疾病患儿的护理

14章 数字资源

学习目标

1. 具有儿科护理人员所需要的严谨、细致、慎独的职业素养,较好的护患沟通与团队合作能力,尊重患儿及其家庭成员,关爱患儿,主动为患儿缓解不适,促进患儿恢复健康的职业态度。
2. 掌握常见神经系统疾病的护理评估、护理诊断/问题和护理措施。
3. 熟悉儿童神经反射的特点,常见神经系统疾病的病因和健康教育。
4. 了解儿童神经系统的解剖生理特点、常见神经系统疾病的发病机制。
5. 学会运用护理程序对神经系统疾病患儿实施整体护理。

儿童神经系统疾病主要的疾病谱包括肢体障碍或全面发育迟缓、儿童癫痫、中枢性感染性疾病、遗传相关的代谢罕见病和神经免疫性疾病,均严重威胁着儿童的身心健康。本章重点介绍儿童神经系统解剖生理特点,以及急性细菌性脑膜炎,病毒性脑膜炎、脑炎,惊厥,急性颅内压增高患儿的护理。

第一节 儿童神经系统解剖生理特点

(一)脑、脊髓

儿童出生时脑皮质细胞数已与成人接近,以后随着年龄的增长,主要是细胞体积增大和树突增多,功能逐渐成熟和复杂化。3岁时脑细胞的分化基本完成,8岁时已与成人无明显区别。神经纤维髓鞘生后3个月逐渐形成,但神经活动不稳定,皮质下中枢兴奋性较高,对外界刺激反应较慢且易泛化,表现出肌肉张力较高,常出现无意识的手足徐动。婴幼儿在接受外来刺激时易于泛化,遇强刺激时易发生昏睡或惊厥。胎儿期脊髓的末端位于第2腰椎下缘,4岁时上移到第1腰椎间隙,故给婴幼儿做腰椎穿刺时位置要低,以第4~5腰椎间隙为宜(图14-1),4岁以后腰椎穿刺部位同成人。

（二）脑脊液

新生儿脑脊液量少（约50ml），压力低，抽取脑脊液较困难，以后随着年龄增长脑脊液量逐渐增多，压力渐升高。正常儿童脑脊液外观透明，压力为0.69~1.96kPa（新生儿为0.29~0.78kPa），细胞数不超过10×10^6/L（婴儿$<20\times10^6$/L），糖含量为2.8~4.5mmol/L（婴儿为3.9~5.0mmol/L），氯化物为117~127mmol/L，蛋白为0.2~0.4g/L（新生儿为0.2~1.2g/L）。

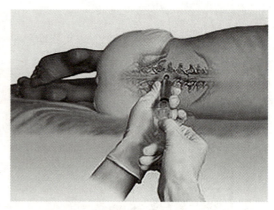

图14-1　儿童腰椎穿刺部位

（三）神经反射

1. 出生时已存在的永久反射　角膜反射、结膜反射、瞳孔对光反射及吞咽反射等。这些反射减弱或消失提示神经系统有病变。

2. 出生时存在以后逐渐消失的反射　觅食反射、吸吮反射、握持反射、拥抱反射、颈肢反射、迈步反射等，这些反射于生后数月自然消失。若这些反射生后缺乏或到消失时间仍存在则为异常。

3. 出生时不存在以后逐渐出现的永久反射　腹壁反射、提睾反射及各种腱反射等，1岁后可引出并较稳定。若这些反射该出现时引不出或减弱则为异常。

4. 病理反射　有些病理反射如巴宾斯基征2岁以内可为双侧阳性，若单侧出现或2岁后仍出现则为病理现象。

5. 脑膜刺激征　包括颈强直、布鲁津斯基征、凯尔尼格征。因小婴儿屈肌张力较高，生后3~4个月这些反射表现为阳性多无病理意义。因婴儿颅骨骨缝和前囟未完全闭合，可在一定程度上缓解增高的颅内压而使脑膜刺激征表现不明显或出现较晚。

第二节　急性细菌性脑膜炎

 工作情景与任务

导入情景：

女婴，8个月，发热、流涕3天，伴轻微咳嗽，在门诊就诊服药治疗。今天早上抽搐2次，呕吐3次，家长急抱女婴来院就诊。经医生检查，女婴体温39.7℃，烦躁不安，易激惹，前囟饱满、张力增高，咽部充血，脑膜刺激征阳性。初步诊断为中枢神经系统感染。

工作任务：

1. 请根据患儿病情实施有针对性的护理措施。

2. 请告诉家长该患儿应完善的辅助检查。

急性细菌性脑膜炎（acute bacterial meningitis），也称化脓性脑膜炎（purulent meningitis），是由各种化脓性细菌感染引起的脑膜炎症，是儿童尤其是婴幼儿时期常见的中枢神经系统感染性疾病。临床上以急性发热、惊厥、意识障碍、颅内压增高和脑膜刺激征及脑脊液脓性改变为特征，如不及时治疗，可遗留各种神经系统后遗症。

【病因】

多种化脓性细菌都能引起本病。致病菌类型与患儿年龄有密切关系。0～3 个月婴儿以革兰氏阴性杆菌和金黄色葡萄球菌多见；3 个月～3 岁婴幼儿以流感嗜血杆菌、肺炎链球菌和脑膜炎双球菌多见；学龄前和学龄期儿童以脑膜炎双球菌、肺炎链球菌、流感嗜血杆菌和金黄色葡萄球菌多见。由脑膜炎双球菌引起的脑膜炎呈流行性，称为流行性脑脊髓膜炎。

【感染途径】

1. 血行感染　是最常见的途径。致病菌多从呼吸道侵入，也可经新生儿的皮肤、胃肠道黏膜或脐部入侵血流，造成菌血症，经血流穿过血-脑屏障抵达脑膜。

2. 邻近组织器官感染　如中耳炎、乳突炎等扩散波及脑膜。

3. 与颅腔存在直接通道　如颅骨骨折、脑脊膜膨出等，细菌可直接进入蛛网膜下腔导致脑膜炎症。

【护理评估】

（一）健康史

评估患儿发病前有无上呼吸道、皮肤或胃肠道感染史；新生儿则要询问出生史，评估有无脐部感染。

（二）身体状况

1. 典型表现

（1）感染中毒及急性脑功能障碍症状：体温升高，进行性加重的意识障碍，烦躁或精神萎靡、嗜睡甚至惊厥、昏迷。

（2）颅内压增高表现：年长儿主要表现为头痛和喷射性呕吐，可伴有血压增高、心动过缓等。婴儿则有前囟门紧张、饱满及颅缝增宽、头围增大等。合并脑疝时，则有呼吸不规则、突然意识障碍加重及出现双侧瞳孔不等大等体征。

（3）脑膜刺激征：以颈强直最常见，布鲁津斯基征阳性、凯尔尼格征阳性。

2. 不典型表现　新生儿和 3 个月以下的婴儿身体表现多不典型。

（1）体温可高、可低或不发热。

（2）颅内压增高表现可不明显，婴儿不会诉说头痛，可能仅有吐奶、尖叫或颅缝分离。

（3）惊厥可不典型／不明显，如仅见面部、肢体轻微抽搐，或呈眨眼、呼吸不规则、屏气等各种不易发现或不易确定的发作。

（4）脑膜刺激征不明显，查体仅见前囟门隆起或紧张、头后仰。

3. 并发症和后遗症　有硬脑膜下积液、脑积水（图 14-2）、脑性低钠血症、脑室管膜炎及脑实质或脑神经损伤,如肢体瘫痪、眼球运动障碍、耳聋、失明、面瘫(图14-3)等。

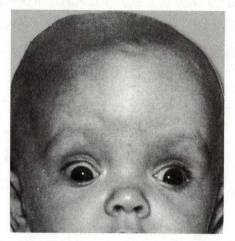
图14-2 脑积水

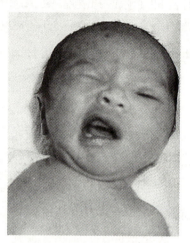
图14-3 面瘫

(三)心理-社会状况

本病是儿童时期常见的颅内感染性疾病,家长多担心病情严重而危及生命或留有后遗症,应注意评估家长对本病的认知程度、焦虑或恐惧的程度及应对方式。评估社区、家庭及托幼机构的卫生情况,了解可能引发疾病的环境因素。

(四)辅助检查

1. 脑脊液检查 是确诊本病的重要依据。外观浑浊,似米汤样,压力升高;白细胞显著增多,≥1 000×10⁶/L以上,但有20%的病例可能在250×10⁶/L以下,以中性粒细胞为主;糖含量明显降低;蛋白质显著增多;涂片或细菌培养可找到致病菌。不同病原体感染所致脑膜炎的脑脊液的鉴别见表14-1。

表14-1 不同病原体引起的脑膜炎脑脊液的鉴别

	压力/kPa	外观	白细胞/ (×10⁶/L)	蛋白/ (g·L⁻¹)	糖/ (mmol·L⁻¹)	氯化物/ (mmol·L⁻¹)	查找 病原体
正常	0.69~1.96	清亮、 透明	0~10	0.2~0.4	2.8~4.5	117~127	—
细菌性 脑膜炎	不同程度 增高	米汤样 浑浊	数百至数 千,中性 粒细胞为 主	明显增高	明显降低	多数降低	涂片或培 养可发现 致病菌
结核性 脑膜炎	增高	无色透 明或毛 玻璃样	数十至数 百,淋巴 细胞为主	增高	降低	降低	涂片或培 养可发现 抗酸杆菌

	压力/kPa	外观	白细胞/ (×10⁶/L)	蛋白/ (g·L⁻¹)	糖/ (mmol·L⁻¹)	氯化物/ (mmol·L⁻¹)	查找 病原体
病毒性 脑膜炎	正常或轻 度增高	清亮	正常至数 百,淋巴 细胞为主	正常或轻 度增高	正常	正常	特异性抗 体阳性, 病毒分离 可呈阳性
隐球菌 性脑膜 炎	增高或明 显增高	微浊	数十至数 百,淋巴 细胞为主	增高	降低	多数降低	涂片墨汁 染色可发 现隐球菌

2. 血液检查

（1）血常规：白细胞明显增多，以中性粒细胞为主。

（2）血培养：对所有疑似化脓性脑膜炎的患儿均应做血培养，以帮助寻找致病菌。

3. 神经影像学　头颅 MRI 较头颅 CT 更能清晰地反映脑实质病变，在病程中重复检查能发现并发症并指导干预措施的实施。

 知识窗

脑脊液改变不典型的原因

近年来脑脊液改变不典型的细菌性脑膜炎日渐增多，发生这种现象的主要原因是：腰椎穿刺时间过早，一般发病后 24～48 小时脑脊液才有炎症反应；随着抗生素的广泛使用，细菌性脑膜炎患儿在确诊以前已静脉注射抗生素，导致脑脊液细胞总数发生改变；严重感染的患儿或并存其他疾病者以及接受免疫抑制的体弱儿，由于免疫受到了抑制，致宿主对感染反应不足，导致脑脊液变化轻微。

故通过脑脊液培养获得致病菌是确诊细菌性脑膜炎的主要依据。

（五）治疗要点

1. 抗生素治疗　采用敏感、杀菌、能以较高浓度透过血－脑屏障的抗生素，早期、足量、足疗程静脉给药，力争在用药 24 小时内将脑脊液中的致病菌杀灭。对诊断明确而致病菌尚不详者，应该先采用覆盖最可能病原菌的经验性抗生素治疗。对于生后 1 个月以上的患儿，推荐万古霉素加一种第三代头孢菌素（如头孢曲松或头孢噻肟）。病原菌明确后可按照药物敏感试验的结果选用敏感的抗生素。

应用抗生素治疗的疗程依病原菌种类而定：肺炎链球菌、流感嗜血杆菌所致脑膜炎应静脉滴注有效抗生素 10～14 天；脑膜炎双球菌所致脑膜炎静脉用药 7 天；金黄色葡萄球菌和革兰氏阴性菌所致脑膜炎疗程应在 21 天以上。有并发症者或经过不规则治疗的患者,应适当延长给药时间。

2. 糖皮质激素应用　糖皮质激素可抑制多种炎症因子的产生,降低血管通透性,减轻脑水肿及颅内高压症状。一般选用地塞米松,连续用药 2~3 天。

3. 并发症治疗

(1)硬脑膜下积液:少量积液无须处理。积液量多且出现颅内压增高表现时,采取硬膜下穿刺放液(放液量每次每侧 15ml 以内),多数患儿的积液可逐渐减少而治愈。

(2)脑室管膜炎:采取侧脑室穿刺引流的方法缓解症状,同时应用适宜抗生素行脑室内注入。

(3)脑积水:可行正中孔粘连松解、导水管扩张及脑脊液分流手术进行治疗。

4. 对症及支持治疗　及时处理颅内压增高以及高热、惊厥等情况,保证能量摄入,维持水、电解质及酸碱平衡。

 知识窗

鞘内注射抗生素

对延误诊治的晚期细菌性脑膜炎,脑脊液外观有脓块形成,或细菌对抗生素耐药,加用鞘内注射抗生素可提高治愈率。根据抗生素在脑脊液中存留的时间,每日或隔日注射一次,一般连用 3~5 天,直至脑脊液转为清亮,细胞数明显下降,细菌消失。对葡萄球菌或少见细菌所致细菌性脑膜炎,若治疗 3 天后脑脊液仍有细菌存在,或鞘内注射 3~5 次后脑脊液仍呈明显炎症改变时,可延长鞘内注射时间,甚至连续用 7~10 次。进行鞘内注射时,药物必须稀释至一定浓度,可用抽出的脑脊液或生理盐水稀释,需注意注入液量应略少于放出的脑脊液量。注射速度应缓慢,注射后若有惊厥发作,需仔细分析病情,如确系鞘内注射反应则应停止注射。

【常见护理诊断/问题】

1. 潜在并发症:脑疝。

2. 体温过高　与细菌感染有关。

3. 有受伤的危险　与抽搐有关。

4. 营养失调:低于机体需要量　与摄入不足、机体消耗增多有关。

【护理目标】

1. 患儿未出现脑疝或一旦出现能及时发现并配合医生进行处理。

2. 患儿体温恢复正常。

3. 患儿无受伤情况发生。

4. 患儿能得到充足的营养,满足机体需要。

【护理措施】

1. 降低颅内压

（1）防止颅内压增高：病室应尽量保持安静，避免光线刺激，采取舒适的体位，侧卧位并将头肩抬高15°～30°。各种治疗、护理操作最好集中进行，避免多次刺激。

（2）按医嘱用药：遵医嘱应用抗生素、脱水药、利尿药、糖皮质激素等。应用甘露醇降低颅内压，静脉推注时不能漏到血管外，以免引起局部刺激和局部水肿。应用抗生素如头孢曲松或头孢噻肟等，由于本病静脉给药疗程较长，必须有计划地选择和保护静脉，保证药物按时、准确输入。

（3）密切观察病情变化

1）观察患儿的生命体征及面色、神志、瞳孔、前囟等变化，及早采取应对措施。如呼吸节律深而慢或不规则、瞳孔忽大忽小或两侧不等大、对光反应迟钝、血压升高等，应警惕脑疝的发生，要做好急救的准备工作。

2）并发症的观察：患儿出现并发症，常预示疾病的预后不良。若患儿经有效治疗48～72小时后脑脊液有好转，但体温不退或体温下降后再升高；或一般症状好转后又出现意识障碍、惊厥、前囟隆起或颅内压增高等症状，首先应考虑并发硬脑膜下积液的可能。若患儿出现烦躁不安、嗜睡、呕吐、惊厥发作、头围进行性增大、颅缝分离、前囟增大饱满、头颅叩诊有破壶音和头皮静脉扩张、额大面小、"落日眼"等，应警惕脑积水。上述情况发生，应立即报告医生，做好氧气、吸引器、呼吸机、硬膜下穿刺包及侧脑室引流包等各种急救用品的准备工作，配合急救处理。

2. 维持正常体温　高热患儿应卧床休息，及时监测体温，必要时给予物理降温或药物降温，如给予冰袋降温或应用退热药等。

3. 加强安全保护　惊厥发作时，将患儿头偏向一侧，给予口腔保护以免舌咬伤，拉好床挡，避免躁动及惊厥时受伤或坠床。及时清理患儿呕吐物，保持呼吸道通畅，避免窒息，必要时应给予镇静剂。

4. 供给充足的营养　保证足够的营养摄入，按照患儿热量需要制订饮食计划，给予高热量、高蛋白、高维生素的清淡、易消化的流质或半流质饮食。少量多餐，减轻胃胀，以防呕吐发生。注意食物的调配，增加患儿的食欲。呕吐频繁者、有意识障碍者，遵医嘱给予管饲或静脉营养液，维持水电解质平衡。

【护理评价】

1. 患儿颅内压是否维持在正常范围。

2. 患儿体温是否降至正常。

3. 患儿惊厥发作时有无受伤、误吸等情况发生。

4. 患儿能否得到充足的营养，满足机体需要。

【健康教育】

1. 根据患儿及家长的接受能力，向家长介绍本病的基本知识，耐心解答家长的询问，主动介绍患儿病情,减轻家长的焦虑和恐惧,并取得家长的配合。

2. 对恢复期患儿,应进行功能锻炼,指导家长根据不同情况制订相应的训练措施,以减少后遗症的发生;对已有后遗症者,积极的训练也可减轻症状。

3. 积极锻炼身体,预防上呼吸道感染,按时接种各种疫苗,增强免疫力。

第三节　病毒性脑膜炎、脑炎

病毒性脑膜炎、脑炎为中枢神经系统的急性炎症,是多种病毒感染所致,大多数呈自限性病程,危重者急进性加重,可留下后遗症,甚至死亡。

【病因】

在临床工作中,目前仅能在 1/4～1/3 的中枢神经系统病毒感染病例中确定其致病病毒。其中 80% 为肠道病毒,其次为虫媒病毒、腺病毒、单纯疱疹病毒、腮腺炎病毒和其他病毒等。

【发病机制】

病毒经肠道或呼吸道进入淋巴系统繁殖,经血液循环感染颅外某些脏器,此时患儿可有发热等全身症状。若病毒在定居脏器内进一步繁殖,即可能入侵脑或脑膜组织,出现中枢神经症状。中枢神经系统病变主要是大量病毒对脑组织的入侵和破坏,出现神经细胞变性、坏死和胶质细胞增生与炎症细胞浸润。

【护理评估】

(一)健康史

评估患儿有无呼吸道及消化道感染史,有无接触动物或被昆虫叮咬史,评估预防接种史,评估社会有无流行情况。

(二)身体状况

病毒性脑膜炎、脑炎多急性起病,病情的轻重与病变部位有关。若病变主要累及脑膜,临床表现为病毒性脑膜炎;若为病变在脑实质的病毒性脑炎,临床表现较脑膜炎严重。

1. 病毒性脑膜炎　急性起病,有时先有上呼吸道感染或前驱传染性疾病。主要表现为发热、恶心、呕吐、精神差、嗜睡。婴儿常有烦躁不安,易激惹;年长儿诉头痛,颈背疼痛;一般很少有严重意识障碍、惊厥等。可有脑膜刺激征阳性,但无局限性神经系统体征。病程多在 1～2 周内。

2. 病毒性脑炎　起病急,临床表现因脑实质部位的病理改变、范围和严重程度而有所不同,有以下几种类型的表现:

(1)弥漫性大脑病变:主要表现为发热、惊厥、意识障碍及颅内压增高。

(2)累及额叶皮质运动区:以反复惊厥发作为主,伴或不伴发热。

(3)累及额叶底部和颞叶边缘系统:患儿表现为精神情绪异常,如狂躁、幻觉、失语以及定向力、计算力和记忆力障碍等,伴或不伴发热。其中以单纯疱疹病毒引起者最为严重,常合并惊厥和昏迷,病死率高。

（4）其他:以偏瘫、单瘫、四肢瘫或各种不自主运动为主要表现。

患儿可同时兼有上述多种类型的表现。

（三）心理－社会状况

本病属颅内感染性疾病,家长多担心患儿病情严重而危及生命或留有后遗症,产生焦虑、恐惧等情绪,应注意评估家长对本病的认知程度、焦虑或恐惧的程度及应对方式。

（四）辅助检查

1. 脑脊液检查　外观清亮,压力正常或增高。白细胞总数正常或轻度增多,早期以中性粒细胞为主,后期以淋巴细胞为主。糖和氯化物在正常范围,蛋白质大多正常或轻度升高。

2. 病毒学检查　部分患儿脑脊液病毒培养及特异性抗体检测均为阳性。

3. 神经影像学检查　MRI 对显示病变比 CT 更有优势,可发现弥漫性脑水肿及脑内的局灶性异常。

（五）治疗要点

以支持治疗、对症治疗为主。

1. 一般疗法　卧床休息,供给充足的营养。维持体温正常及水、电解质平衡,对营养状况不良者给予静脉营养剂或白蛋白。

2. 控制脑水肿和颅内压增高　严格限制液体入量,静脉滴注甘露醇等。

3. 控制惊厥发作　惊厥发作时,给予地西泮、苯巴比妥等止惊剂。

4. 抗病毒治疗　根据情况给予阿昔洛韦、干扰素、更昔洛韦、利巴韦林等。

5. 其他治疗　还可使用胞磷胆碱、维生素 B_6、维生素 E、吡拉西坦、泛酸等药物促进脑细胞代谢。对于重症婴幼儿或继发细菌感染者,适当给予抗生素。

【常见护理诊断/问题】

1. 潜在并发症:颅内压增高。

2. 体温过高　与病毒血症有关。

3. 躯体活动障碍　与昏迷、瘫痪有关。

【护理措施】

1. 降低颅内压　参见本章第二节护理措施中的"降低颅内压"。

2. 维持正常体温　保持病室的安静及适宜的温、湿度,避免光线过强,采取舒适的体位。监测体温,观察热型及伴随症状,体温超过 38.5℃时给予物理降温或药物降温。

3. 积极促进机体功能恢复

（1）细心的生活护理:为患儿创造良好的环境,给有幻觉、定向力障碍的患儿提供保护性照顾。昏迷患儿保持侧卧位,定时翻身及按摩皮肤,以促进血液循环,防止出现压疮。帮助患儿拍背,促使其排出痰液,减少坠积性肺炎的发生。

（2）恢复肢体功能:保持肢体处于功能位,病情稳定后及早帮助患儿进行肢体的被动或者主动功能锻炼,注意循序渐进。在改变锻炼方式时加强指导,及时给予帮助和鼓励。

(3)按医嘱给予促进脑代谢的药物。

【健康教育】

1. 向患儿及家长介绍病情,减轻患儿及家长的焦虑;提供心理支持,帮助患儿树立战胜疾病的信心。指导家长协助患儿翻身、皮肤护理及功能锻炼的方法。

2. 向患儿家长做好用药指导,鼓励家长坚持智力训练和肢体功能锻炼。

第四节　惊　厥

 工作情景与任务

导入情景:

患儿,男,18个月,受凉后出现流涕、鼻塞,今晨开始发热,测体温39.8℃。1小时前突然全身抽动、双眼上翻、口吐白沫、呼之不应,持续约3分钟。患儿惊厥停止后,父母即带他来医院就诊。父母很着急,问医生患儿的抽搐是什么原因导致的。经过医生检查,诊断为热性惊厥。

工作任务:

1. 请向家长解释热性惊厥的特点。

2. 请向家长示范患儿出现惊厥时正确的处理方法。

惊厥(convulsion)是指神经元功能紊乱引起脑细胞突然异常放电所致的全身或局部骨骼肌群突然发生不自主收缩,以强直性或阵挛性运动发作为主要表现,常伴意识丧失。惊厥是原发疾病引起的一种症状,也是儿科常见急症,儿童期发病率为4%~6%,较成人高10~15倍,年龄越小,发生率越高。反复发作可以引起窒息、缺氧性脑损伤,需要紧急处理。

【病因】

1. 感染性疾病

(1)颅内感染:各种病原体引起的脑炎、脑膜炎、脑脓肿等。

(2)颅外感染:热性惊厥、各种感染引起的中毒性脑病、破伤风等。

2. 非感染性疾病

(1)颅内疾病:颅内损伤与出血、先天性发育畸形、颅内占位性病变等。

(2)颅外疾病:缺氧缺血性脑损伤、代谢性疾病、中毒等。

【发病机制】

婴幼儿由于大脑皮质发育尚未完善,神经元的树突发育不全,轴突髓鞘发育不完善,较弱的刺激即能在大脑皮质形成强烈的兴奋灶，使神经细胞突然异常放电并迅速扩散，使神经元功能紊乱，导致惊厥发生。

【护理评估】

（一）健康史

询问患儿的出生史，包括是否有窒息、产伤、缺氧缺血性脑病等；了解患儿有无上呼吸道感染或其他部位感染史；评估患儿有无癫痫或中毒等非感染性疾病史；评估患儿是热性惊厥还是无热惊厥。

（二）身体状况

1. 典型表现　突然发生全身肌肉不自主的强直性惊厥发作或阵挛性惊厥发作（图14-4），头向后仰，双眼凝视、斜视或上翻，口吐白沫，牙关紧闭，常伴有意识障碍。严重者出现颈项强直，呼吸不整，青紫或大小便失禁。持续时间长短不一，一般为数秒至数分钟，发作后因疲劳而入睡。颅内病变者可能反复发作。

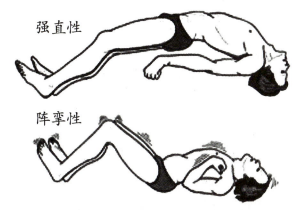

图14-4　强直性惊厥发作和阵挛性惊厥发作

2. 惊厥的持续状态　若1次惊厥发作持续30分钟以上，或反复多次发作＞30分钟，且发作间期意识不能恢复至发作前的基线状态，称惊厥持续状态，为惊厥的危重型，多见于癫痫大发作、严重的颅内感染、破伤风、脑瘤等，可因脑组织缺氧导致脑损伤、脑水肿、颅内压增高。

3. 非典型表现　新生儿和小婴儿惊厥发作时临床表现不典型，可有两眼凝视，口角、眼角抽动，呼吸暂停，发绀，眨眼或单侧肢体抽动。如抽搐部位局限而固定，常有定位意义。

4. 热性惊厥　发生于3个月~6岁，多发生于6个月~3岁。发热初起或体温快速上升期出现惊厥，排除颅内感染和其他导致惊厥的器质性和代谢性疾病，既往没有无热惊厥史，即可诊断为热性惊厥。

热性惊厥临床上分为单纯型热性惊厥和复杂型热性惊厥。具体表现和鉴别要点见表14-2。

表 14-2　单纯型热性惊厥和复杂型热性惊厥的临床特点

	单纯型热性惊厥	复杂型热性惊厥
占热性惊厥的比例	75%	25%
起病年龄	3个月~6岁	任何年龄
发作形式	全面性发作	局灶性或全面性发作
持续时间	多短暂,<15min	时间长,>15min
发作次数	一次热程仅1次,偶有2次	24h 内可反复多次
神经系统异常	阴性	可阳性
惊厥持续状态	少有	较常见

（三）心理-社会状况

年长儿可因反复发作产生紧张、恐惧心理。惊厥发作时,儿童意识丧失,严重者可危及生命,家长多有焦虑和恐惧心理;服用止惊药物控制惊厥反复发作的患儿家长,往往担忧药物会影响儿童智力发育。

（四）辅助检查

可根据病情需要选择血常规、尿常规、大便常规、脑电图、心电图、头颅 CT、血液生化及脑脊液检查等,以明确惊厥的病因。

（五）治疗要点

1. 迅速控制惊厥　止惊药物首选地西泮静脉注射,也可用 3% 水合氯醛灌肠,针刺人中、合谷、十宣、百会、涌泉等穴位。新生儿首选苯巴比妥钠控制惊厥。

2. 对症治疗　颅内压增高时,给予 20% 甘露醇、呋塞米以降低颅内压;高热者给予物理降温或药物降温;必要时吸氧。

3. 其他治疗　积极寻找原发疾病,针对病因进行治疗。

4. 预防惊厥复发　对于少数复杂热性惊厥、热性惊厥过于频繁(>5 次 / 年)或者出现热性惊厥持续状态的患儿,可以考虑采取预防措施。

（1）长期预防:可选用丙戊酸、左乙拉西坦或苯巴比妥口服。

（2）间断临时预防:在发热早期及时口服或直肠应用地西泮,剂量为每次 0.3mg/kg,可每间隔 8 小时应用 1 次,最多连续应用 3 次。

【常见护理诊断 / 问题】

1. 有窒息的危险　与惊厥发作、咳嗽和呕吐反射减弱导致的呼吸道堵塞有关。

2. 有受伤的危险　与突然意识障碍发生跌倒损伤有关。

3. 体温过高　与感染或惊厥持续状态有关。

4. 潜在并发症:颅内压增高。

【护理措施】

1. 预防窒息　惊厥发作时应就地抢救,使患儿去枕仰卧,松解衣扣,头偏向一侧,清除患儿口鼻腔分泌物、呕吐物等，保持呼吸道通畅。遵医嘱应用抗惊厥药物。

2. 预防外伤　专人守护，保持安静，勿用力摇晃、牵拉、按压患儿肢体，以免骨折或脱臼；防止舌咬伤，必要时在上下磨牙间放置牙垫；移开周围可能伤害患儿的物品，防止坠地跌伤。

3. 维持体温正常　监测体温，体温超过 38.5℃时，可采取物理降温或药物降温，并保证水分的供给。

4. 密切观察病情　密切观察患儿生命体征、意识及瞳孔变化；观察前囟门、头围，警惕发生颅内压增高。惊厥反复发作或持续时间较长者，应给予吸氧，患儿出现脑水肿时应及时报告医生，遵医嘱应用脱水剂。

【健康教育】

1. 向家长及患儿介绍惊厥的病因、患儿的病情并解释本病的预后，给予患儿及家长心理支持，解除其焦虑和自卑心理，建立战胜疾病的信心。

2. 指导家长当患儿出现惊厥时应采取的正确处理方法，就地抢救、保持呼吸道通畅是关键，切忌摇晃呼喊患儿和按压肢体。惊厥缓解后应查明病因。

3. 热性惊厥的患儿应指导家长采取降温的方法，预防惊厥发作；惊厥持续时间长或反复发作者，告知家长病愈后要定期随访，并教会家长观察病情，以便及时发现异常并及时就医。

第五节　急性颅内压增高

急性颅内压增高（acute intracranial hypertension）是由于多种原因引起脑实质和 / 或颅内液体量增加所致的一种临床综合征，简称颅内高压。严重者可引起脑疝而危及生命。

【病因】

1. 颅内、颅外感染　是颅内压增高的主要原因。颅内感染如各种病原体引起的脑炎、脑膜炎、脑脓肿；颅外感染如重症肺炎、中毒性痢疾引起的中毒性脑病等。

2. 脑缺血缺氧　如窒息、休克、心搏骤停、一氧化碳中毒、癫痫持续状态等。

3. 颅内占位性病变　如脑肿瘤、脑囊虫病、颅内出血等。

4. 脑脊液循环异常　如脑积水。

5. 其他　高血压脑病、药物及食物中毒等。

【发病机制】

颅内压是指颅腔内各种结构产生的压力的总和，即脑组织、脑血管系统、组织间液及脑脊液所产生的压力。若其中任何一种内容物体积增大时，其余内容物则相应地减少以缓冲颅内压的增高，当代偿功能超过所能代偿的限度时即称为颅内高压，严重时迫使部分脑组织嵌入孔隙，形成脑疝，导致中枢性呼吸、循环衰竭，危及生命。

【护理评估】

（一）健康史

评估患儿有无颅内、颅外感染性疾病史；评估患儿有无癫痫、脑积水、颅内出血等颅内非感染性疾病史。

（二）身体状况

1. 头痛　剧烈并进行性加重，清晨尤甚，咳嗽、哭闹、大便用力或头部位置改变时加重。婴幼儿常表现为烦躁不安、拍打头部，新生儿可有凝视、脑性尖叫。

2. 呕吐　常无恶心先兆，呕吐呈喷射性，常在剧烈头痛时出现，与进食无直接关系。

3. 意识改变　儿童早期表情淡漠、反应迟钝、烦躁或嗜睡，晚期可发生昏迷。

4. 其他　可出现频繁惊厥、复视、视物模糊等。

5. 头部体征　婴儿可见前囟隆起、张力增高、颅缝裂开，眼部可出现落日征。

6. 生命体征　早期血压升高，脉搏变慢，严重时呼吸变慢且不规则，甚至出现呼吸暂停。眼底检查可见视神经盘水肿。

7. 并发症　严重颅内压增高时可引起脑疝。早期表现为两侧瞳孔大小不等、对光反射消失、意识障碍加重、呼吸节律不整、肌张力增高、惊厥、颈强直等，可发生呼吸、循环衰竭而死亡。

（三）心理-社会状况

颅内压增高是一种严重的临床综合征，可迅速发展成脑疝而危及生命。家长可产生沮丧、焦虑、自责、绝望等心理反应。

（四）辅助检查

1. 血液检查　血常规，必要时做血液生化、肝功能检查。

2. 尿常规及粪便常规检查。

3. 脑脊液检查　对颅内感染、颅内出血有诊断价值。但颅内压增高时腰椎穿刺易诱发脑疝，应慎重。必须进行腰椎穿刺时，应先用20%甘露醇降低颅内压后再行穿刺。

4. 影像学检查　头颅CT、B超、磁共振成像等有助于颅内占位性病变的诊断。

（五）治疗要点

急性颅内压增高进展迅速，常危及患儿生命，必须早诊断、早治疗。

1. 病因治疗　去除病因、控制病变发展是治疗颅内高压的根本措施。针对原发病积极采取相应治疗。

2. 降低颅内压　首选20%甘露醇0.25～1.0g/kg静脉滴注，根据病情4～6小时用药1次，一般要求20分钟内滴完；重症患儿或脑疝者可合并使用呋塞米，每次0.5～1.0mg/kg静脉注射；也可给予地塞米松每次0.2～0.4mg/kg静脉注射。有脑疝表现者可采用颅骨钻孔减压、硬膜下穿刺、侧脑室引流。

3. 对症治疗　保持正常体温及血压，控制惊厥，保持水、电解质、酸碱平衡；保持呼吸道通畅；必要时吸氧。

4. 低温疗法　尽早使用亚低温疗法减轻中枢神经系统功能损害，一般核心体温控制在32~34℃。常用药物降温及物理降温等。

【常见护理诊断/问题】

1. 潜在并发症：脑疝。

2. 有窒息的危险　与惊厥及呕吐物吸入有关。

3. 头痛　与颅内压增高有关。

【护理措施】

1. 降低颅内压，预防脑疝

（1）患儿绝对卧床休息，及时清除患儿口鼻腔分泌物、呕吐物等，保持呼吸道通畅。保持环境安静，避免一切刺激，各种护理及治疗操作尽量集中进行，动作应轻柔。

（2）头肩抬高15°~30°，以利于头部血液回流，怀疑有脑疝者以平卧为宜。

（3）遵医嘱应用脱水药、利尿药、糖皮质激素等以减轻脑水肿。

（4）严密观察病情变化，监测生命体征、瞳孔变化、意识状态，发现两侧瞳孔大小不等、对光反射减弱或消失、意识障碍加重、肌张力增高等脑疝表现时，应立即报告医生，并配合抢救。

2. 预防窒息　参见本章第四节护理措施"预防窒息"。

3. 减轻头痛

（1）保持安静，避免刺激、剧烈运动、哭闹、咳嗽、大便用力等，以免引起头痛加重。

（2）对年长患儿诉说头痛要立即给予应答并表示关心，采取安抚措施如轻轻抚摸或按摩、心理暗示等，帮助患儿分散注意力。

（3）按医嘱正确使用降低颅内压的药物，注意患儿用药后的反应。

【健康教育】

1. 向家长介绍患儿的病情及预后，安慰、鼓励他们树立信心。

2. 为家长讲解护理要点，尤其是保持安静、头肩抬高的意义。

3. 根据原发病的特点做好相应的保健指导。

本章小结

　　本章学习的重点是常见神经系统疾病的护理评估、护理诊断/问题及护理措施。急性细菌性脑膜炎是由各种化脓性细菌引起的脑膜炎症，以急性发热、惊厥、意识障碍、颅内压增高、脑膜刺激征、脑脊液化脓性改变为特征，应选择适合的抗生素及降低颅内压等治疗，加强安全保护，注意病情观察，警惕脑疝的发生等。病毒性脑膜炎、脑炎临床表现多样，轻重不一，常伴有颅内高压、惊厥、意识障碍等神经系统表现，主要是降低颅内压、维持正常体温、积极促进机体功能恢复等。脑脊液的改变是鉴别化脓性脑膜炎和病毒性脑膜炎的重要依据。惊厥是儿科常见急症，表现为全身或局部骨骼肌群突然发生不自主收缩,常伴意识障碍。热性惊厥是婴幼儿最常见的惊厥,应立即进行镇静止惊处理和对症治疗。急性颅内压增高的患儿要去除病因、降低颅内压及对症治疗和护理。本章学习难点为儿童神经反射、常见神经系统疾病的发病机制。在学习过程中,要学会儿童神经反射正常与异常的判断,比较急性细菌性脑膜炎与病毒性脑膜炎、脑炎的身体状况、辅助检查等方面的不同点。

（曾 滟 张丽琴）

 思考题

1. 患儿,女,9个月,因发热3天、抽搐1次急诊入院。查体:体温39.6℃,呕吐1次,嗜睡状,前囟饱满,右侧外耳道有脓性分泌物,脑膜刺激征阳性。脑脊液检查:外观浑浊,压力升高,白细胞总数$1\ 000 \times 10^6/L$,蛋白质明显增高,糖和氯化物降低。诊断为急性细菌性脑膜炎。

请问:

（1）该患儿主要的护理诊断/问题有哪些?

（2）针对其存在的主要护理诊断/问题,要采取哪些护理措施?

2. 患儿,女,1岁,因抽搐2次伴意识丧失急诊入院。1周前曾患上呼吸道感染。查体:体温39.5℃,嗜睡状,呕吐2次,脑膜刺激征阳性。脑脊液检查:外观清亮,压力升高,白细胞数$200 \times 10^6/L$,蛋白质轻度增高,糖和氯化物正常。

请问:

（1）该患儿最可能的诊断是什么?

（2）该病最常见的病原体是什么?

3. 患儿,男,3岁,因发热1天、抽搐1次入院。既往曾有多次类似病史。入院时查体:体温38.7℃,神志清楚,面色潮红,咽充血,双侧扁桃体充血,呈Ⅱ度肿大,无脓性分泌物。颈软,心、肺无异常。诊断为上呼吸道感染合并热性惊厥。

请问:

（1）列出该患儿主要存在的护理诊断/问题?

（2）该患儿已多次热性惊厥发作,如何预防热性惊厥的复发?

第十五章 | 其他系统疾病患儿的护理

15章 数字资源

1. 具有儿科护理人员所需要的严谨、细致、慎独的职业素养,较好的护患沟通与团队合作能力,尊重患儿及其家庭成员,关爱患儿,主动为患儿缓解不适,促进患儿恢复健康的职业态度。
2. 掌握先天性甲状腺功能减退症、儿童糖尿病、风湿热的护理评估、护理诊断/问题和护理措施。
3. 熟悉先天性甲状腺功能减退症、儿童糖尿病、风湿热的病因和健康教育。
4. 了解先天性甲状腺功能减退症、儿童糖尿病、风湿热的发病机制。
5. 学会运用护理程序对先天性甲状腺功能减退症、儿童糖尿病、风湿热患儿实施整体护理。

内分泌系统、免疫系统和神经系统维持着机体各系统功能的协调和稳定。激素是内分泌系统调节生理代谢活动的化学信使。本章主要介绍儿童时期常见的内分泌疾病如先天性甲状腺功能减退症、儿童糖尿病患儿的护理。风湿性疾病是一组病因不明的自身免疫性疾病,发生在儿童时期的有风湿热、儿童类风湿性关节炎、系统性红斑狼疮、血管炎综合征、皮肌炎、强直性脊柱炎、硬皮病等,本章主要介绍风湿热。

第一节 先天性甲状腺功能减退症

先天性甲状腺功能减退症(congenital hypothyroidism)是由于甲状腺激素合成不足或其受体缺陷所致的一种疾病,又称为呆小病或克汀病,是儿童最常见的内分泌疾病,根据不同病因分为散发性和地方性两种。①散发性:系先天性甲状腺发育不良、异位或甲状腺激素合成途径中酶缺陷所致,发生率约为1/2 050;②地方性:多见于甲状腺肿流行的山区,是由于该地区水、土和食物中缺乏碘所致,随着我国碘化食盐的广泛应用,其发病率明显下降。

【病因】

1. 散发性先天性甲状腺功能减退症

（1）甲状腺不发育、发育不全或异位：是引起先天性甲状腺功能减退的最主要原因，约占90%。女童多见，女：男为2:1，可能与相关遗传和免疫介导机制有关。

（2）甲状腺激素合成障碍：是引起先天性甲状腺功能减退的第二位原因，多由于甲状腺激素合成和分泌过程中酶的缺陷，造成甲状腺素合成不足，多为常染色体隐性遗传性疾病。

（3）促甲状腺激素（TSH）、促甲状腺激素释放激素（TRH）缺乏：因垂体分泌TSH障碍而造成甲状腺功能减退，常见于特发性垂体功能低下或下丘脑、垂体发育缺陷。其中因TRH不足所致者较多见。

（4）甲状腺或靶器官反应低下：前者是由于甲状腺组织细胞膜上的 GSα 蛋白缺陷，使环磷酸腺苷（cAMP）生成障碍，从而对TSH无反应；后者是末梢组织 β-甲状腺受体缺陷，从而对 T_3、T_4 不反应。前者和后者均为罕见疾病。

（5）母亲因素：母亲服用抗甲状腺药物或者患有自身免疫性疾病，存在抗TSH受体抗体，均可通过胎盘影响胎儿，造成暂时性甲状腺功能减退，通常在3个月后好转。

2. 地方性先天性甲状腺功能减退症　多因孕妇饮食缺碘，导致胎儿在胚胎期因碘缺乏而导致甲状腺功能减退。

【发病机制】

甲状腺素的主要生理作用：加速细胞内氧化过程，促进新陈代谢，提高基础代谢率；促进蛋白质合成，增加酶活性；促进糖的吸收和利用；促进脂肪的分解和利用；促进细胞组织的生长发育与成熟；促进钙、磷在骨质中的合成代谢和骨、软骨生长；促进肌肉、循环系统、消化系统的功能；促进中枢神经系统的生长发育，特别是胎儿期和婴儿期甲状腺素缺乏将严重影响脑的发育、分化和成熟，且不可逆转。因此，当甲状腺功能不足时，可引起代谢障碍、生理功能低下、生长发育迟缓、智力障碍等。

【护理评估】

（一）健康史

询问家族中是否有类似疾病；询问母亲妊娠期间饮食习惯及用药史；评估患儿的体格发育及智力发育状况，是否有喂养困难。

（二）身体状况

患儿主要临床特征包括智力落后、生长发育迟缓及生理功能低下。

1. 新生儿期症状　患儿常为过期产，主要表现为喂养困难、腹胀、便秘；生理性黄疸时间延长达2周以上；对外界反应低下，肌张力低，吸吮差，哭声低，体温低，四肢冷，末梢循环差，皮肤出现斑纹或有硬肿现象等。

2. 典型症状　多数先天性甲状腺功能减退症患儿常在出生半年后出现典型症状。

（1）特殊面容和体态：头大，颈短，皮肤粗糙，面色苍黄，毛发稀少、干枯；面部黏液水肿，眼睑水肿，眼距宽，鼻梁低平，舌体大而宽厚、常伸出口外；身材矮小，躯干长四肢短，腹部膨隆，常有脐疝。

（2）生理功能低下：精神差，安静少动，对周围事物反应少，嗜睡，食欲缺乏，体温低而怕冷，脉搏、呼吸缓慢，心音低钝，肌张力低，肠蠕动慢，腹胀，便秘。心电图呈低电压、PR间期延长、T波平坦等。

（3）神经系统症状：智力低下，表情呆板、淡漠，神经反射迟钝；运动发育障碍，如翻身、坐、立、走的时间均延迟。

3. 地方性甲状腺功能减退症　临床表现出两种不同的类型，但可相互交叉重叠。

（1）"神经性"综合征：共济失调、痉挛性瘫痪、聋哑和智力低下，但身材正常且甲状腺功能正常或仅轻度减退。

（2）"黏液水肿性"综合征：以黏液性水肿、生长发育和性发育落后、智力低下为显著特征。血清T_4降低，TSH增高。约25%患儿有甲状腺肿大。

（三）心理－社会状况

家长因对本病病因、护理、预后等知识缺乏，常出现内疚、焦虑和恐惧等心理反应；应评估患儿家庭经济状况及环境状况。

（四）辅助检查

1. 新生儿筛查　目前多采用出生后2～3天的新生儿足跟血干血滴纸片检测TSH浓度作为初筛，结果大于15～20mU/L时，再检测血清T_4和TSH以确诊。

2. 血清T_3、T_4、TSH测定　任何新生儿筛查结果可疑或临床可疑的儿童均应检测血清T_4、TSH浓度，如果血清T_4降低，TSH明显增高即可确诊；T_3可降低或正常。

3. X线检查　患儿骨龄常明显落后于实际年龄。

4. 其他检查　甲状腺扫描、TRH刺激试验、基础代谢率测定等。

（五）治疗要点

本病应早期诊断，尽早治疗，以避免对脑发育造成损害。一旦确诊，应终身服用甲状腺制剂，不能中断。目前常用的药物有L－甲状腺素钠，开始剂量应根据病情轻重及年龄大小而不同，并根据甲状腺功能及临床表现随时调整剂量。饮食中应富含蛋白质、维生素及矿物质。

 课堂讨论

男婴，2个月，孕42^{+3}周出生。其母近来发现婴儿少哭且哭声低，吮奶差，常处于睡眠状态，腹胀，便秘，于是带婴儿到医院咨询。查体：反应低下，肌张力低，四肢冷，腹胀，肠鸣音弱。医生拟诊断为先天性甲状腺功能减退症。

请问：为明确诊断需做什么辅助检查？

【常见护理诊断/问题】

1. 体温过低　与新陈代谢降低、活动量减少有关。

2. 营养失调：低于机体需要量　与食欲差、喂养困难有关。

3. 便秘　与活动量减少、肠蠕动减慢有关。

4. 生长发育迟缓　与甲状腺素合成不足有关。

5. 知识缺乏：患儿及其父母缺乏有关疾病的知识。

【护理措施】

1. 保暖　注意保持室内温湿度适宜，适时增减衣服，避免受凉；加强皮肤护理。

2. 保证营养供给　指导家长正确的喂养方法，给予高蛋白、高维生素、富含钙和铁的易消化食物。对吸吮困难、吞咽缓慢的患儿要耐心喂养；不能吸吮者可选用滴管或管饲喂养。

3. 保持大便通畅　指导家长防治便秘的措施：①提供充足的液体入量；②多吃含粗膳食纤维的蔬菜、水果；③适当增加活动量，每日顺肠蠕动方向按摩腹部数次，增加肠蠕动；④养成定时排便的习惯；⑤必要时使用大便软化剂、缓泻剂或进行灌肠。

4. 加强行为训练　通过各种康复训练方法，加强智力、行为训练，以促进生长发育，使其掌握基本生活技能，提高患儿的自理能力。

5. 指导用药　让家长了解终身用药的必要性，并指导其掌握药物服用方法及疗效的观察。甲状腺制剂作用缓慢，用药1周左右才能达到最佳效力。服药后要密切观察患儿生长曲线、智商、骨龄及 T_3、T_4 和 TSH 的变化等，以便随时调整药物剂量。强调治疗过程中应定期随访复查，治疗开始时每2周随访1次；血清 TSH 和 T_4 正常后，每3个月随访1次；服药1~2年后，每6个月随访1次。

【健康教育】

1. 宣传新生儿筛查的必要性。本病在内分泌代谢性疾病中发生率最高，早期诊断、早期治疗至关重要。告诉家长如果出生后3个月内开始治疗，预后尚可，智力绝大多数可达到正常；如果未能及早诊断而在6个月后才开始治疗，虽然给予甲状腺素可以改善生长状况，但是智力仍会受到严重损害。

2. 强调尽早开始治疗，坚持终身服药，定期随访。

3. 与家长共同制订患儿的饮食计划、行为及智力训练方案，鼓励家长及患儿坚持进行训练，促进患儿生长发育，提高患儿自理能力。

第二节　儿童糖尿病

糖尿病（diabetes mellitus, DM）是由于胰岛素分泌绝对或相对不足引起的糖、脂肪、蛋白质代谢紊乱，分为原发性和继发性两类。原发性糖尿病可分为：①胰岛素依赖型糖尿病（IDDM），即1型糖尿病，98%的儿童糖尿病属于此型；②非胰岛素依赖型糖尿病

（NIDDM），即2型糖尿病，儿童少见；③青年成熟期发病型糖尿病（MODY），非常罕见；④新生儿糖尿病（NDM）出生后6个月内发生的糖尿病。继发性糖尿病多由一些遗传综合征（如21-三体综合征）和内分泌疾病（如库欣综合征）所引起。本节重点介绍1型糖尿病。

【病因】

1型糖尿病确切病因尚未完全阐明，目前认为是在遗传易感基因的基础上由外界环境因素的作用而引起自身免疫反应，导致胰岛β细胞的损伤和破坏，当90%以上的β细胞被破坏后，残存的胰岛素分泌功能即不足以维持机体的生理需要，临床出现症状。遗传、免疫、环境等因素在1型糖尿病的发病过程中起着重要的作用。

【发病机制】

1. 糖代谢紊乱　胰岛素分泌不足或缺如，使葡萄糖利用减少，而反调节激素如胰高血糖素、生长激素、皮质醇等增高，作用相对增强，肝糖原分解和葡萄糖异生增加，血糖升高导致渗透性利尿，临床出现多尿症状；多尿可进一步导致严重的电解质失衡和慢性脱水，由于机体的代偿，患儿口渴感增强，饮水增多；因组织不能利用葡萄糖，能量不足而产生饥饿感，引起多食。

2. 脂肪代谢紊乱　胰岛素不足和反调节激素增高，使脂肪合成减少而分解增加，血中脂肪酸升高，过多的游离脂肪酸进入肝脏，超过了三羧酸循环的氧化代谢能力，致使酮体在体液中累积，形成酮症酸中毒。

3. 蛋白质代谢紊乱　胰岛素不足和反调节激素增高，蛋白质合成减少、分解增加，出现负氮平衡。患儿消瘦、乏力、体重下降、生长发育延迟和抵抗力降低，易继发感染。

4. 水、电解质紊乱　高血糖使血渗透压增高，引起细胞外液高渗、细胞内脱水。渗透性利尿导致水和钠、钾、氯等电解质大量丢失，引起细胞外脱水。患儿本身可能因为厌食、呕吐使电解质摄入不足，排出增加，引起机体电解质平衡紊乱。

【护理评估】

（一）健康史

询问患儿有无糖尿病家族史，患儿既往身体状况；询问患儿有无多尿、多饮、多食和消瘦病史；询问患儿起病前有无急性感染史；询问患儿是否经常发生皮肤疮疖及遗尿现象。

（二）身体状况

起病急，多因感染、饮食不当、情绪激动等诱发。

1. 典型症状　多饮、多食、多尿和体重下降，即三多一少。但婴儿多饮、多尿不易被觉察，很快可发生脱水和酮症酸中毒。

2. 糖尿病酮症酸中毒　约40%糖尿病患儿以酮症酸中毒为首发表现，常因急性感染、过食、诊断延误、突然中断胰岛素治疗等因素诱发。多起病急骤，患儿表现为恶心、呕吐，腹痛，皮肤黏膜干燥，口唇呈樱红色，呼吸深长、呼气中有酮味，脉搏细速，血压下降,继而出现嗜睡、昏迷,甚至死亡。

3. 其他表现　学龄期儿童可有遗尿和夜尿增多;年长儿可表现为精神不振、疲乏无力、体重逐渐减轻等。

（三）心理－社会状况

家长因对本病病因、护理、预后等知识缺乏,常出现内疚、焦虑和恐惧等心理反应;评估患儿家庭经济状况及环境状况。

（四）辅助检查

1. 尿液　尿糖呈阳性,伴有酮症酸中毒时尿酮体呈阳性。尿蛋白阳性提示可能有肾脏的继发损害。

2. 血糖　符合下列任意一项标准即可诊断为糖尿病。

（1）有典型糖尿病症状并且餐后任意时刻血糖水平≥11.1mmol/L。

（2）空腹血糖≥7.0mmol/L。

（3）2小时口服葡萄糖耐量试验血糖水平≥11.1mmol/L。

3. 糖化血红蛋白　糖化血红蛋白（HbA_1c）的量与血糖浓度呈正相关。正常人$HbA_1c<$7%,治疗良好的糖尿病患儿$HbA_1c<7.5\%$,HbA_1c 7.5%～9%提示病情控制一般,$HbA_1c>9\%$表示血糖控制不理想。故HbA_1c可作为检测患儿以往2～3个月期间血糖控制是否满意的指标。

4. 其他　胆固醇、甘油三酯及游离脂肪酸明显增高。

（五）治疗要点

糖尿病是终生的内分泌代谢性疾病,其治疗是综合性的,包括合理应用胰岛素、饮食管理、运动锻炼、自我血糖监测及糖尿病知识教育和心理支持。

1. 胰岛素治疗　注射胰岛素是治疗IDDM最主要的方法。目前已经有较多1型糖尿病患者采用胰岛素泵治疗,可以平稳、有效地控制血糖。新诊断的患儿,轻症患儿胰岛素用量为0.5～1.0U/（kg•d）,但3岁以下患儿建议胰岛素用量从0.5U/（kg•d）开始。一般根据血糖检测结果调整次日胰岛素的用量,每次调整的量不超过原量的10%～15%（不超过2.0U）,观察2～3天,必要时可再次调量。

2. 糖尿病酮症酸中毒的治疗

（1）液体疗法:纠正脱水、酸中毒和电解质紊乱。酮症酸中毒时脱水量大约为100ml/kg,等渗性脱水多见。同时,见尿补钾。

（2）胰岛素治疗:采用小剂量胰岛素持续静脉滴注。

（3）控制感染:酮症酸中毒常合并感染,应在急救的同时采用有效的抗生素治疗。

3. 饮食管理　进行计划饮食而不是限制饮食,与胰岛素治疗同步进行,以维持正常血糖和保持理想体重。饮食治疗的原则:营养均衡,定时定量进餐,适合患儿的生长发育,并控制血糖、血脂水平。

4. 运动疗法　运动的种类和强度应根据患儿的年龄和运动能力安排。运动时必须做好胰岛素用量及饮食调整,运动前减少胰岛素的量或加餐,每天的运动时间固定,以免发生运动后低血糖。

【常见护理诊断/问题】

1. 营养失调:低于机体需要量　与胰岛素缺乏所致代谢紊乱有关。

2. 潜在并发症:酮症酸中毒、低血糖。

3. 有感染的危险　与蛋白质代谢紊乱引起免疫功能低下有关。

【护理措施】

1. 饮食管理　食物的能量既要满足患儿生长发育及日常活动的需要,又要维持正常血糖,保持理想体重。每周测1次体重。

(1)能量的需要

1)总能量:每日所需总能量(kcal)=1 000+[年龄×(80~100)],年幼儿稍偏高,年龄大的患儿宜偏低。

2)能量成分分配:碳水化合物50%~55%、脂肪30%、蛋白质15%~20%。

3)能量分配:早餐、中餐、晚餐的能量应分别占总能量的1/5、2/5、2/5,每餐中留出少量作为餐间点心。当患儿活动量增加时可给少量加餐或适当减少胰岛素的用量。每日进食应定时定量,勿吃额外食品,饮食量在一段时间内应固定不变。

(2)指导胰岛素的使用

1)胰岛素的注射:注射方式已有了较大的改进,如注射针、注射笔、无针喷射装置、胰岛素泵等,目前已经有较多1型糖尿病患儿采用胰岛素泵治疗。可选用股前部、腹壁、上臂外侧、臀部,每次注射须更换部位,以免局部皮下脂肪萎缩硬化。

2)监测:指导家长或患儿独立进行末梢血糖或尿糖的监测,根据血糖或尿糖结果,每2~3天调整胰岛素剂量1次,直至尿糖不超过++。

3)注意事项:①防止胰岛素过量或不足,胰岛素过量会发生索莫吉反应(Somogyi effect),是由于胰岛素过量,在午夜至凌晨时发生低血糖,随即反调节激素分泌增加,使血糖陡升,以致清晨出现高血糖,即出现低血糖－高血糖反应,只需减少胰岛素用量即可消除。当胰岛素用量不足时可发生黎明现象,在清晨5~9时呈现血糖和尿糖增高,这是因为晚间胰岛素用量不足所致,可加大晚间注射剂量或将注射时间稍往后移即可;②注意观察有无胰岛素耐药,患儿在无酮症酸中毒的情况下,胰岛素用量>2U/(kg·d)仍不能使高血糖得到控制时,在排除索莫吉反应后称为胰岛素耐药,可换用更纯的基因重组胰岛素。

2. 防治并发症

(1)酮症酸中毒的护理

1)密切观察病情变化,监测血气、电解质、血糖、尿糖及酮体的变化。

2)立即建立两条静脉通路,一条快速输液,及时纠正水、电解质及酸碱平衡紊乱;另一条输入小剂量胰岛素降低血糖,最好采用微量输液泵缓慢输入。

3）积极寻找病因，常规做血、尿培养，及时发现感染源，遵医嘱使用有效抗生素控制感染。

（2）低血糖的护理：胰岛素用量过大，或注射胰岛素后未及时、定量进餐，或增加活动量等，可发生低血糖。一旦发生低血糖，应让患儿立即平卧，进食糖水或糖块，必要时静脉注射10%葡萄糖液。

3. 预防感染　保持良好的卫生习惯，患儿每日做好口腔、皮肤、足部护理，做到勤洗澡、勤换衣、勤剪指甲，避免皮肤破损。对遗尿儿童夜间定时唤醒排尿，避免因尿糖刺激会阴部引起瘙痒，及时清洗会阴部，预防泌尿系感染。

【健康教育】

1. 教会家长及年长儿正确抽吸和注射胰岛素的方法、血糖自我监测的方法，嘱其定期随访以便调整胰岛素用量；指导患儿严格控制饮食、掌握运动疗法；强调预防感染的重要性及方法。

2. 向家长和年长儿详细介绍疾病有关知识，鼓励其树立战胜疾病的信心；多与患儿及家长沟通，可组织一些专门的活动，让患儿及家长们互相交流经验，不仅有益于他们的身心健康，而且可以帮助他们更好地进行自我管理。

第三节　风　湿　热

 工作情景与任务

导入情景：

女童，8岁，反复发热、四肢关节疼痛已经1周，妈妈带她去诊所就诊，服药后病情无明显好转。父母发现她昨天膝、腕关节肿痛更加明显，于是带孩子来医院就诊。医生初步诊断为风湿热。

工作任务：

1. 请给这位家长解释风湿热的病因。

2. 请告诉这位家长风湿热关节炎患儿护理的要点。

风湿热（rheumatic fever，RF）是一种由咽喉部感染A组乙型溶血性链球菌后发生的急性或慢性风湿性疾病。临床表现为心脏炎、游走性关节炎、舞蹈病、皮下小结及环形红斑，慢性反复发作可形成慢性风湿性心瓣膜病。好发年龄为5～15岁，以冬春季节发病多见。

【病因】

风湿热是A组乙型溶血性链球菌咽峡炎后的晚期并发症，0.3%～3%因该菌引起的咽峡炎患儿于1～4周后发生风湿热。皮肤及其他部位A组乙型溶血性链球菌感染不会引起风湿热。影响本病发生的因素有：①链球菌在咽峡部存在时间越长，发病的概率越大；②特殊的致风湿热 A 组溶血性链球菌株，如 M 血清型和黏液样菌株；③患儿的遗传学背景，某些人群具有明显的易感性。

【发病机制】

目前认为本病的发病机制如下。①分子模拟：A 组乙型溶血性链球菌的抗原性很复杂，各种抗原分子结构与机体器官抗原存在同源性，机体的抗链球菌免疫反应可与人体组织发生交叉反应，导致器官损伤；②自身免疫反应：与链球菌抗原模拟的自身抗原和抗链球菌抗体可形成循环免疫复合物沉积于人体关节滑膜、心肌、心瓣膜，激活补体成分产生炎性病变；体内细胞免疫反应异常；③遗传背景：一些人群具有明显的易感性；④ A 组链球菌毒素和酶类可能对人体心肌和关节产生毒性作用，但尚未被确认。

【护理评估】

（一）健康史

询问患儿发病前有无上呼吸道感染的表现，有无发热、关节疼痛，是否伴有湿疹等，有无精神异常或不自主的动作；既往有无心脏病或关节炎病史；家族成员中有无类似病例；家庭居住的气候及环境条件等。

（二）身体状况

1. 一般表现　急性起病者发热在 38～40℃，热型不规则，1～2 周后转为低热；隐匿起病者仅有低热或无发热。另有精神不振、疲倦、食欲下降、面色苍白、腹痛、关节痛及多汗等症状。

2. 心脏炎　是本病最严重的临床表现，占风湿热患儿的 40%～50%。首次风湿热发作时，一般于起病 1～2 周内出现心脏炎的症状，以心肌炎和心内膜炎多见，也可发生全心炎。

（1）心肌炎：轻者可无症状，重者可伴有不同程度的心力衰竭。安静时心动过速，与体温升高不成比例；心脏扩大，心尖搏动弥散；心音低钝，可闻及奔马律；在心尖部可听到轻度收缩期吹风样杂音。心电图示 PR 间期延长，伴有 ST 段下移及 T 波低平，或有心律失常；X 线检查可发现心脏扩大。

（2）心内膜炎：主要侵犯二尖瓣和 / 或主动脉瓣，造成关闭不全。二尖瓣关闭不全在心尖部可闻及吹风样全收缩期杂音，向腋下传导；主动脉瓣关闭不全时在胸骨左缘第三肋间可闻及舒张期叹气样杂音。急性期瓣膜损害多为充血水肿，恢复期可逐渐消失。多次复发可使心瓣膜形成永久性瘢痕，导致风湿性心瓣膜病。

（3）心包炎：患儿可有心前区疼痛、心动过速、呼吸困难，有时在心底部能听到心包摩擦音。积液量多时出现心音遥远、颈静脉怒张、肝大等心脏压塞表现。

3. 关节炎　占风湿热患儿的 50%～60%，以游走性和多发性为特点，主要累及膝、踝、肩、肘、腕等大关节。表现为关节红、肿、热、痛，活动受限，经治疗后功能可恢复，不留强直或畸形，但此起彼伏，可延续 3～4 周。

4. 舞蹈病　占风湿热患儿的 3%～10%，常表现为全身和部分肌肉不自主地快速运动，如挤眉弄眼、伸舌歪嘴、耸肩缩颈、语言障碍、书写困难、细微动作不协调等,在兴奋和注意力集中时加剧,入睡后即消失。舞蹈病病程1~3个月,个别病例在1~2年内反复发作。少数患儿遗留不同程度神经精神后遗症,如性格改变、偏头痛、细微动作不协调等。

5. 皮肤症状

(1)皮下小结:见于2%~16%的风湿热患儿,常伴有严重心脏炎,出现于肘、腕、膝、踝等关节伸侧面,或枕部、前额头皮以及胸椎、腰椎脊突的突起部位,结节质硬、无痛、与皮肤不粘连,2~4周自然消失。

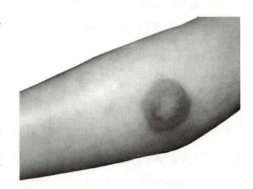

图15-1 环形红斑

(2)环行红斑:出现率为6%~25%,出现部位为躯干及四肢近端,为环行或半环行边界清楚的淡色红斑,大小不等,中心皮肤苍白;呈一过性,或时隐时现呈迁延性,可持续数周(图15-1)。

(三)心理-社会状况

因风湿热常反复发作,产生心脏损害,易导致慢性风湿性心脏病,严重影响患儿的生活质量。应评估家长有无内疚、焦虑、恐惧等心理反应;评估年长儿有无因长期休学带来的担忧以及舞蹈病带来的自卑等;评估患儿家庭经济状况及环境状况。

(四)辅助检查

1. 风湿热活动指标　白细胞计数和中性粒细胞增高,血沉增快,C反应蛋白阳性,黏蛋白增高等,但仅能反映疾病的活动情况,对诊断本病无特异性。

2. 链球菌感染证据　20%~25%患儿咽拭子培养可发现A组乙型溶血性链球菌,50%~80%风湿热患儿抗链球菌溶血素"O"(ASO)升高,同时可测定抗链激酶(ASK)、抗脱氧核糖核酸酶B(anti-DNase B)、抗透明质酸酶(AH)。

(五)治疗要点

风湿热的治疗目标是清除链球菌感染,去除诱发风湿热的病因;控制症状,使心脏炎、关节炎、舞蹈病及风湿热症状迅速缓解,解除风湿热带来的痛苦;处理各种并发症,提高患者身体素质和生活质量,延长寿命。

1. 休息　卧床休息的期限取决于心脏受累的程度和心功能状态。

2. 清除链球菌感染　青霉素80万单位肌内注射,每日2次,持续2周。青霉素过敏者可改用其他有效抗生素如红霉素等。

3. 抗风湿热治疗　心脏炎时应早期使用糖皮质激素,无心脏炎患儿可口服阿司匹林。

4. 对症治疗　有充血性心力衰竭者给予静脉注射大剂量糖皮质激素。给予低盐饮食,必要时氧气吸入、给予利尿剂和血管扩张剂等。舞蹈病可用苯巴比妥、地西泮等镇静剂。关节肿痛时应给予制动。

【常见护理诊断/问题】

1. 心排血量减少　与心脏受损有关。

2. 疼痛　与关节受累有关。

3. 体温过高　与感染有关。

4. 焦虑　与疾病的威胁有关。

【护理措施】

1. 防止发生严重的心功能损害

（1）限制活动：急性期无心脏炎者卧床休息2周，随后逐渐恢复活动，于2周后达正常活动水平；有心脏炎无心力衰竭者卧床休息4周，随后于4周内渐恢复活动；心脏炎伴充血性心力衰竭者卧床休息至少8周，在以后2～3个月内逐渐增加活动量。

（2）调整饮食：给予易消化、营养丰富的饮食，少量多餐；有心力衰竭者适当限制盐和水的摄入，保持大便通畅。

（3）药物治疗：遵医嘱抗风湿治疗，注意观察药物的毒副作用。

（4）观察病情：观察患儿面色、呼吸、心率、心律及心音的变化，如发现患儿出现烦躁不安、面色苍白、多汗、气急等心力衰竭的表现，应立即报告医生，做好抢救准备。

2. 减轻关节疼痛　将疼痛的关节置于舒适的功能位上，避免痛肢受压；移动肢体时动作应轻柔；可用热水袋热敷局部关节以减轻疼痛；注意患肢保暖。

3. 降低体温　高热时采用物理降温或按医嘱抗风湿治疗。

4. 心理护理　关心爱护患儿，耐心解释各项检查、治疗、护理措施的意义；及时了解并解除患儿各种不适感，缓解其焦虑情绪，增强其战胜疾病的信心。

【健康教育】

1. 向患儿及家长讲解疾病的有关知识和护理要点，让家长及患儿了解治疗计划，使用阿司匹林或泼尼松所必需的疗程和可能出现的不良反应，帮助他们树立信心，使他们能够主动配合并坚持治疗。

2. 合理安排患儿的日常生活，防止受凉，避免寒冷潮湿，避免去公共场所，不参加剧烈的活动以免过劳，坚持定期门诊复查。

3. 坚持预防治疗，首选长效青霉素120万单位肌内注射，每月1次，至少坚持5年，最好坚持到25岁，有风湿性心脏病者，宜终生使用药物预防。对青霉素过敏者可改用红霉素类药物口服，每月口服6～7天，持续时间同前。

4. 风湿热或风湿性心脏病患儿，当拔牙或行其他手术时，术前、术后应用抗生素以预防感染性心内膜炎。

 知识窗

风湿热复发

复发是风湿热最显著的特点之一，复发率为30%～75%不等。在预防性治疗措施开展之前，大部分患儿都会出现一次或多次的复发，首次发病后5年内复发率最高。复发率与 A 组溶血性链球菌感染后抗体滴度升高程度及既往是否患风湿性心脏炎有一定相关性:抗体滴度明显升高者,复发率较高;在同样抗体滴度的水平下,既往罹患心脏炎者复发率高。当既往风湿热患者出现与初次发病时类似症状时或出现新的心脏杂音以及心电图改变,出现发热、关节痛、皮肤症状、舞蹈病等情况时,应考虑风湿热复发。风湿性心瓣膜病患者的心力衰竭症状急剧加重也提示风湿热复发。

本章小结

　　本章学习重点为先天性甲状腺功能减退症、儿童糖尿病、风湿热的护理评估、常见护理诊断 / 问题和护理措施。先天性甲状腺功能减退症是儿童最常见的内分泌疾病,临床特点为智力落后、生长发育迟缓及生理功能低下,应终身服用甲状腺制剂,加强用药指导、行为训练、营养供给等护理。98% 的儿童糖尿病属于 1 型糖尿病,出现多饮、多食、多尿和体重下降,即三多一少的典型症状,注射胰岛素是最主要的治疗方法。风湿热是一种由咽喉部感染 A 组乙型溶血性链球菌后发生的急性或慢性风湿性疾病。临床表现为心脏炎、游走性关节炎、舞蹈病、皮下小结及环形红斑,心内膜炎慢性反复发作可形成慢性风湿性心瓣膜病,患儿要注意休息,防止发生严重的心功能损害。学习难点为先天性甲状腺功能减退症、儿童糖尿病、风湿热的发病机制。在学习过程中,要学会对以上疾病进行护理评估,找出护理问题,做好整体护理。

(曾　潋　张丽琴)

 思考题

　　1. 患儿,女,9 岁,发热伴关节肿痛 2 周入院。患儿先出现左膝关节肿痛,后出现右肘关节肿痛、活动受限。查体:体温 38℃,面色苍白,多汗。左膝、右肘关节红、肿、热,活动时有疼痛感。心率 126 次 /min,第一心音低钝,心尖部可闻及Ⅲ级收缩期杂音。双肺及腹部检查无异常。外周血白细胞总数为 $15×10^9/L$,N 80%,L 20%;血沉 80mm/h;ASO 升高,心电图示 PR 间期延长,ST 段下移。

　　请问:

　　(1)该患儿最可能的诊断是什么?

　　(2)该患儿要如何限制活动以防止发生严重的心功能损害?

　　2. 患儿,男,7 岁。因近 3 个月来出现多尿、多饮、多食、体重下降伴精神不振、疲乏无力而入院。入院时查尿糖阳性,空腹血糖 8mmol/L,随机血糖 12mmol/L,诊断为儿童糖尿病。

请问：

（1）如何做好该患儿的饮食护理？

（2）当患儿出现恶心、呕吐、呼吸深长、呼气中有酮味、脉搏细速、血压下降等症状时，最可能发生了什么情况？应如何处理？

第十六章 ┃ 传染病患儿的护理

16章 数字资源

学习目标

1. 具有儿科护理人员所需要的严谨、细致、慎独的职业素养,较好的护患沟通与团队合作能力,尊重患儿及其家庭成员,关爱患儿,主动为患儿缓解不适,促进患儿恢复健康的职业态度,预防传染病传播的责任意识。
2. 掌握麻疹、水痘、流行性腮腺炎、手足口病、猩红热、中毒型细菌性痢疾等常见传染病的流行病学、护理评估、常见护理诊断/问题和护理措施。
3. 熟悉儿童常见传染病的病原学和健康教育。
4. 了解儿童常见传染病的发病机制。
5. 学会运用护理程序对常见传染病患儿实施整体护理。

　　传染病是由病原微生物和寄生虫感染人体后产生的具有传染性、在一定条件下可造成流行的疾病。儿童时期免疫功能低下,是传染性疾病的高发时期,且往往起病急、发展快、病情重,容易出现并发症。本章主要介绍儿童常见传染病的护理,包括麻疹、水痘、流行性腮腺炎、手足口病、猩红热、中毒型细菌性痢疾。

第一节 麻 疹

工作情景与任务

导入情景:

　　患儿,男,4岁。患儿4天前发热、咳嗽、流涕,家长给其服用"阿莫西林颗粒、感冒药"后未见好转。昨天家长发现患儿耳后、发际、颜面等出现淡红色皮疹,后蔓延至躯干部。今天奶奶带患儿来医院就诊,医生诊断为麻疹。

工作任务：

1. 请向患儿家长介绍本病的流行病学特点。
2. 请指导患儿家长麻疹患儿正确的降温措施。

麻疹（measles）是麻疹病毒所致的传染性较强的急性呼吸道传染病。临床以发热、上呼吸道炎（咳嗽、流涕）、结膜炎、口腔麻疹黏膜斑（又称柯氏斑，Koplik's spots），皮肤特殊斑丘疹及疹退后遗留色素沉着伴糠麸样脱屑为特征。任何季节均可发病，以冬春季节多见。随着麻疹减毒活疫苗的普遍接种，麻疹发病率和死亡率已经显著下降。

【病原学】

麻疹病毒为 RNA 病毒，属副黏病毒科，球形颗粒，仅存在一种血清型，抗原性稳定。人是唯一宿主。病毒在外界生存能力弱，不耐热，对紫外线和消毒剂均敏感，随飞沫排出的病毒在室内可存活至少 32 小时，在流动的空气中或阳光下半小时即可失去活力；但耐寒冷及干燥，在低温下能长期存活，0℃可存活 1 个月左右。

【流行病学】

麻疹患者是唯一的传染源，患儿自出疹前 5 天至出疹后 5 天内均有传染性，如有并发症的患儿传染性可延长至出疹后 10 天。病毒在患者呼吸道大量繁殖，带病毒的飞沫经呼吸道吸入为主要传播途径，与患者密切接触或直接接触患者的鼻咽分泌物亦可传播。人群普遍易感，6 个月至 5 岁儿童发病率最高，但病后能获持久免疫。

【发病机制】

麻疹病毒通过鼻咽部进入人体，在呼吸道上皮细胞和局部淋巴组织中增殖并侵入血液，通过单核 – 吞噬细胞系统侵犯脾、胸腺、肺、肝脏、肾脏、消化道黏膜、结膜、皮肤等，引起广泛损伤而出现一系列临床表现。

【护理评估】

（一）健康史

询问有无麻疹患者密切接触史，有无麻疹减毒活疫苗接种史及接种时间，询问患儿的营养状况，询问发热与皮疹的关系、皮疹的出疹时间、皮疹的出疹部位和出疹顺序等。

（二）身体状况

1. 潜伏期　一般为 6～18 天（平均为 10 天）。潜伏期末可有低热、全身不适。

2. 前驱期（出疹前期）　一般为 3～4 天。主要表现有：

（1）发热：多为中度以上，热型不一。

（2）上呼吸道炎及结膜炎：发热同时出现咳嗽、流涕、喷嚏、咽部充血等卡他症状，眼结膜充血、畏光、流泪等结膜炎表现。

（3）麻疹黏膜斑：是麻疹早期的特异性体征，具有诊断价值。在出疹前 1～2 天出现，初起见于上下磨牙相对的颊黏膜上，可出现直径 0.5～1.0mm 大小的灰白色小点，周围有红晕，迅速增加，出疹后 2～3 天内消失。

（4）其他表现可有食欲下降、精神萎靡、呕吐及腹泻等。

3. 出疹期　一般为3～5天，多在发热3～4天后出现皮疹。皮疹初见耳后、发际，渐及额、面、颈部，自上而下蔓延至躯干、四肢，最后达手掌与足底。皮疹初为红色斑丘疹，呈充血性，疹间皮肤正常，不伴痒感，以后部分融合成片，呈暗红色。此期全身中毒症状加重，体温可高达40～40.5℃，精神萎靡、嗜睡，重者有谵妄、抽搐，咳嗽加剧，肺部可闻及少量干、湿啰音。

4. 恢复期　一般为3～5天。若无并发症发生，出疹3～4天后皮疹按出疹顺序消退，并有糠麸样脱屑及棕褐色色素沉着，一般7～10天消退。此期体温逐渐降至正常，全身症状逐渐好转。

5. 并发症　在麻疹病程中患儿易并发肺炎、喉炎、心肌炎、麻疹脑炎及亚急性硬化性全脑炎、营养不良和维生素A缺乏，并可使原有的结核病恶化。其中肺炎是麻疹最常见的并发症，多见于5岁以下患儿，占麻疹患儿死亡的90%以上。

儿童常见出疹性疾病的鉴别见表16-1。

表16-1　儿童常见出疹性疾病的鉴别

疾病	病原体	临床特征	皮疹特点	发热与皮疹关系
麻疹	麻疹病毒	发热、呼吸道卡他性炎症、结膜炎，柯氏斑	红色斑丘疹，自耳后发际→头面部→颈→躯干→四肢，疹退后有色素沉着及细小脱屑	发热3～4天出疹，出疹期热更高，热退疹渐退
风疹	风疹病毒	全身症状轻，耳后、枕部淋巴结肿大并触痛	斑丘疹，自面颈部→躯干→四肢，退疹后无色素沉着及脱屑	发热后1～2天后出疹
幼儿急疹	人疱疹病毒6型	一般情况好，高热时可有惊厥，耳后、枕部淋巴结亦可肿大，常伴轻度腹泻	红色细小密集斑丘疹，颈面部及躯干部多见，四肢较少，一天出齐，次日开始消退	高热3～5天，热退疹出
猩红热	乙型溶血性链球菌	发热、咽痛、头痛、呕吐、杨梅舌、环口苍白圈、颈部淋巴结肿大	皮肤弥漫充血，上有密集针尖大小丘疹，全身皮肤均可受累，退疹后全身大片脱皮	发热1～2天出疹，出疹时高热
水痘	水痘-带状疱疹病毒	全身症状轻，表现为发热、全身不适、食欲不振等。重症水痘可出现高热及全身中毒症状	皮疹分批出现，按红色斑疹、丘疹、疱疹（感染时为脓疱）、结痂的顺序演变。上述几种皮疹常同时存在	发热第1天可出疹

疾病	病原体	临床特征	皮疹特点	发热与皮疹关系
肠道病毒感染	埃可病毒、柯萨奇病毒	发热、咽痛、流涕、结膜炎、腹泻、全身或颈、枕后淋巴结肿大	散在斑疹或斑丘疹,很少融合,1~3天消退,不脱屑,有时可呈紫癜样或水疱样皮疹	发热时或热退后出疹
药物疹		有原发病症状,有近期服药史	皮疹多变,斑丘疹、疱疹、猩红热样皮疹、荨麻疹等。引起痒感,摩擦及受压部位多	发热多为原发病引起

课堂讨论

患儿,女,3岁。发热、咳嗽、流涕3天就诊,查体:体温39.5℃,结膜充血,畏光流泪,在第一磨牙相对的颊黏膜处可见大小1~2mm的灰白色小点。头面部可见红色斑丘疹,压之褪色,疹间皮肤正常。患儿未接种麻疹疫苗。

请问:该患儿最可能的临床诊断是什么?诊断依据是什么?

(三)心理-社会状况

麻疹传染性强,但经过精心护理及正确治疗,绝大多数预后良好,若处理不当可导致严重并发症甚至死亡。应注意评估家长对疾病的认知程度和护理能力,有无焦虑及恐惧。评估社区人群对本病的认知程度,患儿及家庭是否有孤独和无助感,是否得到社会支持。

(四)辅助检查

1. 血常规 血白细胞总数和中性粒细胞减少,淋巴细胞相对增多。

2. 血清学检查 麻疹病毒特异性IgM抗体检测,出疹早期可呈阳性。

3. 病原学检查 前驱期或出疹期从呼吸道分泌物中分离出麻疹病毒或检测到麻疹病毒抗原均可早期快速帮助诊断。

(五)治疗要点

主要是对症治疗、加强护理和预防并发症。

1. 一般治疗 卧床休息,保持室内适当的温度、湿度和空气流通,避免强光刺激。注意皮肤、眼、鼻和口腔的清洁。鼓励患儿多饮水,给予易消化和营养丰富的食物。

2. 对症治疗 体温超过40℃者酌情给予小剂量退热剂,避免急骤退热。出疹期可用中药清热、解毒、透疹,如用鲜芫荽煎水服用并抹身,有利于透疹。伴有烦躁不安或惊厥者给予镇静剂。继发细菌感染者可用抗生素治疗。

3. 并发症治疗 有并发症者给予对症治疗。WHO推荐给予麻疹患儿补充大剂量维生素 A 20 万～40 万单位,每日 1 次,连服 2 剂可减少并发症的发生。

【常见护理诊断/问题】

1. 体温过高　与病毒血症、继发感染有关。

2. 皮肤完整性受损　与麻疹病毒感染所致皮疹有关。

3. 有感染传播的危险　与呼吸道排出病毒有关。

4. 潜在并发症:肺炎、喉炎、脑炎等。

【护理措施】

1. 维持正常体温

(1)休息:建议卧床休息至皮疹消退、体温正常。保持室内空气新鲜,避免对流风,室温保持于 18～22℃,湿度 55%～65%。衣被清洁、合适,忌捂汗,出汗后及时擦干并更换衣被。

(2)降温:密切监测体温变化,处理高热时需兼顾透疹,不宜使用药物及物理方法强行降温,尤其禁用冷敷及酒精擦浴,以免体温骤降引起皮肤血管收缩、末梢循环障碍而使皮疹突然隐退。如体温升至 40℃以上,可用小剂量退热剂或温水擦浴。

(3)饮食:给予清淡、易消化、营养丰富的流质或半流质饮食,少量多餐,以增加食欲利于消化。鼓励患儿多饮水,以利于排毒、退热、透疹。恢复期应给予高蛋白、高热量、多种维生素的食物。

2. 减轻皮肤病损,恢复皮肤完整性

(1)皮肤护理:在保暖的情况下,每日用温水擦浴、更衣 1 次,腹泻患儿注意臀部清洁(忌用肥皂),剪短指甲避免抓伤皮肤引起继发感染。

(2)口、眼、鼻的护理:用生理盐水或 2% 硼酸溶液洗漱,保持口腔清洁、舒适。眼部避免强光刺激,常用生理盐水清洗双眼,再滴入抗生素滴眼液或眼膏,一日数次,可遵医嘱加服鱼肝油预防干眼症。及时清除鼻痂,保持呼吸道通畅。

3. 预防感染的传播

(1)管理传染源:隔离患儿至出疹后 5 天,有并发症者延至出疹后 10 天。接触过麻疹的易感儿应隔离观察 3 周,并给予被动免疫。

(2)切断传播途径:病室注意通风换气并用紫外线进行空气消毒,患儿衣被及玩具应在阳光下暴晒 2 小时,减少不必要的探视,医护人员接触患儿前后洗手并更换隔离衣。

(3)保护易感者:流行期间尽量避免易感儿去公共场所。体弱易感儿接触麻疹患儿 5 天内注射血清免疫球蛋白可预防发病或减轻症状。8 个月以上未患过麻疹的儿童应接种麻疹减毒活疫苗。

4. 观察病情　出疹期如透疹不畅、疹色暗紫、持续高热、咳嗽加剧、发绀、肺部湿啰音增多等,可能并发了肺炎,重症肺炎可致心力衰竭;患儿如出现频繁咳嗽、声嘶、吸气性呼吸困难、三凹征等,可能并发了喉炎;患儿如出现嗜睡、惊厥、昏迷等,可能并发了脑炎。如出现上述并发症及时报告并配合医生进行处理。

【健康教育】

应向家长介绍麻疹的流行特点、病程、隔离时间、早期症状、并发症和预后，并向家长说明隔离的重要性，使其能积极配合隔离、消毒、治疗和护理。无并发症的轻症患儿可在家中隔离，居家隔离期间限制探视，指导家长做好消毒隔离、皮肤护理，防止继发感染。

第二节　水　　痘

 工作情景与任务

导入情景：

患儿，男，3岁。昨天开始低热，今天早晨患儿诉说皮肤痒，家长发现患儿胸背部出现皮疹，遂带其来医院就诊。查体：患儿体温37.8℃，胸背部可见红色斑疹、斑丘疹、疱疹，皮疹压之褪色，皮肤可见抓痕，四肢皮疹较少。诊断为水痘，在门诊治疗。

工作任务：

1. 请向患儿家长介绍该病的流行病学特点。

2. 请指导家长患儿皮肤护理的主要措施。

水痘（chickenpox；varicella）是由水痘－带状疱疹病毒引起的传染性极强的儿童期出疹性疾病。临床特征是皮肤黏膜相继出现或同时存在斑疹、丘疹、疱疹和结痂等各类皮疹，全身症状轻微。一年四季均可发病，以冬春季节多见。

【病原学】

水痘－带状疱疹病毒，双链DNA，仅有一个血清型，人是唯一宿主。该病毒在体外抵抗力弱，不能存活，对热、酸和各种有机溶剂敏感，不能在痂皮中存活。

【流行病学】

水痘患者是唯一的传染源。病毒存在于患儿上呼吸道分泌物及疱疹液中，主要通过空气飞沫经呼吸道传播，也可通过直接接触患者疱疹液或被污染的用具而感染。出疹前1～2天至疱疹全部结痂为止，均有较强的传染性。人群普遍易感，主要见于儿童，以2～6岁为发病高峰。病后可获持久免疫力，一般不再发生水痘，但病毒可以长期潜伏在体内，多年后仍可发生带状疱疹。

【发病机制】

水痘病毒通过鼻咽部黏膜进入人体，在局部黏膜和淋巴组织内繁殖而后侵入血液，到达单核－吞噬细胞系统内再次增殖后释放入血液，引起各器官病变。主要损害部位在皮肤和黏膜，偶可累及内脏。皮疹分批出现与间隙性病毒血症有关。皮疹出现1～4天后产生特异性免疫和抗体，病毒血症消失，症状随之缓解。皮肤损害仅限于表皮棘细胞层，愈后不留瘢痕。

【护理评估】

（一）健康史

询问有无水痘患者或带状疱疹患者密切接触史，有无水痘减毒活疫苗接种史及接种时间，有无糖皮质激素和免疫抑制剂等药物使用史。询问有无低热、不适、食欲缺乏等前驱症状，询问出疹时间和特点。

（二）身体状况

1. 典型水痘　潜伏期 10～21 天，多在 2 周左右。出疹前可出现前驱症状如发热、不适、食欲缺乏等，持续 1～2 天。24～48 小时出疹，皮疹特点：①皮疹首发于头、面、躯干，继而扩展到四肢，躯干多，四肢末端稀少，呈向心性分布；②皮疹分批出现，并按一定顺序演变，开始为红色斑疹和斑丘疹，继之变为透明饱满的水疱，经 24 小时疱液由透明变为浑浊并呈中央凹陷，疱壁薄、易破，瘙痒感重，2～3 天迅速结痂，结痂后多不留瘢痕。在疾病高峰期可见到斑疹、丘疹、疱疹和结痂同时存在（文后彩图 16-1）；③黏膜皮疹可出现在口腔、眼结膜、生殖器等处，易破溃后形成溃疡。轻型水痘多为自限性疾病，一般 10 天左右自愈。

2. 重症水痘　重症水痘多数发生在恶性疾病或免疫功能低下的患儿。持续高热和全身中毒症状明显，皮疹分布广泛，可融合形成大疱型疱疹或出血性皮疹，可继发感染或伴血小板减少而发生暴发性紫癜。

3. 先天性水痘　母亲在妊娠早期发生水痘导致胎儿多发性畸形；若母亲发生水痘后数天分娩可导致新生儿水痘，病死率可达 25%～30%。

4. 并发症　最常见的并发症为皮肤继发细菌感染，水痘肺炎主要发生在免疫缺陷儿和新生儿，神经系统并发症可见水痘后脑炎等。

（三）心理-社会状况

水痘疱疹痒感极重，影响患儿睡眠，导致身体不适及睡眠不足，患儿烦躁、焦虑，表现为哭闹。水痘传染性极强，常在托幼机构、学校引起流行，要评估家长、保育人员及教师对此疾病的认知水平。

（四）辅助检查

1. 血常规　白细胞总数正常或稍低，继发细菌感染时可增高。

2. 疱疹刮片　刮取新鲜疱疹基底组织和疱疹液涂片，瑞氏染色见多核巨细胞；苏木素-伊红染色可查到细胞核内包涵体。

3. 血清学检查　血清水痘病毒特异性 IgM 抗体检测可帮助早期诊断；双份血清特异性 IgG 抗体滴度 4 倍以上增高也有助于诊断。

4. 病毒分离　可取水痘疱疹液、咽部分泌物或血液进行病毒分离。

（五）治疗要点

1. 对症治疗　保持皮肤清洁；皮肤瘙痒时可局部应用炉甘石洗剂；疱疹破裂可涂抗生素软膏；必要时可给予少量镇静剂。患儿如出现高热可用物理降温或适量退热剂，忌用阿司匹林,以免诱发瑞氏综合征。

2. 抗病毒治疗　首选阿昔洛韦,尽早使用,一般在皮疹出现的48小时内开始,每次口服20mg/kg(<800mg),每天4次,重症者需静脉给药。糖皮质激素可能会导致病毒播散,不宜使用。继发细菌感染可给予抗生素治疗。

【常见护理诊断/问题】

1. 皮肤黏膜完整性受损　与水痘-带状疱疹病毒感染引起的皮疹及继发感染有关。
2. 体温过高　与病毒血症有关。
3. 有感染传播的危险　与呼吸道及疱液排出病毒有关。
4. 潜在并发症:肺炎、脑炎等。

【护理措施】

1. 减轻皮肤病损,恢复皮肤黏膜完整性

(1)室温适宜,衣被不宜过厚,以免造成患儿不适,增加痒感。勤换内衣,剪短患儿指甲,婴幼儿可戴并指手套,以免用手揉眼以及抓伤皮肤,减少继发感染。

(2)皮肤瘙痒时,疱疹无破溃者,可涂炉甘石洗剂或5%碳酸氢钠溶液;疱疹已破溃、继发感染者,局部涂抗生素软膏,或按医嘱给抗生素。

(3)有口腔黏膜疹者每日用温盐水或复方硼砂溶液进行口腔护理2~3次,保持口腔清洁。

2. 维持体温正常　中低度发热者,不必用药物降温。如有高热,可用物理降温或适量退热剂,忌用阿司匹林,以免诱发瑞氏综合征。给予富含营养的清淡饮食,多饮水,保证机体有足够的营养。

 知识窗

瑞氏综合征

瑞氏综合征(Reye syndrome,RS),即急性脑病合并内脏脂肪变性综合征,是一种急性、一时性、可逆性和自限性疾病。基本病变是急性脑水肿和弥漫性肝脂肪浸润。病理改变主要是弥漫性脑水肿、重度的肝脂肪变性,肝脏肿大,质地坚实,伴有显著的脑病症状,如抽搐、进行性意识障碍甚至昏迷。

3. 预防感染的传播

(1)管理传染源:无并发症的患儿多在家隔离治疗,隔离至疱疹全部结痂为止。易感儿接触传染源后应检疫3周。

(2)切断传播途径:保持患儿居室定时通风换气并消毒,患儿物品阳光暴晒2小时,限制探视,病房及托幼机构宜采用紫外线消毒,接触患儿前后应洗手。

(3)保护易感儿:保持室内空气新鲜、流通,托幼机构宜采用紫外线消毒。避免易感者与患儿接触,尤其是体弱儿、孕妇或免疫功能低下者;对已使用大剂量激素、免疫功能受损、恶性病患儿及孕妇接触传染源后在 72 小时内给予水痘－带状疱疹免疫球蛋白肌内注射,可起到预防或减轻症状的作用。1 岁以上健康儿童可接种水痘减毒活疫苗,该疫苗保护率高,作用可持续 10 年以上。

4. 观察病情,防治并发症　水痘是自限性疾病,临床过程一般顺利,偶可发生播散性水痘,并发肺炎、心肌炎,应密切观察、及早发现,并及时报告医生给予相应的治疗及护理。

【健康教育】

水痘传染性强,皮肤痒感重,指导家长做好患儿的皮肤护理,注意皮肤清洁,同时讲解隔离的重要性。对社区居民讲解水痘的预防知识。水痘流行期间易感儿应避免去公共场所。无并发症的轻症患儿可在家中隔离,居家隔离期间限制探视,指导家长做好消毒隔离、患儿的皮肤护理,防止继发感染。

第三节　流行性腮腺炎

流行性腮腺炎(mumps;epidemic parotitis)是由腮腺炎病毒引起的急性呼吸道传染病。以腮腺非化脓性炎症、腮腺肿大和疼痛为临床特征。本病一年四季均可发病,但以冬春季为主。

【病原与流行病学】

腮腺炎病毒为 RNA 病毒,只有一个血清型。人是病毒的唯一宿主。病毒存在于患者唾液、血液、尿液及脑脊液中。此病毒对物理、化学因素敏感,紫外线照射也可将其杀灭,加热至 56℃、20 分钟即失去活力,但在低温条件下可存活较久。

腮腺炎患儿和健康带病毒者为传染源。腮腺肿大前 7 天至发病后 9 天从唾液中可以分离出腮腺炎病毒。病毒主要通过呼吸道飞沫传播,或直接接触经唾液污染的食具、玩具等传播。流行性腮腺炎主要发生于 5～15 岁儿童,易在幼儿园和小学生(5～9 岁)中流行。感染后可获得终身免疫。

【发病机制】

病毒经呼吸道侵入人体后,在上呼吸道黏膜上皮细胞和淋巴组织中繁殖,引起局部炎症和免疫反应。病毒经血流扩散到腮腺和全身各器官,亦可经口腔沿腮腺管传播至腮腺。由于病毒对腺体和神经组织具有高度亲和性,可引起腮腺炎和脑膜脑炎等。

【护理评估】

(一)健康史

询问近期有无流行性腮腺炎患者密切接触史,询问有无体温升高、头痛和肌肉酸痛等症状,询问有无腮腺炎疫苗接种史及接种时间。

(二)身体状况

潜伏期为 14～25 天,平均为 18 天。儿童大多无前驱症状。

1. 腮腺肿痛　常以腮腺肿大、疼痛为首发症状，通常一侧先肿大（图16-2），2～4天后又累及对侧，也有两侧同时肿大或始终限于一侧者。肿大的腮腺以耳垂为中心，向前、后、下发展，边缘不清，表面发热但多不红，疼痛明显，咀嚼或进食酸性食物时疼痛加重。在上颌第二磨牙对面的颊黏膜处早期可见红肿的腮腺导管开口，有助于诊断。腮腺肿大1～3日达高峰，持续5日左右后逐渐消退。颌下腺、舌下腺、颈部淋巴结也可同时受累。

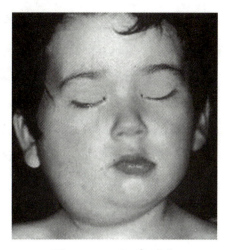

图16-2　腮腺肿大

2. 发热　病程中患儿可有不同程度的发热，持续时间不一，短者1～2天，多则5～7天。可伴有头痛、乏力、食欲不振等症状。

3. 并发症　腮腺炎病毒有嗜腺体和嗜神经性，常侵入中枢神经系统和其他腺体或器官，可使患儿发生脑膜脑炎（最常见）、睾丸炎（男童最常见）、卵巢炎、急性胰腺炎等。

（三）心理-社会状况

流行性腮腺炎由于疼痛明显、进食困难、形象的改变及担心学习成绩落后等，可导致患儿出现焦虑、抑郁等心理变化。家长可能因为出现睾丸炎、卵巢炎而焦虑、烦躁，渴望寻求治疗方法。

（四）辅助检查

1. 血清和尿液淀粉酶测定　病程早期约90%患儿血清和尿液淀粉酶轻至中度增高，2周左右恢复正常。血脂肪酶同时增高有助于胰腺炎的诊断。

2. 血清学检查　检测患儿血清中腮腺炎病毒特异性IgM抗体，可以早期快速诊断（前提是1个月内未接种过腮腺炎减毒活疫苗）。

3. 病毒分离　在发病早期从患儿唾液、脑脊液、血液及尿液中可分离出病毒。

（五）治疗要点

目前尚无特异性抗病毒治疗，以对症处理为主。

1. 一般对症治疗　急性期卧床休息，清淡饮食。高热、头痛者给予解热止痛药；发病早期可使用利巴韦林10～15mg/（kg•d）静脉滴注，疗程5～7天。重症患儿可短期使用糖皮质激素治疗，疗程3～5天。中药治疗多用清热解毒、软坚消痛的方法，如普济消毒饮加减内服。

2. 局部治疗　用青黛散调醋局部涂敷可减轻肿胀和疼痛；也可给予局部温敷或透热及红外线灯治疗。睾丸炎时，局部给予冷湿敷，用棉花垫和丁字带托起，可酌情使用止痛剂，严重病例可短期静脉用氢化可的松。

【常见护理诊断/问题】

1. 疼痛　与腮腺非化脓性炎症有关。

2. 体温过高　与病毒感染有关。

3. 有感染传播的危险　与呼吸道排出病毒有关。

4. 潜在并发症：脑膜脑炎、睾丸炎、胰腺炎等。

【护理措施】

1. 减轻疼痛　局部冷敷，以减轻炎症充血及疼痛，亦可用中药如青黛散调醋局部湿敷。给予清淡、营养、易消化的流质、半流质或软食，忌酸、辣、干、硬食物，以免因唾液分泌及咀嚼使疼痛加剧。注意保持口腔清洁，常用温盐水漱口，多饮水，防止继发感染。

2. 维持体温正常　发热伴并发症者应卧床休息至体温正常。高热者给予物理降温或药物降温。

3. 预防感染的传播　患儿呼吸道隔离至腮腺肿胀完全消退。居室定时通风消毒，对患儿呼吸道分泌物及污染的物品进行消毒；限制探视，接触患儿前后应洗手。流行期间应加强托幼机构的晨检，婴幼儿避免去人多密集的公共场所。8个月以上易感儿可接种腮腺炎减毒活疫苗，麻疹、腮腺炎和风疹三联疫苗已经纳入国家免疫规划，可取得良好的保护作用。

4. 观察病情

（1）患儿腮腺肿大后1周左右如出现持续高热、剧烈头痛、呕吐、颈强直、嗜睡、烦躁或惊厥等表现，提示可能发生了脑膜脑炎，应及时报告医生，予以相应治疗及护理。

（2）患儿如出现睾丸肿大、触痛、睾丸鞘膜积液和阴囊水肿，提示可能发生了睾丸炎。可用丁字带或棉垫托起阴囊或局部冰袋冷敷止痛，或按医嘱采用药物治疗。

（3）腮腺肿胀数日后如出现中上腹剧痛，有压痛和肌紧张，伴发热、寒战、呕吐、腹胀、腹泻或便秘等，提示可能发生了胰腺炎，应报告医生及时处理。

 课堂讨论

患儿，男，6岁。因腮腺肿大伴发热1天就诊，肿大的腮腺明显胀痛。查体：体温39.8℃，肿大的腮腺以耳垂为中心，边界不清，皮肤发亮。诊断为流行性腮腺炎。

请问：

1. 患儿目前主要的护理诊断/问题是什么？

2. 该患儿应主要采取哪些护理措施？

【健康教育】

指导家长学会观察病情，注意有无并发症的出现。无并发症的患儿在家中隔离治疗，指导家长做好隔离、饮食、口腔清洁、用药护理，指导家长学会观察病情，如出现并发症，应及时到医院就诊。做好患儿和家长的心理护理，介绍减轻疼痛的方法，使患儿配合治疗。

第四节 手足口病

手足口病(hand-foot-mouth disease，HFMD)是由人肠道病毒引起的急性传染病。主要表现为发热、口腔和四肢末端的斑丘疹、疱疹，重者可出现脑膜炎、脑炎、脑脊髓膜炎、肺水肿和循环障碍等。由于病毒传染性很强，常在托幼机构造成流行。全年均可发病，夏秋季节高发。

【病原学】

引起 HFMD 的病毒主要为肠道病毒，我国以柯萨奇病毒 A 组 16 型(CoxA16)和肠道病毒 71 型(EV71)多见。肠道病毒适合在湿热的环境中生存，不易被胃酸和胆汁灭活。该类病毒对外界有较强的抵抗力，在 4℃可存活 1 年。对乙醚、甲酚皂、三氯甲烷等消毒剂不敏感，但病毒不耐强碱，对紫外线及干燥敏感。高锰酸钾、漂白粉、甲醛、碘酒能使其灭活。

【流行病学】

人是人肠道病毒的唯一宿主，患者和隐性感染者均为本病的传染源，主要经粪－口途径传播，亦可经接触患者呼吸道分泌物、疱疹液及污染的物品而感染，疾病流行季节医源性传播也不容忽视。发病前数天，感染者咽部分泌物与粪便中就可检出病毒，粪便中排出病毒的时间可长达 3～5 周。人群对该肠道病毒普遍易感，但成人大多通过隐性感染获得相应的抗体，因此临床上以儿童感染为主，尤其以 5 岁以下学龄前儿童多见，同一儿童可因感染不同血清型肠道病毒而多次发病。感染后可获免疫力，但抗体持续的时间尚不明确。

【发病机制】

手足口病(特别是肠道病毒 71 型感染)的发病机制目前还不完全清楚。肠道病毒由消化道或呼吸道侵入机体后，在局部黏膜或淋巴组织中增殖，由此进入血液循环导致病毒血症，并随血流播散到脑膜、脑、脊髓、心脏、皮肤、黏膜等靶器官组织继续复制，引发炎症病变并出现相应的临床表现。大多数患者由于宿主的防御机制，感染可被控制而停止发展，成为无症状感染或临床表现为轻症；仅极少数患儿，病毒在靶器官广泛复制，发展成为重症感染。

【护理评估】

(一)健康史

询问患儿近期有无手足口病患者接触史，有无发热、咳嗽、拒食、流涎，手、足、臀部有无斑丘疹和疱疹等症状。

(二)身体状况

潜伏期多为 2～14 天，平均为 3～5 天。手足口病的临床表现复杂而多样，根据病情轻重程度分为普通病例和重症病例。

1. 普通病例　起病急，大多有发热，可伴有咳嗽、流涕、食欲缺乏等症状。口腔内可见散在的疱疹或溃疡，多位于舌、颊黏膜和硬腭等处，引起口腔疼痛，导致患儿拒食、流涎。手、足和臀部出现斑丘疹和疱疹，偶见于躯干，呈离心性分布。皮疹消退后不留瘢痕或色素沉着，多在1周内痊愈，预后良好。

2. **重症病例**　少数病例病情进展迅速，出现脑膜炎、脑炎、脑脊髓炎、肺水肿、循环障碍等，极少数病例病情危重，可致死亡。

（1）神经系统表现：多出现在病程1~5天内，患儿持续高热，出现中枢神经系统损害的表现，如精神萎靡、嗜睡或激惹、易惊、头痛、恶心、呕吐、食欲缺乏、谵妄甚至昏迷；肢体抖动、肌阵挛、眼球震颤、共济失调、眼球运动障碍；肌无力或急性弛缓性瘫痪、惊厥等。颈项强直在1~2岁以上儿童中较为明显，腱反射减弱或消失，布鲁津斯基征、凯尔尼格征阳性。

（2）呼吸系统表现：呼吸增快并浅促，呼吸困难或呼吸节律改变，口唇发绀，咳嗽加重，咳白色、粉红色或血性泡沫样痰液，肺部可闻及湿啰音或痰鸣音。

（3）循环系统表现：心率增快或减慢，面色苍白，皮肤花纹，四肢发凉，出冷汗，指（趾）端发绀；持续血压降低，毛细血管充盈时间延长。

（三）心理-社会状况

本病因传染性强，应评估家长对本病的了解程度和护理能力，观察家长是否有恐惧心理，针对具体情况做好家长的心理安慰。

（四）辅助检查

1. **血常规**　白细胞计数多正常或降低，病情危重者白细胞计数可明显升高。

2. **血生化**　部分病例可有轻度谷丙转氨酶（GPT）、谷草转氨酶（GOT）、肌酸激酶同工酶（CK-MB）升高，病情危重者可有心肌肌钙蛋白（cTnI或cTnT）和血糖升高。

3. **血气分析**　呼吸系统受累时，可有动脉血氧分压降低、血氧饱和度下降，二氧化碳分压升高、酸中毒。

4. **脑脊液检查**　神经系统受累时可表现为外观清亮、压力增高、白细胞计数增多，蛋白正常或轻度增多，糖和氯化物正常。

5. **病原学检测**　鼻咽拭子、气道分泌物、疱疹液或粪便标本中CoxA16、EV71等肠道病毒特异性核酸阳性或分离到肠道病毒可以确诊。

6. **血清学检查**　急性期与恢复期CoxA16、EV71等肠道病毒中和抗体有4倍以上的升高亦可确诊。

7. **胸部X线检查**　可表现为双肺纹理增多，有网络状、斑片状阴影，部分病例以单侧为著。

8. **磁共振检查**　神经系统受累者可见以脑干、脊髓灰质损害为主的异常改变。

（五）治疗要点

1. **普通病例**　目前无特效抗病毒药物和特异性治疗手段。主要是对症治疗。注意隔离，避免交叉感染；适当休息，清淡饮食，做好口腔和皮肤护理。

2. 重症病例

（1）神经系统受累的治疗：使用甘露醇控制颅内高压，酌情应用糖皮质激素，酌情静脉注射免疫球蛋白，降温、镇静止惊。

（2）呼吸、循环衰竭的治疗：保持呼吸道通畅、吸氧；监测呼吸、心率、血压和血氧饱和度；及时气管插管，使用正压机械通气；保护重要脏器的功能，维持内环境稳定。

（3）恢复期治疗：促进各脏器功能恢复；功能康复治疗；中西医结合治疗。

【常见护理诊断/问题】

1. 体温过高　与病毒感染有关。

2. 皮肤黏膜完整性受损　与口腔、手足疱疹有关。

3. 有感染传播的危险　与病毒传播力强有关。

4. 潜在并发症：脑水肿、循环衰竭、肺水肿等。

【护理措施】

1. 维持体温正常　急性期应卧床休息，体温恢复正常，斑丘疹及疱疹消退，再休息1周。密切监测患儿体温，鼓励患儿多饮水，减少衣物，体温＞38.5℃应遵医嘱采取降温措施，以免体温过高引起热性惊厥。给予清淡、易消化、高热量、高维生素的流质或半流质饮食，禁食冰冷、辛辣等刺激性食物。

2. 皮肤黏膜护理

（1）口腔护理：保持口腔清洁，餐后用温水或生理盐水漱口，不会漱口的患儿可用生理盐水棉棒清洁口腔。口腔有糜烂时可涂金霉素鱼肝油。也可用西瓜霜、冰硼散等吹敷患处，每天2~3次。

（2）皮疹护理：保持患儿衣服、被褥清洁、干燥、平整，衣着宽松、柔软；剪短指甲，防止抓破皮疹。保持臀部清洁干燥，手足部皮疹初期可涂炉甘石洗剂，疱疹破溃时可涂聚维酮碘溶液，如有继发感染应用抗生素软膏。

3. 预防感染的传播

（1）与其他患儿分室收治，做好接触隔离和呼吸道隔离。隔离患儿从发病至体温正常、皮疹消退，轻症至少为2周，重症不少于3周。

（2）做好病室消毒工作：每天保持病房开窗通风2次，并定时消毒。患儿用过的玩具、餐具或其他用品可用含氯的消毒液浸泡及煮沸消毒，不宜浸泡或煮沸的物品可在日光下暴晒。

（3）患儿的呼吸道分泌物、粪便应经过消毒处理，可用含氯消毒剂消毒2小时后倾倒。

（4）诊疗、护理患儿过程中已使用的非一次性仪器、物品等要擦拭消毒。

（5）尽量减少陪护及探视，接触患儿前后要消毒洗手。

4. 观察病情　严密观察病情进展，如持续高热不退，末梢循环不良，呼吸、心率明显增快，精神差，呕吐，抽搐，肢体抖动或无力等为重症病例的早期，应及早与医生联系以便及时处理。

由于手足口病传染性强，为控制疾病的流行，应让患儿及家长了解手足口病的传染源、传播途径及隔离的意义。让家长了解一般护理应注意的事项，如隔离、居室的消毒、分泌物的消毒、玩具、餐具定期消毒等。指导家长做好口腔护理、皮肤护理及病情观察，如有病情变化应及时就诊。指导家长培养良好的卫生习惯，饭前、便后洗手，流行期间避免带儿童去公共场所。

第五节 猩 红 热

猩红热（scarlet fever）是由 A 组乙型溶血性链球菌引起的急性呼吸道传染病。其临床特征为发热、咽峡炎、全身弥漫性鲜红色皮疹和疹退后片状脱皮。少数儿童在病后 2~3 周发生风湿热或急性肾小球肾炎。本病全年均可发病，但以冬春季节多见。

【病原与流行病学】

A 组乙型溶血性链球菌为本病的主要病原菌，能产生 A、B、C 三种抗原性不同的红疹毒素，均能致发热和猩红热皮疹。该菌对热及干燥的抵抗力较弱，加热 56℃ 30 分钟或用一般消毒剂均可将其杀灭，但在痰及脓液中可生存数周。

患者和带菌者为传染源。主要通过飞沫传播，也可经破损的皮肤传播，偶见被污染的日用品及食物等间接传播。人群普遍易感，多见于 3~7 岁儿童。

【发病机制】

溶血性链球菌从呼吸道侵入咽、扁桃体，引起局部炎症。炎症病灶处溶血性链球菌产生红斑毒素，形成猩红热皮疹。恢复期表皮细胞角化过度，并逐渐脱落造成脱皮。舌乳头红肿突起，形成杨梅舌。部分患儿 2~3 周后出现变态反应，主要表现为肾小球肾炎或风湿热。

【护理评估】

（一）健康史

询问有无与猩红热患者接触史，居住环境是否阴暗潮湿、空气是否流通、室内是否拥挤等，有无发热、咽痛、全身不适等前驱感染症状。

（二）身体状况

1. 潜伏期　通常为 2~3 天，短者为 1 天，长者为 5~6 天。

2. 前驱期　一般不超过 24 小时，少数可达 2 天。起病急骤，并有发热、头痛、咽痛、全身不适，咽部及扁桃体局部充血并可覆有脓性分泌物，软腭有脓性分泌物和针尖大小出血点或皮疹。颈及颌下淋巴结肿大及压痛。

3. 出疹期　发热后第 2 天开始出疹，始于耳后、颈部及上胸部，24 小时内迅速蔓及全身。皮疹特点为全身皮肤弥漫性充血，其上有均匀密集、针尖大小的皮疹，压之褪色，伴有痒感，疹间无正常皮肤。以手按压则红色可暂时消失数分钟，出现苍白的手印，此为贫血性皮肤划痕。在皮肤皱褶处如腋窝、肘窝、腹股沟，皮疹密集并伴有出血点，形成明显的横纹线,称为巴氏线(亦称 Pastia 线)。出疹同时出现舌乳头肿胀,初期肿胀的舌乳头凸出覆以白苔的舌面,称为"草莓舌"(见文后彩图 16-3);2～3 天后白苔脱落,舌面光滑呈牛肉样深红色,舌乳头凸起,称为"杨梅舌"。颜面部皮肤潮红而口鼻周围皮肤发白,形成口周苍白圈。

4. 恢复期　一般情况好转,体温降至正常。依出疹顺序开始消退,3～5 天内消退。疹退 1 周后开始脱皮,脱皮程度与出疹程度一致,轻者呈糠屑样,重者则为大片状脱皮,以指(趾)部明显,可呈指(趾)套状。

5. 并发症　本病初期可发生化脓性和中毒性并发症,如化脓性淋巴结炎、中毒性心肌炎、中毒性肝炎等。在病程 2～3 周,可并发风湿热、肾小球肾炎和关节炎,为变态反应所致。近年由于早期应用抗生素使病情得以控制,故并发症少见。

(三)心理－社会状况

猩红热好发于年长儿,对发病能正确认识,也能积极配合治疗及护理。但在疾病恢复期由于患病部位的皮肤大片脱皮,家长可能会担心脱皮会引起患儿恐惧、焦虑。

(四)辅助检查

1. 血常规　白细胞总数增高,多为($10～20$)×10^9/L,中性粒细胞>80%,严重患儿可出现中毒颗粒。

2. 病原学检查　咽拭子或其他病灶分泌物培养可有 A 组乙型溶血性链球菌生长。

3. 血清学检查　可用免疫荧光法检测咽拭子涂片进行快速诊断。

(五)治疗要点

主要是抗菌治疗和对症治疗。

1. 抗菌治疗　首选青霉素,10 万～20 万 U/(kg•d),静脉滴注,疗程 10～14 天;轻症可口服阿莫西林 50mg/(kg•d),疗程为 10～14 天。对青霉素过敏者可选用头孢菌素。由于 A 群链球菌对大环内酯类和克林霉素的耐药性明显增加,不宜选用。

2. 对症治疗　中毒型或脓毒型猩红热中毒症状明显,除应用大剂量青霉素外,可给予糖皮质激素,发生休克者给予抗休克治疗。

【常见护理诊断/问题】

1. 体温过高　与链球菌感染有关。

2. 皮肤完整性受损　与猩红热皮疹有关。

3. 有感染传播的危险　与呼吸道排出致病菌有关。

4. 潜在并发症:化脓性感染、风湿热、肾小球肾炎等。

【护理措施】

1. 维持体温正常　保持室内空气流通,温湿度适宜。监测体温变化,有高热者,可采用物理降温,禁用酒精擦浴,以避免对皮肤的刺激,必要时按医嘱使用退热剂。

2. 加强皮肤护理　保持皮肤清洁,勤换衣服。沐浴时避免水温过高,避免使用强刺激性的肥皂或沐浴液,以免加重皮肤瘙痒感。出疹期皮肤有瘙痒感,可涂炉甘石洗剂。

疹退后有皮肤脱屑,应随其自然脱落,嘱患儿忌用手撕皮屑,有大片脱皮时需用剪刀剪掉。勤剪指甲,避免抓伤引起感染。

3. 预防感染的传播　患儿隔离至临床表现消失后 1 周、咽拭子培养连续 3 次阴性。对密切接触者进行医学观察 7 天,对可疑病例及时采取隔离措施。

4. 观察病情　应注意观察体温变化、咽痛症状、咽部分泌物变化及皮疹变化。警惕并发症的发生,注意有无其他部位化脓性病灶,定时检查尿常规,及时发现肾损害。

【健康教育】

向患儿及家长介绍疾病的相关知识,如疾病的传播方式、主要临床表现等。轻症患儿,指导家长在家对患儿进行隔离、治疗与护理。加强卫生宣教,平时注意个人卫生,勤晒被褥,注意室内空气流通。流行季节避免带儿童到公共场所。

第六节　中毒型细菌性痢疾

细菌性痢疾(bacillary dysentery)是志贺菌属引起的肠道传染病,中毒型细菌性痢疾(toxic bacillary dysentery)是急性细菌性痢疾的危重型,起病急骤,突发高热,反复惊厥、嗜睡,迅速发生休克及昏迷。

【病原学】

病原菌为痢疾杆菌,属志贺菌属,分为 4 群(A 群痢疾志贺菌、B 群福氏志贺菌、C 群鲍氏志贺菌、D 群宋内志贺菌),我国以福氏和宋内志贺菌占优势。痢疾杆菌为革兰氏阴性杆菌,对外界抵抗力较强,耐寒、耐湿,但不耐热和阳光,一般消毒剂均可将其灭活。

【流行病学】

急性、慢性痢疾患者及带菌者是主要传染源。其传播方式是通过消化道传播,流行季节可因饮用污染的水和食物引起暴发流行。人群普遍易感,多见于 2～7 岁儿童。夏秋季节高发。

【发病机制】

志贺菌属经口进入胃,未被胃酸杀灭进入肠道,侵犯结肠和肠系膜淋巴结,并在其内生长繁殖,引起肠黏膜炎症和坏死,同时释放内毒素进一步促进局部肠黏膜炎症、坏死、溃疡及出血;志贺菌内毒素还可增加肠黏膜通透性而促进内毒素吸收入血,引起发热及全身毒血症,并可直接作用于肾上腺髓质,刺激交感神经和单核吞噬细胞系统释放各种血管活性物质,引起急性微循环障碍,导致休克、DIC 以及重要脏器功能损伤,即中毒性菌痢。某些儿童具有特异体质,对内毒素呈强烈反应可能是中毒性菌痢更为重要的机制。志贺菌感染几乎只局限于肠道,一般不入血。

【护理评估】

(一)健康史

询问本次发病前有无不洁饮食史、与腹泻患儿接触史,询问有无高热、惊厥的表现。

询问患儿既往身体状况及营养状况。

（二）身体状况

潜伏期为数小时至 7 天，大多为 1～2 天。起病急骤，患儿突然高热，体温＞40℃，少数患儿体温不升，迅速发生呼吸衰竭、休克或昏迷。肠道症状多不明显，甚至无腹痛与腹泻，需要用直肠拭子或生理盐水灌肠采集大便后才能发现大量脓细胞及红细胞。也有在发热、排便后 2～3 天才发展为中毒型。中毒性菌痢临床上按主要表现分为 3 型。

1. 休克型（周围循环衰竭型）　主要表现为感染性休克。早期为微循环障碍，可见精神萎靡、面色苍白、四肢厥冷、脉搏细速、呼吸加快、血压正常或偏低、脉压小。随病情进展，患儿出现口唇及甲床发绀、面色青灰、皮肤花斑、血压下降或测不出、心音低钝、少尿或无尿等，后期可伴心、肺、肾等多器官功能障碍。

2. 脑型（呼吸衰竭型）　以脑循环障碍为主，引起脑组织缺血、缺氧及脑水肿，甚至脑疝。患儿反复惊厥、谵妄、嗜睡继而昏迷，血压偏高，四肢肌张力增高。严重者可出现呼吸节律不齐、深浅不均、瞳孔大小不等及对光反射迟钝或消失。若抢救不及时，患儿可因脑疝及中枢性呼吸衰竭而死亡。

3. 混合型　上述两型同时或先后出现，病情更为凶险，病死率极高。

（三）心理－社会状况

本病来势凶猛，往往在发病 48 小时内迅速恶化，患儿持续昏迷、频繁惊厥。由于病情严重，应评估患儿家长的心理状态，有无自责、焦虑、恐惧等表现。注意评估家庭成员对本病的认知程度、经济状况，家长能否承受医疗费用，能否得到亲戚、朋友和社会的支持。

（四）辅助检查

1. 血常规　白细胞总数多增高至（10～20）×10^9/L 以上，以中性粒细胞为主，并可见核左移。当有 DIC 时，血小板明显减少。

2. 大便常规　外观有黏液脓血便或黏胨便，镜检可见大量脓细胞、红细胞和巨噬细胞。送检标本应做到尽早、新鲜，选取黏液脓血部分多次送检。如当时患儿尚无腹泻，可用冷盐水灌肠取便。

3. 大便培养　分离出痢疾杆菌即可确诊。

4. 特异性核酸检测　直接检查粪便中的痢疾杆菌核酸，此检查特异性强。

（五）治疗要点

1. 降温止惊　综合使用物理降温、药物降温和亚冬眠疗法。惊厥患儿用地西泮，每次 0.3mg/kg 静脉注射（最大剂量每次≤10mg）；或用水合氯醛 40～60mg/kg 保留灌肠；或肌内注射苯巴比妥钠，每次 5～10mg/kg。

2. 抗菌治疗　可选用阿米卡星、第三代头孢菌素、碳青霉烯类药物等。

3. 防治脑水肿和呼吸衰竭　首选 20% 甘露醇每次 0.5～1g/kg 静脉注射，每 6～8 小时 1 次，疗程 3～5 天，或与利尿剂交替使用；可短期静脉推注地塞米松。保持呼吸道通畅，给氧，若出现呼吸衰竭及早使用呼吸机。

4. 抗休克治疗　扩充血容量，纠正酸中毒，维持水、电解质平衡；在充分扩容的基础上应用血管活性药物如多巴胺、山莨菪碱(654-2)等，以改善微循环；可及早应用糖皮质激素。

【常见护理诊断/问题】

1. 体温过高　与毒血症有关。

2. 组织灌注量不足　与微循环障碍有关。

3. 潜在并发症：休克、脑水肿、呼吸衰竭等。

4. 有感染传播的危险　与排出致病菌有关。

5. 焦虑(家长)　与病情危重有关。

【护理措施】

1. 维持正常体温　保持室内空气流通，温湿度适宜。监测体温变化，有高热者，可采用温水浴、酒精擦浴、冰袋冷敷或冷盐水灌肠，必要时按医嘱药物降温或使用亚冬眠疗法。

2. 维持有效的血液循环　患儿取平卧位或中凹体位，每15～30分钟监测生命体征1次，密切观察神志、面色、肢端肤色、尿量等；适当保暖；迅速建立并维持静脉通路，保证输液通畅和药物输入；遵医嘱抗休克治疗。

3. 防治休克、脑水肿、呼吸衰竭等

(1) 专人监护，密切观察神志、面色、肢端肤色、体温、脉搏、瞳孔、血压、尿量、呼吸节律变化和抽搐情况。观察患儿排便次数和大便性状，准确记录24小时出入液量，正确采集大便标本送检。

(2) 发生休克时，按医嘱扩充血容量，改善微循环；发生脑水肿时，按医嘱使用镇静剂、脱水剂、利尿剂等，控制惊厥，降低颅内压；呼吸衰竭时，保持呼吸道通畅，做好人工呼吸、气管插管、气管切开的准备，必要时使用呼吸机。

4. 预防感染的传播

(1) 管理传染源：患儿应采取消化道隔离至临床表现消失后1周或大便培养连续3次阴性为止。密切接触者医学观察7天。

(2) 切断传播途径：做好消毒隔离，加强患儿粪便、便器、尿布等的消毒及工作人员手的消毒，指导家长对患儿食具要煮沸15分钟，粪便要用1%含氯消毒液处理。

(3) 保护易感儿：疾病流行期间，易感儿口服多价痢疾减毒活菌苗有较好的保护作用。

5. 心理护理　减轻家长压力，主动与家长沟通，提供心理支持。对于家庭经济困难的患儿，护理人员应积极配合医院争取社会支持，使患儿家长得到帮助，从而积极配合治疗和护理。

【健康教育】

向患儿与家长讲解疾病发生原因、传播方式、预防知识等，指导家长正确消毒，患儿餐具要煮沸消毒15分钟，粪便要用1%含氯石灰澄清液浸泡消毒后才能倾入下水道或粪池。指导家长注意饮食卫生，如不饮生水、不吃变质和不洁食品等。培养良好的卫生习惯,饭前、便后洗手。加强卫生宣教,搞好环境卫生,加强水源、饮食及粪便管理。

本章小结

　　本章学习重点是儿童常见传染病的流行病学特点、临床表现、护理诊断/问题、护理措施。麻疹主要通过呼吸道传播,以发热、上呼吸道感染、口腔麻疹黏膜斑、全身皮肤斑丘疹及疹退后遗留色素沉着为主要特征,最易并发肺炎;水痘主要通过呼吸道和接触传播,临床特征为皮肤和黏膜相继出现并同时存在斑疹、丘疹、疱疹和结痂,皮疹呈向心性分布;手足口病由多种肠道病毒引起,主要经粪-口途径传播,以发热、口腔和四肢末端出现斑丘疹、疱疹为主要表现;猩红热由A组乙型溶血性链球菌引起,主要经呼吸道传播,以发热、咽峡炎、全身弥漫性鲜红色皮疹和疹退后片状脱皮为主要表现;流行性腮腺炎是由腮腺炎病毒引起,主要经呼吸道传播,以腮腺肿大、疼痛为特征;中毒型细菌性痢疾是由痢疾杆菌引起,主要通过消化道传播,以突发高热,反复惊厥、迅速休克及昏迷为主要表现,大便为黏液脓血便。传染病患儿在护理过程中要维持正常体温,预防疾病传播。麻疹、水痘及猩红热患儿要做好皮肤护理。腮腺炎患儿要注意减轻疼痛。中毒型细菌性痢疾患儿要注意维持有效的血液循环。学习难点为儿童常见传染病的发病机制。在学习过程中,要指导患儿家长采取正确的护理措施,并针对各种传染病的流行病学特点做好健康宣教,有效地减少传染病的发生。

（徐文兰　罗艳艳）

思考题

　　1. 患儿,女,4岁。2周前与一名麻疹患儿有密切接触史,3天前出现发热、咳嗽,使用抗生素(不详)治疗效果不明显。查体:T 39℃,精神差,球结膜充血,咽部充血,口腔两侧在上下磨牙相对应的颊黏膜处,可见直径约1.0mm灰白色小点,周围有红晕,耳后发际发现有少量浅红色斑丘疹。诊断为麻疹。

　　请问:

　　(1)该患儿口腔颊黏膜上出现的灰白色小点是什么?

　　(2)该患儿目前最主要的护理诊断是什么?

　　(3)目前应给予的最主要的护理措施是什么?

　　2. 患儿,女,7岁。发热、咽痛3天,出皮疹2天。体检:T 39.5℃,颜面潮红,口周苍白,咽部充血,扁桃体肿大,躯干皮肤弥漫性充血且有分布均匀的细小丘疹,压之褪色,心肺检查正常。实验室检查提示:白细胞总数 15.0×10^9/L,中性粒细胞80%。诊断为猩红热。

请问:

（1）该患儿治疗时首选的抗生素是什么?

（2）为预防感染的传播,应如何指导家长对患儿进行隔离?

第十七章 | 结核病患儿的护理

17章 数字资源

第一节 儿童结核病概述

结核病(tuberculosis)是由结核分枝杆菌引起的慢性感染性疾病。全身各个脏器均可受累,但以肺结核最常见。世界卫生组织《2020年全球结核病报告》指出目前全球罹患结核病的人数不断下降,但下降速度缓慢,2019年全球估算新发结核病患者约1 000万例,其中儿童约占12%;约140万人死于结核病,其中包括23万儿童。结核病是全球前十位死因之一,同时居单一传染病死因之首。我国是世界上结核病高负担国家之一,2019年新发患者数约为83.3万,居世界第三位。儿童结核病是指0~14岁儿童发生的各器官的结核病,儿童时期的结核感染往往是成人结核的诱因。

【病原学】

结核分枝杆菌属于分枝杆菌属,具有抗酸性,为需氧菌,革兰氏染色阳性,抗酸染色呈红色。结核分枝杆菌分为4型:人型、牛型、鸟型和鼠型,对人类致病的主要为人型和牛型,其中人型是人类结核病的主要病原体。结核杆菌的抵抗力较强,在外界环境中可长期存活并保持致病力。在阳光直射下1~2小时死亡,紫外线照射仅需10分钟可灭活;湿热68℃需20分钟可灭活,干热100℃则需20分钟以上才能可灭活。痰液中的结核分枝杆菌用5%苯酚或20%漂白粉处理须经24小时才能被杀灭。

【流行病学】

开放性肺结核患者是主要传染源。呼吸道为主要传播途径。儿童吸入带结核分枝杆菌的飞沫或尘埃后即可引起感染,形成肺部原发病灶。少数饮用未经消毒的牛奶或被结核分枝杆菌污染的食物可引起消化道传播,产生咽部或肠道原发病灶。经皮肤或胎盘传染者少见。生活贫困、居住拥挤、营养不良、社会经济落后等是人群结核病高发的原因。新生儿对结核分枝杆菌非常易感。

【发病机制】

机体感染结核分枝杆菌后,在产生免疫力的同时,也产生变态反应,是同一细胞免疫过程的两种不同表现。

结核分枝杆菌初次侵入人体,4~8周后产生细胞免疫,通过细胞免疫应答使T淋巴细胞致敏。若再次接触结核分枝杆菌或其代谢产物时,致敏的淋巴细胞就释放一系列细胞因子,激活巨噬细胞,吞噬和杀灭结核分枝杆菌。当细菌量少而组织敏感性高时,就形成肉芽肿;细菌量多、组织敏感性高时,则形成干酪样物质;细菌量多而组织敏感性低时,可引起感染播散和局部组织坏死。

感染结核分枝杆菌后机体可获得免疫力,90%的患者可终生不发病;5%的患者因免疫力低下当即发病,为原发性肺结核。另外5%的患者仅于日后机体免疫力降低时才发病,称为继发性肺结核,是成人肺结核的主要类型。初染结核分枝杆菌,除潜匿于胸部淋巴结外,亦可随感染初期菌血症转到其他脏器并长期潜伏,成为肺外结核发病的来源。

【辅助检查】

（一）结核菌素试验

儿童受结核分枝杆菌感染4~8周后,结核菌素试验即呈阳性反应,属于迟发型变态反应。

1. 试验方法　在左前臂掌侧面中下1/3交界处皮内注射0.1ml(含5个结核菌素单位)的纯蛋白衍生物(PPD),使之形成直径为6~10mm的皮丘。若患儿变态反应强烈,如患疱疹性结膜炎、结节性红斑或一过性多发性结核过敏性关节炎等,宜用1个结核菌素单位的PPD试验,以防局部的过度反应及可能的病灶反应。

2. 结果判断　48~72小时后(一般以72小时为准)观察反应结果。测定局部硬结的直径,取纵向、横向的平均直径来判断反应强度。结核菌素试验结果判断见表17-1。

3. 临床意义

（1）阳性反应:①接种卡介苗后;②年长儿无明显症状仅呈一般阳性反应,表示曾感染过结核分枝杆菌;③婴幼儿尤其是未接种卡介苗者,阳性反应多表示体内有新的结核病灶,年龄愈小,活动性结核的可能性愈大;④强阳性和极强阳性反应者,表示体内有活动性结核病灶；⑤由阴性反应转为阳性反应，或反应强度由原来＜10mm 增至＞10mm，且增幅＞6mm 时，表示新近有感染。

接种卡介苗后与自然感染阳性反应的主要区别见表17-2。

表17-1　结核菌素试验结果判断

局部反应	表示符号	判断结果
微红，无硬结或硬结直径＜5mm	−	阴性
红肿，硬结直径 5～9mm	+	阳性
红肿，硬结直径 10～19mm	++	中度阳性
红肿，硬结直径≥20mm	+++	强阳性
除硬结外，还有水疱、破溃、淋巴管炎及双圈反应等	++++	极强阳性

表17-2　接种卡介苗后与自然感染阳性反应的主要区别

	接种卡介苗后	自然感染
硬结直径	多为 5～9mm	多为 10～15mm
硬结颜色	浅红	深红
硬结质地	较软、边缘不整	较硬、边缘清楚
阳性反应持续时间	较短，2～3d 即消失	较长，可达 7～10d 以上
阳性反应的变化	有较明显的逐年减弱倾向，一般于 3～5 年内逐渐消失	短时间内反应无减弱倾向，可持续若干年，甚至终身

（2）阴性反应：①未感染过结核分枝杆菌。②结核迟发型变态反应前期（初次感染 4～8 周内）。③假阴性反应：由于机体免疫功能低下或受抑制所致，如部分危重结核病；急性传染病如麻疹、水痘、风疹、百日咳等；体质极度衰弱如重度营养不良、重度脱水、严重水肿等；原发或继发的免疫缺陷病；糖皮质激素或其他免疫抑制剂治疗期间。④技术误差或结核菌素失效。

 课堂讨论

患儿，女，3 岁，低热、咳嗽 2 周，未曾接种过卡介苗。现在按医嘱进行结核菌素试验。请问：

1. 该患儿结核菌素试验在注射后多长时间观察反应结果？

2. 如果该患儿 PPD 试验硬结直径为 20mm，有何临床意义？

（二）实验室检查

1. 结核分枝杆菌检查　从痰液、胃液、脑脊液、浆膜腔液及病变组织中找到结核分枝杆菌是重要的确诊手段。

2. 免疫学诊断及分子生物学诊断　如酶联免疫吸附试验（ELISA）、酶联免疫电泳技术（ELIEP）用于检测抗结核分枝杆菌抗体；DNA探针、聚合酶链反应（PCR）能快速检测结核分枝杆菌。

3. 血沉检查　多增快，反映结核病的活动性。

（三）影像学诊断

1. X线　胸部X线检查是筛查儿童结核病的重要手段之一，可检出结核病灶的范围、性质、类型、活动或进展情况。重复检查有助于结核与非结核疾病的鉴别，亦可观察治疗效果。除摄正前后位胸片外，同时应摄侧位胸片。

2. CT　胸部CT对肺结核的诊断及鉴别诊断很有意义，有利于发现隐蔽病灶。

（四）其他辅助检查

1. 纤维支气管镜检查　有助于支气管内膜结核及支气管淋巴结结核的诊断。

2. 周围淋巴结穿刺液涂片检查　可发现特异性结核病变。

3. 肺穿刺活体组织检查或胸腔镜取肺活体组织检查　对特殊疑难病例的确诊有帮助。

【预防】

1. 控制传染源　结核分枝杆菌涂片阳性患者是儿童结核病的主要传染源。早期发现、合理治疗结核分枝杆菌涂片阳性的患者是预防儿童结核病的根本措施。

2. 切断传播途径　注意呼吸道与消化道隔离，对患者呼吸道分泌物、餐具及污染的用物进行消毒处理，不与开放性结核病患者共同进餐，养成良好的卫生习惯。

3. 保护易感人群　卡介苗接种是预防儿童结核病的有效措施。目前我国计划免疫要求在全国城乡普及新生儿卡介苗接种。下列情况禁止接种卡介苗：①先天性胸腺发育不全或严重联合免疫缺陷病患儿、HIV感染者；②急性传染病恢复期；③注射局部有湿疹或患全身性皮肤病；④结核菌素试验阳性。

4. 预防性抗结核治疗

（1）目的：①预防儿童活动性肺结核；②预防肺外结核病发生；③预防青春期结核病复燃。

（2）适应证：①密切接触家庭内开放性肺结核者；②3岁以下婴幼儿未接种卡介苗而结核菌素试验阳性者；③结核菌素试验新近由阴性转为阳性者；④结核菌素试验阳性伴结核中毒症状者；⑤结核菌素试验阳性，新患麻疹或百日咳的儿童；⑥结核菌素试验持续阳性，儿童需较长时间使用糖皮质激素或其他免疫抑制剂治疗者。

（3）方法：①异烟肼（INH），为首选方案，每日10mg/kg（≤300mg/d），晨起顿服，疗程6个月或9个月；②利福平（RFP），对于不能耐受INH或对INH耐药而对RFP敏感的结核分枝杆菌感染儿童可采用，每日10～15mg/kg（≤450mg/d），晨起顿服，疗程4个月；③INH和RFP联合应用，可用于耐INH或RFP肺结核患者密切接触者，剂量同上，疗程3个月。

【治疗要点】

（一）一般治疗

注意营养，选用富含蛋白质和维生素的食物。有明显结核中毒症状及高度衰弱者应卧床休息。居住环境应阳光充足、空气流通。

（二）抗结核药物治疗

治疗目的：杀灭病灶中的结核分枝杆菌；防止血行播散。治疗原则：早期治疗，适宜剂量，联合用药，规律用药，坚持全程，分段治疗。

1. 常用的抗结核药物

（1）杀菌药物：①全杀菌药，如异烟肼（INH）和利福平（RFP）；②半杀菌药，如链霉素（SM）和吡嗪酰胺（PZA）。

（2）抑菌药物：常用的有乙胺丁醇（EMB）及乙硫异烟胺（ETH）。

2. 针对耐药菌株的几种新型抗结核药物

（1）老药的复合剂型：如利福平和异烟肼合剂；利福平＋吡嗪酰胺＋异烟肼合剂（卫非特）等。

（2）老药的衍生物：如利福喷汀。

（3）新的化学制剂：如帕司烟肼（力排肺疾）。

3. 儿童抗结核药物的使用见表17-3。

表17-3　儿童抗结核药物的使用

药物	剂量	给药途径	主要副作用
异烟肼（INH，H）	10～15mg/（kg·d）（≤300mg/d）	口服（可肌内注射，静脉滴注）	肝毒性、末梢神经炎、过敏、皮疹和发热
利福平（RFP，R）	10～20mg/（kg·d）（≤600mg/d）	口服	肝毒性、恶心、呕吐和流感样症状
吡嗪酰胺（PZA，Z）	30～40mg/（kg·d）（≤750mg/d）	口服	肝毒性、高尿酸血症、关节痛、过敏和发热
链霉素（SM，S）	20～30mg/（kg·d）（≤750mg/d）	肌内注射	第Ⅷ对脑神经损害、肾毒性、过敏、皮疹和发热
乙胺丁醇（EMB，E）	15～25mg/（kg·d）（≤750mg/d）	口服	皮疹，视神经炎
乙硫异烟胺（ETH）、丙硫异烟胺（PTH）	10～15mg/（kg·d）	口服	胃肠道反应、肝毒性、末梢神经炎、过敏、皮疹
卡那霉素	15～20mg/（kg·d）	肌内注射	第Ⅷ对脑神经损害、肾毒性
对氨柳酸	150～200mg/（kg·d）	口服	胃肠道反应、肝毒性、过敏、皮疹和发热

4. 抗结核治疗方案

（1）标准疗法：一般用于无明显自觉症状的原发型肺结核。每日服用 INH、RFP 和 / 或 EMB，疗程 9～12 个月。

（2）两阶段疗法：用于活动性原发型肺结核、急性粟粒性肺结核及结核性脑膜炎。

1）强化治疗阶段：联用 3～4 种杀菌药物，可以迅速杀灭敏感菌及生长繁殖活跃的细菌与代谢低下的细菌，防止或减少耐药菌株的产生，为化疗的关键阶段。在长程疗法时，此阶段一般需 3～4 个月，短程疗法时一般需 2 个月。

2）巩固治疗阶段：联用 2 种抗结核药物，防止复发。在长程疗法时，此阶段可长达 12～18 个月，短程疗法时，此阶段为 4 个月。

（3）短程疗法：为结核病现代疗法的重大进展，直接督导下服药与短程化疗是世界卫生组织（WHO）治愈结核病患者的重要策略。可选用以下几种 6～9 个月短程化疗方案：① 2HRZ/4HR（数字为月数，以下同）；② 2HRZS/4HR；③ 2HRZE/4HR。若无 PZA，则将疗程延长至 9 个月。

 知识窗

WHO 推荐儿童结核病治疗方案

WHO 于 2014 年制定了国家结核病计划——《儿童结核病的管理指南》（第 2 版）。该指南推荐异烟肼、利福平、吡嗪酰胺、乙胺丁醇为治疗儿童结核的一线用药；不推荐链霉素作为治疗儿童肺结核和周围淋巴结结核的一线药物。对生活在 HIV 低流行或异烟肼低耐药地区，且 HIV 阴性的可疑或确诊的肺结核或结核性淋巴结炎患儿，建议治疗方案为 2HRZ/4HR；对生活在 HIV 感染率高和 / 或异烟肼耐药率高的地区，可疑（确诊）肺结核或结核性淋巴结炎、广泛性肺疾病的患儿，建议治疗方案为 2HRZE/4HR；对疑似（确诊）的结核性脑膜炎、骨关节结核病患儿，建议治疗方案为 2HRZE/10HR，总疗程为 12 个月。

第二节　原发型肺结核

 工作情景与任务

导入情景：

男童，8 岁。近 2 个月来看见食物不想吃，身体感觉没有力气，夜间睡觉易出汗，在下午 3～5 点还有些发热，体温不超过 38℃。尤其近两天出现咳嗽，同时痰中有血丝。父母今天上午带男童到医院就诊。经查体、做结核菌素试验及胸片检查后医生诊断为原发型肺结核，拟用抗结核药进行治疗。

工作任务：

1. 请给患儿和家长讲解结核病消毒隔离的相关知识。

2. 请为患儿和家长讲解应用抗结核药治疗的目的。

原发型肺结核（primary pulmonary tuberculosis）为结核分枝杆菌初次侵入肺部后发生的原发感染，是原发性结核病中最常见的类型，也是儿童肺结核的主要类型，占儿童各型肺结核总数的85.3%。原发型肺结核包括原发综合征和支气管淋巴结结核。前者由肺原发病灶、局部淋巴结病变和两者相连的淋巴管炎组成；后者以胸腔内肿大的淋巴结为主。

【病理及转归】

1. 病理　肺部原发病灶多位于右侧，肺上叶底部和下叶的上部，靠近胸膜处。基本病变为渗出、增殖、坏死。

2. 病理转归

（1）吸收好转：病灶完全吸收、钙化或形成硬结。此种转归最常见，出现钙化表示病变至少已有6~12个月。

（2）进展：①原发病灶扩大，形成空洞；②支气管淋巴结周围炎，形成淋巴结支气管瘘，导致支气管内膜结核或干酪性肺炎；③支气管淋巴结肿大压迫，造成肺不张或阻塞性肺气肿；④结核性胸膜炎。

（3）恶化：发生血行播散，导致急性粟粒性肺结核或全身粟粒性结核病。

【护理评估】

（一）健康史

询问患儿近期有无与开放性肺结核患者的密切接触史，是否接种过卡介苗（或检查患儿的双上臂有无接种瘢痕），有无营养不良、生活贫困、居住拥挤等情况，近期是否患过麻疹、百日咳等传染病，是否使用过糖皮质激素或其他免疫抑制剂。

（二）身体状况

症状轻重不一。轻者可无症状，仅在胸部X线检查时发现。一般起病缓慢，可有低热、食欲缺乏、疲乏、盗汗等结核中毒症状，多见于年龄较大儿童。婴幼儿及症状较重者可急性起病，高热达39~40℃，但一般情况尚好，持续2~3周后转为低热，并伴结核中毒症状。干咳和轻度呼吸困难是最常见的症状。婴儿可表现为体重不增或生长发育障碍。部分高度过敏状态患儿出现疱疹性结膜炎、皮肤结节性红斑和/或一过性多发性关节炎。当胸内淋巴结高度肿大时可产生一系列压迫症状，如压迫气管分叉处可出现类似百日咳样痉挛性咳嗽；压迫支气管使其部分阻塞时可引起喘鸣；压迫喉返神经可致声音嘶哑；压迫静脉可致胸部一侧或双侧静脉怒张等。

体检可见周围淋巴结有不同程度肿大。肺部体征可不明显，与肺内病变不一致。婴儿可伴肝脏肿大。

（三）辅助检查

1. 结核菌素试验　呈强阳性或由阴性转为阳性。

2. 胸部 X 线检查　可同时做正、侧位胸片检查。原发综合征胸部 X 线呈典型哑铃状"双极影"（图 17-1），儿童已少见。支气管淋巴结结核在儿童原发型肺结核 X 线胸片最为常见，表现为肺门淋巴结肿大，边缘模糊者称炎症型，边缘清晰者称结节型。

3. CT 扫描　在显示小的原发灶、淋巴结肿大、胸膜改变和空洞方面优于 X 线检查。对疑诊原发综合征但胸部平片正常的病例有助于诊断。

4. 纤维支气管镜检查　结核病变蔓延至支气管内造成支气管结核时可发现异常。

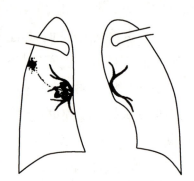

图 17-1　原发型肺结核

5. 实验室检查　参见本章第一节"儿童结核病概述"。

（四）治疗要点

参见本章第一节"儿童结核病概述"。

【常见护理诊断／问题】

1. 营养失调：低于机体需要量　与食欲缺乏、疾病消耗过多有关。

2. 活动无耐力　与结核分枝杆菌感染、机体消耗增加有关。

3. 潜在并发症：抗结核药物的不良反应。

【护理目标】

1. 患儿摄入足够的能量和营养素，体重无减轻。

2. 患儿生活规律，适当参加锻炼，活动耐力逐渐增强。

3. 患儿无严重药物副作用发生或发生时能及时发现与处理。

【护理措施】

1. 保证营养供给　给患儿高热量、高蛋白、高维生素、富含钙质的饮食，如牛奶、鸡蛋、瘦肉、鱼、新鲜水果、蔬菜等，以增强抵抗力，促进机体修复和病灶愈合。指导家长为患儿制订合理的食谱，尽量提供患儿喜爱的食品，注意食物的烹调方法，以增加食欲。

2. 建立合理的生活制度　室内空气流通、阳光充足；保证充足的睡眠时间，适当的室内外活动，呼吸新鲜空气，增强抵抗力；结核病患儿出汗多，应及时更换汗湿衣物，保持皮肤清洁；结核病活动期应进行呼吸道隔离；对患儿呼吸道分泌物、痰杯、餐具等进行消毒处理；积极防治各种急性传染病，避免受凉引起上呼吸道感染；避免与其他急性传染病患者、开放性结核患者接触，以免加重病情。

3. 指导合理用药　向年长患儿及家长讲解抗结核药物的作用及使用方法，遵医嘱合理应用抗结核药物；部分抗结核药物有胃肠道反应，听神经损害，肝、肾毒性等，应注意患儿食欲变化，观察有无恶心、巩膜黄染等表现，指导患儿定期检查听力、尿常规、肝功能等；发现异常情况，需及时就诊。

【护理评价】

1. 患儿是否摄入足够的热量及营养素,体重是否维持在正常范围。

2. 患儿是否生活规律,乏力症状有无减轻,活动耐力是否增强。

3. 患儿住院期间是否出现药物的不良反应,不良反应是否得到及时处理。

【健康教育】

1. 向家长和患儿介绍肺结核的病因、传播途径及消毒隔离知识。

2. 向家长介绍结核病的预防知识,如建立合理的生活制度,保证营养供给,按计划接种卡介苗,积极防治各种传染性疾病、营养不良、佝偻病等。

3. 向家长说明坚持化疗是治愈肺结核的关键,应坚持全程、规律服药;指导家长观察药物的疗效及不良反应,发现不良反应及时就诊;注意定期复查。

第三节　急性粟粒性肺结核

急性粟粒性肺结核(acute military tuberculosis of the lungs)或称急性血行播散性肺结核,是结核分枝杆菌经血行播散而引起的肺结核,常是原发综合征发展的后果,主要见于婴幼儿。年龄幼小,患麻疹、百日咳或营养不良时,机体免疫力低下,特别是人类免疫缺陷病毒(HIV)感染,易诱发本病。婴幼儿和儿童常并发结核性脑膜炎。

【护理评估】

(一)健康史

询问患儿有无原发型肺结核病史,有无与开放性肺结核患者的密切接触史,是否接种过卡介苗,是否接受过正规抗结核治疗,近期是否患麻疹、百日咳等急性传染病。

(二)身体状况

起病多急骤,婴幼儿多突然高热(39~40℃),呈稽留热或弛张热,部分病例体温可不太高,呈规则或不规则发热,常持续数周或数月,多伴寒战、盗汗、食欲缺乏、面色苍白、咳嗽、气促和发绀等。肺部可闻及细湿啰音,易被误诊为肺炎。部分患儿伴有肝、脾、淋巴结肿大等。约50%以上的患儿在起病时就出现脑膜炎征象。

6个月以下婴儿粟粒性肺结核发病急,症状重而不典型,累及器官多,病程进展快,病死率高。

(三)辅助检查

1. 影像学检查　发病2~3周后胸部X线摄片可发现密度、大小一致且分布均匀的粟粒状阴影,密布于两侧肺野(图17-2);肺部CT扫描可见肺影显示大小、密度、分布一致的粟粒影,部分病灶有融合。

2. 其他　结核菌素试验可呈假阴性;痰或胃液中可找到结核分枝杆菌。

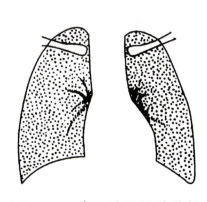

图 17-2　急性粟粒性肺结核

（四）治疗要点

1. **一般治疗** 需卧床休息；加强营养，必要时给予静脉营养。

2. **对症支持治疗** 缺氧者给予氧疗；酌情给予化痰止咳和降温处理。

3. **抗结核治疗** 在强化治疗阶段一般采用异烟肼、利福平和吡嗪酰胺三联治疗3个月，重者加用乙胺丁醇。巩固治疗阶段继续应用异烟肼和利福平治疗6~9个月。

4. **糖皮质激素** 可减轻中毒症状，促进粟粒病灶吸收和减少纤维化。对于急性粟粒性肺结核患儿，在有效抗结核药物治疗的同时，可使用糖皮质激素。可选用静脉用氢化可的松或口服泼尼松，2~3周后逐渐减量至停用，总疗程6~8周。

【常见护理诊断／问题】

1. **体温过高** 与结核分枝杆菌感染有关。

2. **气体交换受损** 与肺部广泛结核病灶影响气体交换有关。

【护理措施】

1. **维持正常体温** 密切监测体温，体温过高时给予物理降温，必要时遵医嘱药物降温，保证摄入充足的水分和营养。

2. **改善呼吸功能** 保持室内空气新鲜，温度维持在18~22℃，湿度维持在55%~65%。尽量使患儿安静，以减少氧的消耗。及时清除呼吸道分泌物，保持气道通畅。经常变换体位，叩击背部，利于排痰。凡有呼吸困难、口唇发绀、烦躁等情况应立即给氧。

【健康教育】

同原发型肺结核相关内容。

第四节　结核性脑膜炎

结核性脑膜炎（tuberculous meningitis）简称结脑，是儿童结核病中最严重的类型，常在结核原发感染后1年以内发生，尤其在初染结核3~6个月最易发生，多见于3岁以内的婴幼儿，自普及卡介苗接种和有效抗结核药应用以来，本病的发病率较过去明显降低，预后有很大改进，但若诊断不及时和治疗不当，病死率及后遗症的发生率仍较高。

【发病机制】

结核性脑膜炎常为全身粟粒性结核病的一部分，通过血行播散而来。儿童中枢神经系统发育不成熟、血-脑屏障功能不完善、免疫功能低下，与本病的发生密切相关。少数病例亦可由脑实质或脑膜的结核病灶破溃，结核分枝杆菌进入蛛网膜下腔及脑脊液中所致。偶见脊椎、颅骨或中耳与乳突的结核病灶直接蔓延侵犯脑膜。

【护理评估】

（一）健康史

询问患儿有无结核病史，是否有与活动性结核病患者的密切接触史，是否接种过卡介苗，是否接受过正规抗结核治疗，近期是否患过麻疹、百日咳等急性传染病，有无早期性格改变、呕吐、消瘦等表现。

（二）身体状况

典型结核性脑膜炎起病多较缓慢，根据临床表现，病程大致可分为3期：

1. 早期（前驱期）　为1～2周，主要表现为儿童性格改变，如少言、懒动、易倦、烦躁、易怒等，可有发热、食欲缺乏、盗汗、消瘦、便秘（婴儿可为腹泻）及不明原因的呕吐等。年长儿可诉头痛，多轻微或非持续性；婴儿则表现为蹙眉皱额，或凝视、嗜睡，或发育迟滞等。

2. 中期（脑膜刺激期）　为1～2周，因颅内压增高致剧烈头痛、喷射性呕吐、嗜睡或烦躁不安、惊厥等。出现明显脑膜刺激征，颈项强直，凯尔尼格征及布鲁津斯基征阳性。婴幼儿则表现为前囟膨隆、颅缝裂开。此期可出现脑神经障碍，最常见的为面神经瘫痪，其次为动眼神经和展神经瘫痪。部分患儿出现脑炎症状及体征，如定向障碍、运动障碍和／或语言障碍。

3. 晚期（昏迷期）　为1～3周，上述症状逐渐加重，由意识模糊、半昏迷进入昏迷。阵挛性或强直性惊厥频繁发作，患儿极度消瘦，呈舟状腹，常出现水、电解质代谢紊乱。病情严重者可因颅内压急剧增高引起脑疝，导致呼吸及心血管运动中枢麻痹而死亡。

4. 并发症　常见的并发症为脑积水、脑实质损害、脑出血及脑神经障碍。其中前三种是导致结核性脑膜炎患儿死亡的常见原因。严重后遗症为脑积水、肢体瘫痪、智力低下、失明、失语、癫痫及尿崩症等。

（三）心理－社会状况

年长儿会因病程长、治疗时间长、同学或朋友的疏远及担心学习受到影响等表现出抑郁、焦虑、烦躁等。家长因担心患儿预后，害怕留有后遗症等出现恐惧、焦虑情绪。注意评估家庭状况，如照顾能力、经济承受能力等，评估社区居民、亲属及朋友等对结核病的认知程度及对患儿家庭的支持力度，帮助患儿及家长寻求帮助和建立支持系统。

（四）辅助检查

1. 脑脊液检查　对本病的诊断极为重要。脑脊液压力增高，外观无色透明或呈毛玻璃状，亦可呈黄色。白细胞数多为$(50～500)×10^6/L$，分类以淋巴细胞为主；蛋白量增高。糖和氯化物均降低是结核性脑膜炎的典型改变。脑脊液静置12～24小时后，可有蜘蛛网状薄膜形成，取之涂片进行抗酸染色，结核分枝杆菌检出率较高。

2. 结核分枝杆菌抗原检测　以ELISA法检测脑脊液结核分枝杆菌抗原，是敏感、快速诊断结核性脑膜炎的辅助方法。

3. 抗结核抗体测定　结核性脑膜炎患儿脑脊液PPD-IgM抗体和PPD-IgG抗体水平常高于血清中的水平。

4. 结核菌素试验　阳性对诊断有帮助，但高达50%的患儿可呈阴性反应。

5. 脑脊液结核分枝杆菌培养　是诊断结核性脑膜炎可靠的依据。

6. 胸部X线检查　约85%结核性脑膜炎患儿的X线胸片有结核病改变，其中90%

为活动性病变，呈粟粒性肺结核者占48%。胸片证明有血行播散性结核病对确诊结核性脑膜炎很有意义。

（五）治疗要点

治疗主要抓住两个重点环节，一是抗结核治疗，二是降低颅内压。

1. 一般疗法　应卧床休息，细心护理，对昏迷患者可予管饲或胃肠外营养，以保证足够热量。应经常变换体位，以防止压疮和坠积性肺炎。做好眼睛、口腔、皮肤的清洁护理。

2. 抗结核治疗　联合应用易透过血-脑屏障的抗结核杀菌药物，分阶段治疗。

（1）强化治疗阶段：联合应用异烟肼、利福平、吡嗪酰胺和乙胺丁醇治疗，一般为2~3个月，病情重或恢复较慢者可延长3~6个月。

（2）巩固治疗阶段：联合应用异烟肼和利福平，一般总疗程为10~12个月，需要治疗到脑脊液正常后至少6个月。

3. 降低颅内压和控制脑积水　因脑积水是高颅压的重要原因，及早控制脑积水是治疗高颅压的重要措施。

（1）脱水剂：常用20%甘露醇，一般剂量为每次0.5~1.0g/kg，于30分钟内快速静脉注入，4~6小时1次。

（2）利尿剂：乙酰唑胺，一般于停用甘露醇前1~2天加用乙酰唑胺，可服用1~3个月或更长时间。

（3）其他治疗：根据病情可行侧脑室穿刺引流、腰椎穿刺减压及鞘内注药、侧脑室小脑延髓池分流手术等。

4. 应用糖皮质激素　可减轻炎症反应，降低颅内压，减轻中毒症状及脑膜刺激症状，有利于脑脊液循环并可减少粘连，防止或减轻脑积水的发生。一般使用泼尼松，每日1~2mg/kg（<45mg/d），1个月后逐渐减量，疗程8~12周。

5. 对症治疗　如对惊厥者进行止惊治疗，积极纠正水、电解质紊乱等。

6. 随访观察　停药后随访观察至少3~5年，当症状消失、脑脊液正常、疗程结束后2年无复发者，方可认为治愈。

【常见护理诊断/问题】

1. 潜在并发症：脑疝。

2. 营养失调：低于机体需要量　与摄入少、消耗增多有关。

3. 有皮肤完整性受损的危险　与长期卧床、排泄物刺激有关。

4. 焦虑　与病情重、病程长、愈后差有关。

【护理目标】

1. 患儿住院期间未出现并发症或发生时得到及时治疗。

2. 患儿能摄入足够的热量及营养，体重未减轻。

3. 患儿住院期间皮肤黏膜完整，未发生继发感染。

4. 患儿住院期间情绪稳定，积极配合治疗。

【护理措施】

1. 降低颅内压

（1）密切观察病情变化，注意监测体温、脉搏、呼吸、血压、神志、双侧瞳孔大小及对光反射等，及早发现脑疝，以便及时采取措施。

（2）保持室内安静，避免一切不必要的刺激，治疗及护理操作尽量集中进行。

（3）惊厥发作时，应在上、下齿间放置牙垫以防舌咬伤；保持呼吸道通畅，取侧卧位；给予吸氧，必要时吸痰或行人工辅助呼吸；放置床挡，移开患儿周围易致受伤的物品，避免受伤或坠床。

（4）遵医嘱给予抗结核药物、脱水剂、利尿剂、糖皮质激素、止惊药物等，注意观察药物疗效及副作用。

（5）配合医生行腰椎穿刺术、侧脑室引流或分流术，做好术后护理。腰椎穿刺术后去枕平卧4～6小时。定期复查脑脊液。

2. 改善营养状况　提供营养丰富、易消化的食物，少量多餐，耐心喂养，保证患儿能摄入足够的热量、蛋白质及维生素。对昏迷及不能吞咽者，可管饲和静脉补充营养。

3. 加强皮肤、黏膜护理　保持皮肤清洁干燥，保持床铺平整；对昏迷及瘫痪患儿，每2小时翻身、拍背一次，以防压疮和坠积性肺炎。对眼睑不能闭合者，可涂眼膏并用纱布覆盖，保护角膜。每日清洁口腔2～3次，以免因呕吐物致口腔不洁诱发细菌感染。

4. 心理护理　加强与患儿及家长的沟通，了解其心理需求，关心、体贴患儿及家长，给予耐心解释和心理上的支持；及时解除患儿的不适，帮助患儿及家长克服焦虑，保持情绪稳定。

【护理评价】

1. 患儿住院期间是否出现并发症，若出现并发症是否得到及时治疗。

2. 患儿是否摄入足够的热量及营养，体重是否维持在正常范围。

3. 患儿住院期间皮肤黏膜是否完整。

4. 患儿住院期间情绪是否稳定，是否积极配合治疗。

【健康教育】

1. 指导年长患儿及家长遵医嘱坚持全程、合理应用抗结核药，做好病情及药物毒副作用的观察，定期到医院复查。

2. 向家长强调消毒隔离措施的必要性，对伴有肺部结核病灶的患儿，采取呼吸道隔离措施。保持室内空气清新，每天通风2次，维持合适的温湿度。对患儿呼吸道分泌物、餐具、痰杯等进行消毒处理。

3. 与患儿及家长一起讨论制订良好的生活制度，保证足够的休息时间，适当进行户外活动，解释加强营养的重要性。

4. 指导患儿避免与开放性结核患者接触，积极预防和治疗各种传染性疾病。

5. 对留有后遗症的患儿，指导家长对瘫痪肢体进行理疗、针灸、被动活动等，促进肢体功能恢复，防止肌挛缩。对失语和智力障碍者，进行语言训练和适当教育。

本章小结

　　本章学习重点为结核菌素试验的方法、结果判断、临床意义，儿童结核病的护理评估、常见护理诊断／问题和护理措施。儿童结核病以原发型肺结核最常见，主要通过呼吸道传播，包括原发综合征和支气管淋巴结结核，原发综合征的典型胸片特征是哑铃型"双极影"；急性粟粒性肺结核是急性全身粟粒性结核病在肺部的表现，也是原发综合征恶化的结果，胸部 X 线摄片可发现密度、大小、分布均匀的粟粒状阴影；结核性脑膜炎临床特点为颅内压增高症状、脑膜刺激征等，为儿童结核病中最严重的类型，脑脊液检查对本病的诊断极为重要。结核病患儿应用抗结核药物要坚持早期治疗、适宜剂量、联合用药、规律用药、坚持全程、分段治疗的原则，护理要点为加强营养，建立合理的生活制度，对症治疗和消毒隔离等，同时密切观察药物的不良反应。学习难点为儿童结核病的发病机制。在学习过程中，要学会儿童结核病的预防，比较原发型肺结核、急性粟粒性肺结核、结核性脑膜炎患儿的身体状况、护理措施等方面的异同点。

（张晓燕　李砚池）

❓ 思考题

1. 患儿，女，3 岁，因"低热、咳嗽、烦躁易哭、食欲减退、乏力、盗汗 1 个月"入院。体格检查：体温 37.8℃，呼吸 24 次 /min，消瘦，右颈部淋巴结肿大，肺部未闻及啰音，肝肋下触及 2cm。结核菌素试验硬结直径为 20mm。肺部 X 检查：右中上肺见哑铃状双极影。诊断为原发型肺结核。

请问：

（1）此病的治疗要点有哪些？

（2）该患儿的主要护理诊断／问题有哪些？

（3）针对该患儿的主要护理诊断／问题，应采取哪些护理措施？

2. 患儿，男，5 岁。3 个月前患原发型肺结核，间断服抗结核药治疗。近 2 周来出现少言、懒动、烦躁、呕吐、头痛等症状。因今晨剧烈头痛、喷射性呕吐、抽搐 1 次而入院治疗。查体：体温 38.5℃，颈项强直，脑膜刺激征(＋)。脑脊液检查：压力增高，外观呈毛玻璃状，白细胞总数为 300×10^6/L，以淋巴细胞为主，蛋白 1.2g/L，糖 2.0mmol/L，氯化物 108mmol/L。诊断为结核性脑膜炎。

请问：

（1）该患儿的主要护理诊断/问题有哪些?

（2）该患儿应采取哪些护理措施降低颅内压?

（3）对患儿及家长进行出院指导的主要内容有哪些?

附　录

实 训 指 导

实训一　儿童体格测量

【实训目的】

1. 具有认真负责、关爱儿童、保护儿童隐私的职业素质及团队合作精神。

2. 学会儿童体重、身高(长)、坐高(顶臀长)、头围、胸围、上臂围的测量方法。

3. 通过测量结果对儿童的营养及生长发育状况进行综合评估。

【实训前准备】

1. 教师准备　联系好幼儿园,按不同年龄段随机抽取部分儿童,男女比例相近。向儿童讲明测量目的并取得儿童的配合。

2. 护生准备　洗手、戴口罩,服装鞋帽整洁,举止端庄。复习儿童生长发育及心理特点等相关知识,调整情绪,以微笑、和蔼的态度与儿童进行有效沟通。

3. 用物准备　根据测量项目准备物品。

(1)体重:儿童体重计。

(2)身高(长)、坐高(顶臀长):身高计和坐高计、测量床(3岁以下)。

(3)头围、胸围、上臂围:软尺。

(4)记录:笔、纸、记录表格等。

【方法与过程】

1. 选择当地中等以上规模的幼儿园,按要求抽取数十名儿童。

2. 由带教老师集中讲解和演示体重、身高(长)、坐高(顶臀长)、头围、胸围、上臂围的测量方法及注意事项。

3. 护生以小组为单位,每6~8人一组,每组对5~10名儿童进行测量,同时记录。组长负责协调体重计、软尺等用具的有序、合理使用,对本小组成员进行分工合作。

4. 各组汇报测量结果,初步评价儿童的营养及生长发育状况。

5. 带教老师将各组测量结果汇总、总结,布置作业。

【实训报告】

1. 写出本次实训课后的体会。

2. 列出汇总后的测量结果,按不同年龄、不同性别分组统计,算出各组平均数,与理论上的正常标准值进行对比并写出评价,填写汇总表(实训表1)。

实训表1　儿童体格测量汇总表

班级：　　　　　小组成员：　　　　　地点：　　　　　日期：

年龄	性别	人数	体重（均值）	身高（均值）	坐高（均值）	头围（均值）	胸围（均值）	上臂围（均值）
	男							
	女							
评价								

实训二　儿童营养与喂养

【实训目的】

1. 具有认真负责、关爱儿童、保护儿童隐私的职业素质及团队合作精神。

2. 学会配方奶粉的配制方法、奶瓶喂哺法、滴管喂哺法及管饲法喂养。

3. 能针对儿童具体情况选择合适的喂养方法。

【实训前准备】

1. 教师准备　联系婴儿或提供模拟婴儿，更换好清洁尿布，向家长说明操作目的，取得家长的合作。

2. 护生准备　换工作鞋，穿工作服，洗手，戴帽子、口罩；态度认真，操作规范，富有爱心。

3. 用物准备

（1）配乳用物：配乳卡、乳瓶（带乳头）、婴儿配方奶粉（带标准奶粉量勺）、温开水、液体加热器、手消毒液、托盘、记录单、笔。

（2）喂乳用物：①奶瓶或滴管喂哺法：已装配方乳的奶瓶、无菌奶嘴、饭巾、托盘、消毒滴管、记录单；②管饲法：已装配方乳的小杯、大广口杯、注射器、治疗碗、温开水、消毒纱布、胶布，必要时准备听诊器。

【方法与过程】

（一）配乳法

1. 地点　在护理实训室或医院配乳室，带教老师先示教，然后学生每6~8人一组进行操作。

2. 操作步骤

（1）核对配乳卡。按照4.4g配方奶粉的专用小勺，1平勺宜加入30ml温开水。<6月龄婴儿，配方奶粉18g/（kg·d）或125ml/（kg·d），计算出婴儿每次所需要的配方奶粉的量及水量。

（2）选择适合儿童年龄段的婴儿配方奶，检查保质期及开封日期，打开备用。

（3）选择大小合适的奶瓶，拧开奶瓶盖。

（4）在奶瓶中加入所需的温开水。用标准奶粉量勺取所需要的奶粉加入奶瓶中，每勺要用刮杆刮平。拧上奶瓶盖，持奶瓶顺或逆时针摇晃混匀。

（5）将乳瓶倒转，滴1~2滴乳液于手背部或手臂内侧试温，以温热（40℃左右）不烫手为宜。

（6）整理物品，清洁台面，记录。

（二）喂乳法

1. 地点　护理实训室或医院儿科病房，带教老师先示教，每4～6人一组，每组选1名学生进行演练，其他人观摩并对操作步骤进行评议。

2. 操作步骤

（1）奶瓶喂哺法

1）核对床号、姓名、乳液种类和乳量。

2）抱起婴儿，围好饭巾，喂哺者坐在凳上，使婴儿头部枕于其左臂上呈半卧位。

3）喂哺者右手将奶瓶倒转，先试乳液温度，滴1～2滴乳液于左手背部或手臂内侧，以温热（40℃左右）不烫手为宜。轻触婴儿一侧面颊，刺激其吸吮反射，使其含住奶嘴吸吮，倾斜奶瓶，使乳液充满整个奶嘴；喂哺过程中要注意观察。

4）喂毕将婴儿竖抱伏于肩上，轻拍其背部，使咽下的空气排出，然后将婴儿放回床上，取右侧卧位。

5）整理用物，及时清洗、消毒备用；记录喂哺情况及进乳量。

（2）滴管喂哺法

1）用小杯盛乳液，放于盛有热水的大广口杯中以保持乳液温度。用滴管吸取乳液，轻按婴儿下颌，先滴一滴乳液在婴儿口内，注视其有下咽动作后再滴下一滴，每次滴入量视儿童吞咽情况而定，每次滴入的乳液切勿过多，以免婴儿呛咳。

2）喂毕将婴儿抱起伏于肩上，轻拍其背部，使咽下的空气排出，然后将婴儿放回床上，取右侧卧位。

3）整理用物，及时清洗、消毒备用；记录喂哺情况及进乳量。

（3）管饲法

1）检查胃管确实在胃内（抽出胃液或胃内容物），将温好的乳液抽入注射器（硅胶管较细，灌注时需接上粗针头），缓慢注入并观察儿童的呼吸情况。

2）需保留胃管者，灌注完毕，拔掉注射器，将胃管末端反折并包上消毒纱布，用橡皮圈扎紧，再用胶布将胃管固定于面颊部以免脱出；不需保留胃管者，按成人管饲法拔掉胃管。

3）整理用物，及时清洗、消毒备用；记录喂哺情况及进乳量。

【实训报告】

1. 写出本次实训课的过程。

2. 写出本次实训课后的体会。

实训三　儿科常用护理技术

一、臀红护理法
【实训目的】

1. 具有认真负责、关爱儿童、保护儿童隐私的职业素质及团队合作精神。

2. 学会臀红护理法。

3. 能针对患儿及家长进行有效的健康教育。

1. 教师准备

（1）医院儿科病区：联系好当地医院住院患儿，向患儿及家长说明进行护理操作的目的，取得配合。

（2）护理实训室：①准备模拟婴儿教具；②准备多媒体演示光盘或录像带，调试好播放设备；③模拟操作的其他用物。

2. 护生准备　按相关要求做好准备；服装、鞋帽整洁，态度和蔼可亲，言语温和恰当；操作时动作轻柔、准确，富有爱心。

3. 用物准备　见第六章第一节中的臀红护理法。

【方法与过程】

1. 医院儿科病区

（1）由带教老师集中讲解和演示臀红护理的操作方法及注意事项（操作步骤见第六章第一节中的臀红护理法）。

（2）护生每6～8人一组，选1名学生代表进行操作，其他学生观摩，并对操作步骤进行评议。

2. 护理实训室

（1）若无条件去医院，可先为学生提供多媒体演示。

（2）由带教老师在护理示教室集中演示臀红护理法（操作步骤见第六章第一节中的臀红护理法）。

（3）分组进行臀红护理操作训练。

【实训报告】

1. 写出本项操作的操作流程和本次实训课后的体会。

2. 列出臀红的分度及如何选择不同的药膏。

二、约束保护法

【实训目的】

1. 具有认真负责、关爱儿童、保护儿童隐私的职业素质及团队合作精神。

2. 学会约束保护法。

3. 能针对不同情况选择约束法。

【实训前准备】

1. 教师准备　①模拟婴儿教具；②准备多媒体演示光盘或录像带，调试好播放设备。

2. 护生准备　按护士素质要求做好准备；操作时动作轻柔、准确且富有爱心。

3. 用物准备　见第六章第一节中的约束保护法。

【方法与过程】

1. 在示教室为学生提供多媒体演示。

2. 由带教老师在示教室集中讲解并模拟演示全身约束法、手约束法或足约束法、沙袋约束法的操作方法（操作步骤见第六章中的约束保护法）。

3. 护生以小组为单位，每6～8人一组，轮流模拟操作。

【实训报告】

1. 写出本次实训体会。

2. 列出约束法操作的操作流程。

三、头皮静脉输液法

【实训目的】

1. 培养护生具有认真负责、关爱儿童、保护儿童隐私的职业素质及团队合作精神。

2. 学会选择常用的头皮静脉,掌握头皮静脉输液法。

3. 能针对患儿及家长对操作进行有效的解释。

【实训前准备】

1. 教师准备

(1)医院儿科病区:联系好当地医院儿科病房,选好适合观摩操作的患儿并向家长说明,取得家长的配合。

(2)护理实训室:①准备头皮静脉输液的模拟婴儿教具;②准备多媒体演示光盘或录像带,调试好播放设备;③模拟操作的其他用物。

2. 护生准备　按护士着装要求做好准备;操作者和助手洗手,戴口罩、帽子。

3. 用物准备　见第六章第三节中的儿童头皮静脉输液法。

【方法与过程】

1. 医院儿科病区

(1)由带教老师集中讲解头皮静脉输液法的操作方法及注意事项。

(2)护生以小组为单位观看病房护士进行头皮静脉输液操作。

2. 护理实训室

(1)若无条件去医院,可为学生提供多媒体演示。

(2)由带教老师在示教室集中演示头皮静脉输液法(操作步骤见第六章第三节中的儿童头皮静脉输液法)。

(3)分组用头皮静脉输液的模拟婴儿教具进行模拟操作。

(4)讨论儿童头皮静脉输液法需注意的问题。

【实训报告】

1. 写出本项操作的操作流程和本次实训体会。

2. 列出儿童头皮静脉与动脉的鉴别要点。

四、光照疗法

【实训目的】

1. 具有认真负责、关爱儿童、保护儿童隐私的职业素质及团队合作精神。

2. 学会光照疗法。

3. 能针对黄疸患儿实施光照疗法的护理。

【实训前准备】

1. 教师准备　①准备蓝光箱;②准备多媒体演示光盘或录像带,调试好播放设备。

2. 护生准备　了解患儿病情资料,观察光疗过程中出现的问题,操作前戴墨镜、洗手。

3. 用物准备　见第六章第三节中的光照疗法。

【方法与过程】

1. 医院儿科病区

(1)由带教老师集中讲解和演示光照疗法的操作方法及注意事项。

（2）护生以小组为单位,选1名学生代表进行蓝光箱操作,其他学生观摩并对操作步骤进行评议。

2. 护理实训室

（1）若无条件去医院,可为学生提供多媒体演示。

（2）由带教老师在示教室集中演示蓝光箱操作法（操作步骤见第六章第三节中的光照疗法）。

（3）学生分组进行蓝光箱操作训练。

【实训报告】

1. 写出本项操作的操作流程和本次实训体会。

2. 列出光疗过程中易出现的副作用。

五、温箱使用法

【实训目的】

1. 具有认真负责、关爱儿童、保护儿童隐私的职业素质及团队合作精神。

2. 学会温箱使用法。

3. 能针对早产儿等正确使用温箱。

【实训前准备】

1. 教师准备　①清洁、消毒温箱;②准备多媒体演示光盘或录像带,调试好播放设备。

2. 护生准备　了解患儿病情资料,评估保暖过程中常见的护理问题。操作前衣帽整洁、洗手。

3. 用物准备　见第六章第三节中的温箱使用法。

【方法与过程】

1. 医院儿科病区

（1）由带教老师集中讲解和演示温箱使用的操作方法及注意事项。

（2）护生以小组为单位,选1名学生代表进行温箱操作,其他学生观摩,并对操作步骤进行评议。

2. 护理实训室

（1）若无条件去医院,可为学生提供多媒体演示。

（2）由带教老师在示教室集中演示温箱操作法（操作步骤见第六章第三节中的温箱使用法）。

（3）分组进行温箱操作训练。

【实训报告】

1. 写出本项操作的操作流程和本次的实训体会。

2. 列出温箱的适应证和患儿出温箱的条件。

实训四　新生儿及患病新生儿的护理

一、新生儿的护理

【实训目的】

1. 具有团结协作的精神和良好的儿科护理岗位所需要的严谨、细致、慎独的职业素养,关爱、尊重新生儿的职业态度和精神。

2. 学会对正常足月儿、早产儿进行整体护理。

3. 能针对家长进行有效的健康教育。

【实训前准备】

1. 教师准备

（1）进行临床见习应提前与临床实践医院联系沟通，安排好诊查室及新生儿。选择医院产科或新生儿科的正常新生儿或早产儿数名，向其家长说明护理操作的目的，取得家长的配合。

（2）若无条件去医院，也可在护理实训室进行。

2. 护生准备　按护士要求穿戴整齐，态度认真、谦虚、谨慎，并注意进行护理操作前应掌握新生儿的基本情况（如足月或早产等），操作时动作轻柔、准确并富有爱心。

3. 用物准备　配方乳（或配方奶粉）、乳瓶、体温计、紫外线灯（或紫外线消毒器）、温箱；笔、记录本、见习手册；"新生儿的护理"录像等。

【方法与过程】

1. 医院见习　医院产科或新生儿科。

（1）由带教老师集中讲解新生儿的护理，并进行相关的护理操作及设备调控演示。

（2）护生以小组为单位，每6～8名护生为1组，每组对1名新生儿进行护理评估及护理计划制订，重点对新生儿一般状况、居室环境、衣被、尿布、喂养、脐带及预防接种等进行评估，注重与新生儿家长沟通，组长负责安排每位同学的具体任务，同时记录。带教老师随时指导及矫正，以保证见习有序进行。

（3）各组汇报见习结果，组织学生讨论新生儿护理要点，鼓励学生提出问题和独立解决问题。

（4）带教老师将各组见习结果及学生提出的共性问题进行汇总、解答并布置课后练习。

2. 护理实训室

（1）组织学生观看录像"新生儿的护理"。

（2）观看完录像后，每6～8人为1小组分组，请学生对演示的内容进行复述及演示，同学相互进行评价；让学生结合录像内容进行讨论，归纳总结出正常足月新生儿、早产儿的特点，新生儿常见的几种特殊生理状态，常见护理措施及健康教育等。

（3）组长安排专人记录，各组选一名学生代表发言，汇报小组讨论情况。结束前教师对本次实训进行小结。

【实训报告】

1. 写出新生儿的护理要点。

2. 列出足月儿、早产儿外观特点及生理特点的比较。

二、患病新生儿的护理

【实训目的】

1. 具有团结协作的精神和良好的儿科护理岗位所需要的严谨、细致、慎独的职业素养。关爱、尊重患病新生儿及家长，主动为患儿缓解不适，促进患儿恢复健康的职业态度和精神。

2. 学会对常见新生儿疾病（新生儿缺氧缺血性脑病、颅内出血、黄疸、寒冷损伤综合征、败血症、肺炎等）患儿进行整体护理。

3. 能针对家长进行有效的健康教育。

【实训前准备】

1. 教师准备

（1）进行临床见习应提前与临床见习医院联系沟通，安排好诊查室及新生儿。选择医院新生儿科的患病新生儿数名（前述几种常见病患儿），向其家长说明护理操作的目的，取得家长的配合。

（2）若无条件去医院,也可在护理实训室进行。

2. 护生准备　按护士要求穿戴整齐,态度认真、谦虚、谨慎,并注意进行护理操作前应掌握新生儿的基本情况,操作时动作轻柔、准确并富有爱心。

3. 用物准备　紫外线灯(或紫外线消毒器)、温箱、光疗箱、远红外辐射床、记录单等。笔、记录本、见习手册。"新生儿黄疸的护理"录像。

【方法与过程】

1. 医院见习　医院新生儿室。

（1）带教老师集中分析讲解常见新生儿疾病的护理,并进行相关的护理操作及设备调控演示。

（2）护生以小组为单位,每6～10名学生为1组,每组对1名患病新生儿进行护理评估及护理计划的制订,重点评估致病因素、身体状况及存在的护理诊断/问题等,组长负责安排每位同学的具体任务,同时记录。带教老师随时指导及矫正,以保证见习有序地进行。

（3）结束后由组长组织本组同学讨论患病新生儿护理评估,提出护理诊断/问题,制订护理计划。由组长汇报本组讨论结果,各组之间互评,最后老师给出正确的结论。

2. 护理实训室

（1）组织学生观看录像"新生儿黄疸的护理"。观看完录像后让学生结合录像内容进行讨论,归纳总结出新生儿黄疸的分类、原因、临床特点、实验室检查、治疗要点、护理措施及健康教育等。

（2）病例讨论

1）展示病例:患儿,女,7天,系 G_1P_1,足月,顺产。生后第三天皮肤出现轻度黄染,近2天家长发现患儿全身皮肤黄染加重,出现发热、吃奶减少。体格检查:体温38℃,脉搏152次/min,呼吸52次/min。咽部无充血,呼吸稍促,两肺未闻及干、湿啰音。心脏听诊无异常。肝右肋下1.5cm,无压痛,腹稍胀。面部、颈部散在小脓疮,脐部稍湿。血液检查:白细胞 $17×10^9$/L,中性粒细胞76%,淋巴细胞22%,单核细胞2%。请讨论:①该患儿存在哪些护理诊断/问题,说出诊断依据;②应采取哪些护理措施;③请为患儿家长进行健康教育。

2）每6～8人为1个小组分组讨论,组长安排专人记录,各组选一名学生代表发言,汇报小组讨论情况。结束前教师对本次实训进行小结。

【实训报告】

1. 写出所见习的新生儿疾病的护理计划。

2. 列出新生儿病理性黄疸与生理性黄疸的鉴别要点。

实训五　营养性维生素 D 缺乏性佝偻病患儿的护理

【实训目的】

1. 具有关爱、尊重营养障碍疾病患儿及家长,主动为患儿缓解营养障碍产生的不适,耐心给营养障碍患儿及家长指导安全用药,促进患儿恢复健康的职业态度和精神。

2. 学会对营养性维生素 D 缺乏性佝偻病患儿进行整体护理。

3. 能针对患儿及家长进行有效的健康教育。

【实训前准备】

1. 教师准备　联系见习医院或社区卫生服务中心,联系好门诊就诊或住院的佝偻病患儿,向患儿及家长说明护理操作的目的,取得家长的配合。也可在护理实训室进行。

2. 护生准备　按相关要求做好实践前准备。服装、鞋帽整洁,态度和蔼可亲,言语温和恰当,操作时动作轻柔、准确且富有爱心。

3. 用物准备　笔、记录本、见习手册;多媒体、光盘、佝偻病患儿的讨论病例。

【方法与过程】

1. 社区卫生服务中心、各级医院儿科门诊、病区见习

(1)带教老师集中讲解营养性维生素D缺乏性佝偻病患儿的护理评估及护理措施,并进行相关的护理操作演示。

(2)将学生每6~8人分成1组,对1名患儿进行评估。选派1名同学任组长,负责对本组学生进行分工,并做好相应的见习记录。带教老师随时指导及纠正,以保证见习有序进行。

(3)结束后由组长组织本组同学讨论佝偻病患儿护理评估,提出护理诊断/问题,制订护理计划。由组长汇报本组讨论结果,各组之间互评,最后老师给出正确结论。

2. 护理实训室

(1)若无条件去医院,组织学生观看录像"营养性维生素D缺乏性佝偻病患儿的护理",结合录像内容讨论、归纳出佝偻病患儿的病因、临床特点、治疗要点及护理措施等。

(2)病例讨论

1)展示病例:男童,11个月,因哭闹、多汗、烦躁1个月,至今不能扶站就诊。患儿为早产儿,人工喂养,已添加米糊和果汁;家住6楼,老人照看,平时户外活动少。目前患儿不能扶站,不会叫爸爸、妈妈。患儿母亲在妊娠期间有下肢抽搐史,未补充维生素D制剂。体格检查:体温36.8℃,脉搏108次/min,前囟2.0cm×2.0cm,未出牙,枕秃,方颅,鸡胸,肋缘外翻。心肺听诊无异常,腹软,肝右肋下1.5cm,四肢肌张力低下。血生化检查:血钙1.80mmol/L,钙磷乘积25,血碱性磷酸酶升高。腕部X线检查:骨骺端呈杯口样,钙化带消失,骨密度降低。请讨论:①该患儿存在哪些出护理诊断/问题,说出诊断依据;②应采取哪些护理措施?③请对患儿家长做健康教育。

2)分组讨论:每6~8名学生1组进行讨论并专人记录,带教老师巡视,随时指导学生。选1名学生代表小组发言,汇报小组讨论情况。结束前教师对本次实训进行小结。

【实训报告】

1. 写出营养性维生素D缺乏性佝偻病患儿的护理诊断/问题。

2. 列出营养性维生素D缺乏性佝偻病患儿的护理计划,填写护理计划单。

实训六　腹泻病患儿的护理

【实训目的】

1. 具有关爱患儿,主动为腹泻患儿缓解疾病产生的不适,耐心给患儿及家长进行健康宣教的职业态度和精神。

2. 学会对腹泻病患儿进行整体护理。

3. 能对家长进行有效的健康教育。

【实训前准备】

1. 教师准备　联系见习医院或社区卫生服务中心,联系好门诊就诊或住院的腹泻病患儿,向患

儿及家长说明护理的操作目的,取得家长的配合。也可在护理实训室进行。

2. 护生准备　按相关要求做好实训前准备。服装、鞋帽整洁,态度和蔼可亲,言语温和恰当,操作时动作轻柔、准确且富有爱心。

3. 用物准备　笔、记录本、见习手册;多媒体、光盘、腹泻患儿的讨论病例。

【方法与过程】

1. 在社区卫生服务中心、各级医院儿科门诊、病区进行见习

(1)带教老师集中讲解腹泻病患儿的护理评估及护理措施,并进行相关的护理操作演示。

(2)将学生每6～8人分成1组,对1名患儿进行评估。选派1名同学任组长,负责对本组学生进行分工,并做好相应的见习记录。带教老师随时指导及纠正,以保证见习有序进行。

(3)结束后由组长组织本组同学讨论腹泻患儿护理评估,提出护理诊断/问题,制订护理计划。由组长汇报本组讨论结果,各组之间互评,最后老师给出正确结论。

2. 护理实训室

(1)若无条件去医院,组织学生观看视频“腹泻病患儿的护理”,让学生结合录像内容进行讨论,总结出腹泻的病因、临床特点、实验室检查、治疗要点、护理措施及健康教育。

(2)病例讨论

1)展示病例:患儿,女,9个月,因发热、腹泻4天入院。患儿每日大便十余次,黄色水样便,量较多,无腥臭味,无黏液及脓血。腹泻加重1日,近8小时无尿。体温39℃,体重8kg,呼吸深快,精神萎靡,皮肤弹性极差,前囟、眼窝明显凹陷,口唇呈樱红色、干燥。双肺呼吸音清,心率110次/min,心音略低钝,肝肋下未触及,肠鸣音亢进,四肢湿冷,脉细速。实验室检查:血钠135mmol/L,二氧化碳结合力11mmol/L,大便镜检未见异常。请讨论:①该患儿存在哪些护理诊断/问题,说出诊断依据;②请判断该患儿脱水程度和性质;③请为患儿家长进行健康教育。

2)分组讨论:每6～8名学生一组进行讨论并专人记录,带教老师巡视,随时指导学生。选1名学生代表小组发言,汇报小组讨论情况。结束前教师对本次实训进行总结。

【实训报告】

1. 写出腹泻病患儿的护理评估。

2. 列出腹泻病患儿的护理计划。

实训七　支气管肺炎患儿的护理

【实训目的】

1. 具有较好的护患交流与团队合作能力,关心爱护患儿、减少患儿痛苦、工作认真负责的职业精神以及耐心解释病情、细心指导用药、用心健康宣教的工作态度。

2. 学会对支气管肺炎患儿进行整体护理。

3. 能针对患儿及家长进行有效的健康教育。

【实训前准备】

1. 教师准备　选择社区卫生服务中心、医院门诊或住院部,联系好门诊就诊或住院的支气管肺炎患儿,向患儿及家长说明进行护理操作的目的,取得他们的配合。也可在护理实训室进行。

2. 护生准备　按照相关要求做好准备:服装鞋帽整洁,态度和蔼可亲,言语温和恰当,操作时动

作轻柔、准确并富有爱心。

3. 用物准备　笔、记录本、见习手册；准备多媒体、光盘以及支气管肺炎的讨论病例。

【方法与过程】

1. 社区卫生服务中心、医院门诊或住院部见习

（1）带教老师集中讲解支气管肺炎患儿的护理评估、常见护理诊断／问题和护理措施，并进行相关的护理操作演示。

（2）将学生每6～8人分成1组，对1名患儿进行评估。选派1名同学任组长，负责对本组学生进行分工，并做好相应的见习记录。带教老师随时指导及纠正，以保证见习合理、有序进行。

（3）结束后由组长组织本组同学讨论支气管肺炎患儿的护理评估，提出护理诊断／问题，制订护理计划。由组长汇报本组讨论结果，各组之间互评，最后老师给出正确的结论。

2. 护理实训室

（1）若无条件去医院，组织学生观看录像"支气管肺炎患儿的护理"。观看完录像后让学生结合录像内容进行讨论，归纳总结出支气管肺炎的病因、临床特点、实验室检查、治疗要点、护理措施及健康教育等。

（2）病例讨论

1）展示病例：患儿，女，7个月，人工喂养，因"发热、咳嗽3天，呼吸困难半天"入院。患儿3天前出现发热，体温为38.5～39℃，咳嗽初为干咳，以后闻有痰声，在门诊就诊，治疗后无好转。今天下午出现呼吸困难来医院就诊。体格检查：体温39.2℃，脉搏155次／min，呼吸53次／min。体重7kg，面色灰白，精神萎靡，口周发绀，鼻翼扇动，呼吸急促，两肺有痰鸣音及密集的中、细湿啰音。心率155次／min，律齐，心音有力。肝右肋下1.5cm，无压痛，腹稍胀。外周血化验白细胞19×10^9/L，中性粒细胞75%，淋巴细胞23%，单核细胞2%。X线：双肺纹理增粗，有斑片状阴影。初步诊断为支气管肺炎。请讨论：①该患儿存在哪些护理诊断／问题，说出诊断依据。②应采取哪些护理措施？③请对患儿家长做健康教育。

2）分组讨论：每6～8人为1组分组讨论，组长安排专人记录，带教老师巡视，随时指导学生。各组选一名学生代表发言，汇报小组讨论情况。结束前教师对本次实训进行总结。

【实训报告】

1. 写出支气管肺炎患儿的护理评估。

2. 写出支气管肺炎患儿的护理计划。

实训八　营养性贫血患儿的护理

【实训目的】

1. 具有关爱、尊重贫血患儿及家长，主动为患儿缓解贫血产生的不适，耐心给贫血患儿及家长指导安全用药，促进患儿恢复健康的职业态度和精神。

2. 学会对贫血患儿进行整体护理。

3. 能针对患儿及家长进行有效的健康教育。

【实训前准备】

1. 教师准备　选择社区卫生服务中心、医院门诊或住院部，联系好门诊就诊或住院的贫血患儿，

向家长及患儿说明护理操作的目的，取得他们的配合；也可在护理实训室进行。

2. 护生准备　按要求做好实践前准备。服装、鞋帽整洁，态度和蔼可亲，言语温和恰当，操作时动作轻柔、准确且富有爱心。

3. 用物准备　多媒体、光盘、贫血患儿的讨论病例、笔、记录本、见习手册。

【过程与方法】

1. 社区卫生服务中心、医院儿科病房

（1）由带教老师集中讲解贫血患儿的护理评估、常见护理诊断／问题及护理措施，并进行相关的护理操作演示。

（2）将学生每6～8人分成1组，对1名患儿进行评估。选派1名同学任组长，负责对本组学生进行分工，并做好相应的见习记录。带教老师随时指导及纠正，以保证见习有序进行。

（3）结束后由组长组织本组同学讨论贫血患儿的护理评估，作出护理诊断／问题，制订护理计划。由组长汇报本组讨论结果，各组之间互评，最后老师给出正确的结论。

2. 护理实训室

（1）若无条件去医院，组织学生观看录像"儿童营养性贫血的护理"，结合录像内容讨论、归纳出儿童贫血的病因、临床特点、治疗要点及护理措施等。

（2）病例讨论

1）展示病例：患儿，女，9个月，以"面色渐苍白、食欲减退、精神差2个月"就诊，门诊以"营养性缺铁性贫血"收入院。护理评估时发现患儿系35周早产，生后配方乳喂养，6个月开始引入面糊、米糊及菜汤，未引入其他转乳期食物。入院后体检：T 37.0℃，P 125次／min，R 24次／min，体重8kg。面色、睑结膜、口唇、甲床均苍白，心肺无异常，腹软，肝肋下3cm，脾肋下0.5cm，质软，表面光滑，无触痛。血常规：红细胞2.5×10^{12}/L，血红蛋白60g/L，白细胞10×10^9/L，中性粒细胞65%，血小板125×10^9/L。血涂片：红细胞大小不等，以小细胞为主，中央淡染区扩大。请讨论：①此患儿引起营养性缺铁性贫血的原因有哪些？②该患儿存在哪些护理诊断／问题，说出诊断依据；③请对患儿家长做健康教育。

2）分组讨论：每6～8名学生1组进行讨论并专人记录，带教老师巡视，随时指导学生。选1名学生代表小组发言，汇报小组讨论情况。结束前教师对本次实训进行小结。

【实训报告】

1. 列出营养性缺铁性贫血常见的致病原因。

2. 写出一份营养性缺铁性贫血的护理计划。

实训九　泌尿系统疾病患儿的护理

【实训目的】

1. 具有关心爱护患儿、减少患儿痛苦、工作认真负责的职业精神以及耐心解释病情、细心指导用药、用心健康宣教的工作态度。

2. 学会对急性肾小球肾炎患儿进行整体护理

3. 能针对患儿及家长进行有效的健康教育。

【实训前准备】

1. 教师准备　选择医院肾内科病房，与医院相关部门联系，取得支持与配合。为学生讲解医院见习的注意事项并安排见习任务；也可在护理实训室进行。

2. 护生准备　按要求做好实践前准备。服装、鞋帽整洁，态度和蔼可亲，言语温和恰当，操作时动作轻柔、准确并富有爱心。

3. 用物准备　笔、记录本、见习手册。准备多媒体、光盘以及急性肾小球肾炎的讨论病例。

【方法与过程】

1. 医院肾内科病房见习

（1）带教老师集中讲解急性肾小球肾炎患儿的护理评估、常见护理诊断/问题和护理措施，并进行相关的护理操作演示。

（2）将学生分组，每 6～8 名学生为一个小组，每组对 1 名患儿进行护理评估，组长负责安排每位同学的任务分工，做好记录。带教老师巡回指导，以保证见习按计划有序进行。

（3）见习结束后由组长组织本组同学讨论急性肾小球肾炎患儿的护理评估，提出护理诊断/问题，制订护理计划。由组长汇报本组讨论结果，各组之间互评，最后老师给出正确结论。

2. 护理实训室

（1）若无条件去医院见习，可组织学生观看录像"急性肾小球肾炎患儿的护理"，让学生结合录像内容进行讨论，归纳总结出急性肾小球肾炎的病因、临床特点、实验室检查、治疗要点、护理措施及健康教育。

（2）病例讨论

1）展示病例：患儿，男，10 岁，因头痛、呕吐、少尿 4 日就诊。患儿 2 周前曾患"上呼吸道感染"在当地医院治愈。4 日前自觉头晕眼花、头痛、乏力，自认为休息不好而未引起家长重视，2 日前头痛加剧，并出现恶心、呕吐，为喷射性，呕吐物为胃内容物，同时出现眼睑水肿、少尿和双下肢水肿。病程中无发热、皮疹、鼻出血等，大便正常。平素体健，饮食睡眠好，无药物过敏史及特殊家族史，既往无类似病史。护理体检：体温 36.9℃，脉搏 91 次/min，呼吸 31 次/min，体重 30.8kg，身高 145cm，血压 160/110mmHg。神志清楚，较烦躁，面色稍苍白，眼睑水肿，无皮疹，浅表淋巴结无肿大。心率 91 次/min，律齐，心音稍低钝，无杂音，双肺呼吸音清，腹软，肝右肋下可触及、质软，脾未触及，双肾区轻微叩击痛，双下肢非凹陷性水肿。血常规：Hb 95g/L，白细胞 5.1×10^9/L，中性粒细胞 62%，淋巴细胞 38%。尿常规：尿蛋白（+）。尿沉渣镜检：红细胞 7～10 个/HP，白细胞 1～3 个/HP，颗粒管型（+）。血尿素氮、肌酐及 ASO 增高，血清补体下降。余未见异常。临床诊断：急性肾小球肾炎。请讨论：①该患儿存在哪些护理诊断/问题，说出诊断依据；②请对患儿家长做健康教育。

2）分组讨论：每 6～8 名学生 1 组进行讨论并专人记录，带教老师巡视，随时指导学生。选 1 名学生代表小组发言，汇报小组讨论情况。结束前教师对本次实训进行小结。

【实训报告】

1. 列出急性肾小球肾炎的病因及发病机制。

2. 写出一份急性肾小球肾炎的护理计划。

教学大纲（参考）

一、课程性质

儿科护理是中等卫生职业教育护理专业一门重要的专业核心课程。本课程的主要内容包括儿童生长发育、儿童营养与喂养、儿童保健和疾病预防，患病儿童的护理与常用儿科护理技术等。本课程的主要任务是使学生能够树立"以儿童及其家庭为中心"的现代护理理念，掌握专业知识与技能，培养良好的职业素质，能运用现代护理理论和技术对儿童进行整体护理，能对儿童个体、家庭及社区进行保健指导与健康教育。

二、课程目标

通过本课程的学习，学生能够达到下列要求：

（一）职业素养目标

1. 具有良好的职业道德，尊重儿童及其家庭的信仰，理解儿童及其家庭的人文背景及文化价值观念，自觉尊重儿童的人格，保护儿童及其家庭的隐私。

2. 具有良好的法律意识和医疗安全意识，自觉遵守有关医疗卫生的法律法规，依法为儿童实施护理任务。

3. 具有良好的人文精神，珍视生命，关爱儿童，减轻儿童痛苦，维护儿童健康。

4. 具有较好的护患交流与医护团队合作能力。

5. 具有从事护理工作的健康体质、健全人格，良好的心理素质和社会适应能力。

（二）专业知识和技能目标

1. 掌握儿童生长发育规律、营养与喂养、计划免疫知识。

2. 掌握儿科常见疾病的护理评估、护理诊断/问题及护理措施。

3. 熟悉儿科常见疾病的病因和健康教育；常见危急重症患儿的急救原则。

4. 了解儿童解剖生理特点，儿科常见疾病的概念、发病机制。

5. 学会儿科常用护理技术操作方法。

6. 学会运用护理程序对患病的儿童实施整体护理。

三、教学时间安排

教学内容	学时		
	理论	实践	合计
一、绪论	2	0	2
二、生长发育	2	2	4
三、儿童营养与喂养	2	2	4
四、儿童保健和疾病预防	2	0	2
五、住院患儿的护理	2	0	2
六、儿科常用护理技术	1	4	5
七、新生儿及患病新生儿的护理	4	4	8
八、营养障碍疾病患儿的护理	4	2	6

教学内容	学时		
	理论	实践	合计
九、消化系统疾病患儿的护理	4	4	8
十、呼吸系统疾病患儿护理	4	2	6
十一、心血管系统疾病患儿的护理	4	0	4
十二、造血系统疾病患儿的护理	2	2	4
十三、泌尿系统疾病患儿的护理	3	2	5
十四、神经系统疾病患儿的护理	2	0	2
十五、其他系统疾病患儿的护理	2	0	2
十六、传染病患儿的护理	4	0	4
十七、结核病患儿的护理	4	0	4
合计	48	24	72

四、课程内容和要求

单元	教学内容	教学要求	教学活动参考	参考学时	
				理论	实践
一、绪论	（一）儿科护理的范围 （二）儿科护士的角色及素质要求 （三）儿科护理的特点和理念 1. 儿科护理的特点 2. 儿科护理的理念 （四）儿童年龄分期及各期特点	熟悉 了解 熟悉 熟悉 掌握	理论讲授 情境教学 教学录像	2	0
二、生长发育	（一）生长发育规律 （二）影响生长发育的因素 （三）体格生长 1. 体格生长的常用指标 2. 出生至青春前期的体格生长规律 3. 青春期的体格生长规律 （四）神经心理的发育 1. 神经系统的发育 2. 感知觉的发育 3. 运动的发育 4. 语言的发育 5. 心理活动的发展	掌握 了解 掌握 掌握 掌握 熟悉 熟悉 熟悉 熟悉 熟悉	理论讲授 案例教学 角色扮演 情境教学 教学录像 教学见习	2	
	实训一：儿童体格测量	学会	临床见习 案例分析 技能实践		2

单元	教学内容	教学要求	教学活动参考	参考学时 理论	参考学时 实践
三、儿童营养与喂养	（一）能量与营养素的需要		理论讲授 案例教学 角色扮演 情境教学 教学录像 教学见习	2	
	1. 能量的需要	掌握			
	2. 营养素的需要	熟悉			
	（二）婴儿喂养				
	1. 母乳喂养	掌握			
	2. 人工喂养	掌握			
	3. 部分母乳喂养	掌握			
	4. 婴儿食物转换	掌握			
	（三）幼儿营养	了解			
	（四）学龄前儿童营养	了解			
	（五）学龄儿童和青少年营养	了解			
	实训二：儿童营养与喂养	学会	临床见习 案例分析 技能实践		2
四、儿童保健和疾病预防	（一）不同年龄期儿童的保健特点	熟悉	理论讲授 案例教学 角色扮演 情境教学 教学录像 教学见习	2	0
	（二）儿童游戏				
	1. 游戏的功能	了解			
	2. 不同年龄阶段游戏的特点	了解			
	（三）体格锻炼	熟悉			
	（四）事故伤害预防	熟悉			
	（五）儿童计划免疫				
	1. 基本概念	了解			
	2. 计划免疫程序	掌握			
	3. 预防接种的注意事项	熟悉			
	4. 预防接种后的反应及处理	熟悉			
五、住院患儿的护理	（一）儿科医疗机构的组织特点		理论讲授 案例教学 角色扮演 情境教学 教学录像 教学见习	2	0
	1. 儿科门诊、急诊设置	了解			
	2. 儿科病房设置	了解			
	（二）住院患儿及其家庭的心理护理				
	1. 住院患儿的心理反应及护理	熟悉			
	2. 住院患儿家庭的心理反应及护理	熟悉			
	（三）儿童用药护理				
	1. 药物的选择	了解			
	2. 药物的剂量计算	了解			
	3. 给药方法	掌握			

单元	教学内容	教学要求	教学活动参考	参考学时	
				理论	实践
六、儿科常用护理技术	（一）一般护理技术		理论讲授	1	
	1. 一般测量法	掌握	案例教学		
	2. 臀红护理法	掌握	角色扮演		
	3. 约束保护法	掌握	情境教学		
	4. 更换尿布法	掌握	教学录像		
	5. 婴儿盆浴法	掌握	教学见习		
	（二）协助检查诊断的护理技术				
	1. 颈外静脉穿刺术	熟悉			
	2. 股静脉穿刺术	熟悉			
	（三）协助治疗的护理技术				
	1. 儿童头皮静脉输液法	掌握			
	2. 静脉留置针输液法	掌握			
	3. 外周静脉穿刺中心静脉置管法	熟悉			
	4. 婴幼儿灌肠法	掌握			
	5. 光照疗法	掌握			
	6. 温箱使用法	掌握			
	7. 儿童心肺复苏	掌握			
	实训三：儿科常用护理技术	学会	临床见习 案例分析 技能实践		4
七、新生儿及患病新生儿的护理	（一）新生儿概述	熟悉	理论讲授	4	
	（二）正常足月儿的特点及护理		案例教学		
	1. 正常足月儿的特点	掌握	角色扮演		
	2. 正常足月儿的特殊生理状态	熟悉	情境教学		
	3. 正常足月儿的护理	掌握	教学录像		
	（三）早产儿的特点及护理		教学见习		
	1. 早产儿的特点	掌握			
	2. 早产儿的护理	掌握			
	（四）新生儿缺氧缺血性脑病				
	（1）病因	熟悉			
	（2）发病机制	了解			
	（3）护理评估	掌握			
	（4）常见护理诊断／问题	掌握			
	（5）护理措施	掌握			

单元	教学内容	教学要求	教学活动参考	参考学时	
				理论	实践
	（6）健康教育	熟悉			
	（五）新生儿颅内出血				
	（1）病因和发病机制	熟悉			
	（2）护理评估	掌握			
	（3）常见护理诊断/问题	掌握			
	（4）护理措施	掌握			
	（5）健康教育	熟悉			
	（六）新生儿黄疸				
	（1）新生儿胆红素代谢特点	熟悉			
	（2）病理性黄疸的原因	熟悉			
	（3）护理评估	掌握			
	（4）常见护理诊断/问题	掌握			
	（5）护理措施	掌握			
	（6）健康教育	熟悉			
	（七）新生儿寒冷损伤综合征				
	（1）病因及发病机制	熟悉			
	（2）护理评估	掌握			
	（3）常见护理诊断/问题	掌握			
	（4）护理措施	掌握			
	（5）护理评价	熟悉			
	（6）健康教育	熟悉			
	（八）新生儿感染性疾病				
	1. 新生儿脐炎				
	（1）病因	熟悉			
	（2）护理评估	掌握			
	（3）常见护理诊断/问题	掌握			
	（4）护理措施	掌握			
	（5）健康教育	熟悉			
	2. 新生儿败血症				
	（1）病因及发病机制	熟悉			
	（2）护理评估	掌握			
	（3）常见护理诊断/问题	掌握			
	（4）护理措施	掌握			
	（5）健康教育	熟悉			

单元	教学内容	教学要求	教学活动参考	参考学时 理论	参考学时 实践
	3. 新生儿肺炎				
	（1）病因及发病机制	熟悉			
	（2）护理评估	掌握			
	（3）常见护理诊断／问题	掌握			
	（4）护理措施	掌握			
	（5）健康教育	熟悉			
	（九）新生儿低血糖				
	（1）病因及发病机制	熟悉			
	（2）护理评估	掌握			
	（3）常见护理诊断／问题	掌握			
	（4）护理措施	掌握			
	（5）健康教育	熟悉			
	（十）新生儿低钙血症				
	（1）病因	熟悉			
	（2）发病机制	了解			
	（3）护理评估	掌握			
	（4）常见护理诊断／问题	掌握			
	（5）护理措施	掌握			
	（6）健康教育	熟悉			
	实训四：新生儿及患病新生儿的护理	学会	临床见习 案例分析 技能实践		4
八、营养障碍疾病患儿的护理	（一）蛋白质－能量营养不良		理论讲授 案例教学 角色扮演 情境教学 教学录像 教学见习	4	
	（1）病因	熟悉			
	（2）发病机制	了解			
	（3）护理评估	掌握			
	（4）常见护理诊断／问题	掌握			
	（5）护理措施	掌握			
	（6）健康教育	熟悉			
	（二）儿童单纯性肥胖				
	（1）病因	熟悉			
	（2）发病机制	了解			
	（3）护理评估	掌握			

单元	教学内容	教学要求	教学活动参考	参考学时	
				理论	实践
	（4）常见护理诊断／问题	掌握			
	（5）护理措施	掌握			
	（6）健康教育	熟悉			
	（三）营养性维生素D缺乏性佝偻病				
	（1）病因	熟悉			
	（2）发病机制	了解			
	（3）护理评估	掌握			
	（4）常见护理诊断／问题	掌握			
	（5）护理目标	了解			
	（6）护理措施	掌握			
	（7）护理评价	了解			
	（8）健康教育	熟悉			
	（四）维生素D缺乏性手足搐搦症				
	（1）病因及发病机制	熟悉			
	（2）护理评估	掌握			
	（3）常见护理诊断／问题	掌握			
	（4）护理措施	掌握			
	（5）健康教育	熟悉			
	实训五：营养性维生素D缺乏性佝偻病患儿的护理	学会	临床见习 案例分析 技能实践		2
九、消化系统疾病患儿的护理	（一）儿童消化系统解剖生理特点	了解	理论讲授 案例教学 角色扮演 情境教学 教学录像 教学见习	4	
	（二）口炎				
	（1）护理评估	掌握			
	（2）常见护理诊断／问题	掌握			
	（3）护理措施	掌握			
	（4）健康教育	熟悉			
	（三）腹泻病				
	（1）分类	熟悉			
	（2）病因	熟悉			
	（3）发病机制	了解			
	（4）护理评估	掌握			
	（5）常见护理诊断／问题	掌握			

单元	教学内容	教学要求	教学活动参考	参考学时 理论	参考学时 实践
	（6）护理目标	了解			
	（7）护理措施	掌握			
	（8）护理评价	了解			
	（9）健康教育	熟悉			
	（四）儿童液体疗法				
	1. 儿童体液平衡的特点	了解			
	2. 液体疗法常用溶液	熟悉			
	3. 液体疗法	掌握			
	实训六：腹泻病患儿的护理	学会	临床见习 案例分析 技能实践		4
十、呼吸系统疾病患儿的护理	（一）儿童呼吸系统解剖生理特点	了解	理论讲授 案例教学 角色扮演 情境教学 教学录像 教学见习	4	
	（二）急性上呼吸道感染				
	（1）病因	熟悉			
	（2）护理评估	掌握			
	（3）常见护理诊断/问题	掌握			
	（4）护理措施	掌握			
	（5）健康教育	熟悉			
	（三）急性感染性喉炎				
	（1）病因	熟悉			
	（2）护理评估	掌握			
	（3）常见护理诊断	掌握			
	（4）护理措施	掌握			
	（5）健康教育	熟悉			
	（四）急性支气管炎				
	（1）病因	熟悉			
	（2）护理评估	掌握			
	（3）常见护理诊断/问题	掌握			
	（4）护理措施	掌握			
	（5）健康教育	熟悉			
	（五）肺炎				
	（1）分类	熟悉			
	（2）病因	熟悉			

332

单元	教学内容	教学要求	教学活动参考	参考学时	
				理论	实践
	（3）发病机制	了解			
	（4）护理评估	掌握			
	（5）常见护理诊断／问题	掌握			
	（6）护理目标	了解			
	（7）护理措施	掌握			
	（8）护理评价	了解			
	（9）健康教育	熟悉			
	（六）急性呼吸衰竭				
	（1）病因	熟悉			
	（2）发病机制	了解			
	（3）护理评估	掌握			
	（4）常见护理诊断／问题	掌握			
	（5）护理措施	掌握			
	（6）健康教育	熟悉			
	实训七：支气管肺炎患儿的护理	学会	临床见习 案例分析 技能实践		2
十一、心血管系统疾病患儿的护理	（一）儿童心血管系统解剖生理特点			4	
	（二）先天性心脏病				
	（1）病因	熟悉			
	（2）分类	掌握			
	（3）护理评估	掌握			
	（4）常见护理诊断／问题	掌握			
	（5）护理目标	了解			
	（6）护理措施	掌握			
	（7）护理评价	了解			
	（8）健康教育	熟悉			
	（三）病毒性心肌炎				
	（1）病因	熟悉			
	（2）发病机制	了解			
	（3）护理评估	掌握			
	（4）常见护理诊断／问题	掌握			
	（5）护理措施	掌握			
	（6）健康教育	熟悉			

单元	教学内容	教学要求	教学活动参考	参考学时	
				理论	实践
	（四）充血性心力衰竭				
	（1）病因	熟悉			
	（2）发病机制	了解			
	（3）护理评估	掌握			
	（4）常见护理诊断／问题	掌握			
	（5）护理措施	掌握			
	（6）健康教育	熟悉			
十二、造血系统疾病患儿的护理	（一）儿童造血及血液特点		理论讲授 案例教学 角色扮演 情境教学 教学录像 教学见习	2	
	1. 儿童造血	了解			
	2. 儿童血液特点	了解			
	（二）儿童贫血概述				
	1. 贫血的诊断标准	熟悉			
	2. 贫血的分度	掌握			
	3. 贫血的分类	熟悉			
	（三）营养性缺铁性贫血				
	（1）病因	熟悉			
	（2）发病机制	了解			
	（3）护理评估	掌握			
	（4）常见护理诊断／问题	掌握			
	（5）护理目标	了解			
	（6）护理措施	掌握			
	（7）护理评价	了解			
	（8）健康教育	熟悉			
	（四）营养性巨幼细胞贫血				
	（1）病因	熟悉			
	（2）发病机制	了解			
	（3）护理评估	掌握			
	（4）常见护理诊断／问题	掌握			
	（5）护理措施	掌握			
	（6）健康教育	熟悉			
	实训八：营养性贫血患儿的护理	学会	临床见习 案例分析 技能实践		2

单元	教学内容	教学要求	教学活动参考	参考学时 理论	参考学时 实践
十三、泌尿系统疾病患儿的护理	（一）儿童泌尿系统解剖生理特点		理论讲授	3	
	1. 解剖特点	了解	案例教学		
	2. 生理特点	熟悉	角色扮演		
	（二）急性肾小球肾炎		情境教学		
	（1）病因	熟悉	教学录像		
	（2）发病机制	了解	教学见习		
	（3）护理评估	掌握			
	（4）常见护理诊断／问题	掌握			
	（5）护理目标	了解			
	（6）护理措施	掌握			
	（7）护理评价	了解			
	（8）健康教育	熟悉			
	（三）原发性肾病综合征				
	（1）病因及发病机制	熟悉			
	（2）护理评估	掌握			
	（3）常见护理诊断／问题	掌握			
	（4）护理目标	了解			
	（5）护理措施	掌握			
	（6）护理评价	了解			
	（7）健康教育	熟悉			
	（四）泌尿道感染				
	（1）病因	熟悉			
	（2）护理评估	掌握			
	（3）常见护理诊断	掌握			
	（4）护理措施	掌握			
	（5）健康教育	熟悉			
	（五）急性肾衰竭				
	（1）病因	熟悉			
	（2）护理评估	掌握			
	（3）常见护理诊断／问题	掌握			
	（4）护理措施	掌握			
	（5）健康教育	熟悉			
	实训九：泌尿系统疾病患儿的护理	学会	临床见习 案例分析 技能实践		2

单元	教学内容	教学要求	教学活动参考	参考学时	
				理论	实践
十四、神经系统疾病患儿的护理	（一）儿童神经系统解剖生理特点		理论讲授	2	0
	1. 脑、脊髓	了解	案例教学		
	2. 脑脊液	了解	角色扮演		
	3. 神经反射	熟悉	情境教学		
	（二）急性细菌性脑膜炎		教学录像		
	（1）病因	熟悉	教学见习		
	（2）感染途径	熟悉			
	（3）护理评估	掌握			
	（4）常见护理诊断／问题	掌握			
	（5）护理目标	了解			
	（6）护理措施	掌握			
	（7）护理评价	了解			
	（8）健康教育	熟悉			
	（三）病毒性脑膜炎、脑炎				
	（1）病因	熟悉			
	（2）发病机制	了解			
	（3）护理评估	掌握			
	（4）常见护理诊断／问题	掌握			
	（5）护理措施	掌握			
	（6）健康教育	熟悉			
	（四）惊厥				
	（1）病因	熟悉			
	（2）发病机制	了解			
	（3）护理评估	掌握			
	（4）常见护理诊断／问题	掌握			
	（5）护理措施	掌握			
	（6）健康教育	熟悉			
	（五）急性颅内压增高				
	（1）病因	熟悉			
	（2）发病机制	了解			
	（3）护理评估	掌握			
	（4）常见护理诊断／问题	掌握			
	（5）护理措施	掌握			
	（6）健康教育	熟悉			

单元	教学内容	教学要求	教学活动参考	参考学时	
				理论	实践
十五、其他系统疾病患儿的护理	（一）先天性甲状腺功能减退症		理论讲授 案例教学 角色扮演 情境教学 教学录像 教学见习	2	0
	（1）病因	熟悉			
	（2）发病机制	了解			
	（3）护理评估	掌握			
	（4）常见护理诊断	掌握			
	（5）护理措施	掌握			
	（6）健康教育	熟悉			
	（二）儿童糖尿病				
	（1）病因	熟悉			
	（2）发病机制	了解			
	（3）护理评估	掌握			
	（4）常见护理诊断／问题	掌握			
	（5）护理措施	掌握			
	（6）健康教育	熟悉			
	（三）风湿热				
	（1）病因	熟悉			
	（2）发病机制	了解			
	（3）护理评估	掌握			
	（4）常见护理诊断／问题	掌握			
	（5）护理措施	掌握			
	（6）健康教育	熟悉			
十六、传染病患儿的护理	（一）麻疹		理论讲授 案例教学 角色扮演 情境教学 教学录像 教学见习	4	0
	（1）病原学	熟悉			
	（2）流行病学	熟悉			
	（3）发病机制	了解			
	（4）护理评估	掌握			
	（5）常见护理诊断／问题	掌握			
	（6）护理措施	掌握			
	（7）健康教育	熟悉			
	（二）水痘				
	（1）病原学	熟悉			
	（2）流行病学	熟悉			
	（3）发病机制	了解			

单元	教学内容	教学要求	教学活动参考	参考学时	
				理论	实践
	（4）护理评估	掌握			
	（5）常见护理诊断／问题	掌握			
	（6）护理措施	掌握			
	（7）健康教育	熟悉			
	（三）流行性腮腺炎				
	（1）病原与流行病学	熟悉			
	（2）发病机制	了解			
	（3）护理评估	掌握			
	（4）常见护理诊断／问题	掌握			
	（5）护理措施	掌握			
	4．健康教育	熟悉			
	（四）手足口病				
	（1）病原学	熟悉			
	（2）流行病学	熟悉			
	（3）发病机制	了解			
	（4）护理评估	掌握			
	（5）常见护理诊断／问题	掌握			
	（6）护理措施	掌握			
	（7）健康教育	熟悉			
	（五）猩红热				
	（1）病原与流行病学	熟悉			
	（2）发病机制	了解			
	（3）护理评估	掌握			
	（4）常见护理诊断／问题	掌握			
	（5）护理措施	掌握			
	（6）健康教育	熟悉			
	（六）中毒型细菌性痢疾				
	（1）病原与流行病学	熟悉			
	（2）护理评估	掌握			
	（3）常见护理诊断／问题	掌握			
	（4）护理措施	掌握			
	（5）健康教育	熟悉			

单元	教学内容	教学要求	教学活动参考	参考学时	
				理论	实践
十七、结核病患儿的护理	（一）儿童结核病概述		理论讲授	4	0
	（1）病原与流行病学	熟悉	案例教学		
	（2）发病机制	了解	角色扮演		
	（3）辅助检查	了解	情境教学		
	（4）预防	熟悉	教学录像		
	（5）治疗要点	熟悉	教学见习		
	（二）原发型肺结核				
	（1）病理转归	了解			
	（2）护理评估	掌握			
	（3）常见护理诊断／问题	掌握			
	（4）护理目标	了解			
	（5）护理措施	掌握			
	（6）护理评价	了解			
	（7）健康教育	熟悉			
	（三）急性粟粒性肺结核				
	（1）护理评估	掌握			
	（2）常见护理诊断／问题	掌握			
	（3）护理措施	掌握			
	（4）健康教育	熟悉			
	（四）结核性脑膜炎				
	（1）发病机制	了解			
	（2）护理评估	掌握			
	（3）常见护理诊断／问题	掌握			
	（4）护理措施	掌握			
	（5）健康教育	熟悉			

五、说明

（一）教学安排

本教学大纲主要供中等卫生职业教育护理专业教学使用，第4学期开设，总学时为72学时，其中理论教学48学时，实践教学24学时，学分为4学分。

（二）教学要求

1. 通过本课程的学生，培养学生具有儿科护理人员所需要的严谨、细致、慎独的职业素养，较好的护患沟通与团队合作能力，尊重儿童及其家庭成员，关爱儿童，保护儿童隐私，主动为患儿缓解不适，促进患儿恢复健康的职业态度，预防传染病发生传播的责任意识。

2. 本课程对理论教学部分要求分为掌握、熟悉、了解 3 个层次。掌握：指对基本知识、基本理论有较深刻的认识，并能综合、灵活地运用所学的知识解决问题。熟悉：指能够领会概念、原理的基本含义，解释护理现象。了解：指对基本知识、基本理论能有一定的认识，能够记忆所学的知识要点。

3. 本课程重点突出以岗位胜任力为导向的教学理念，在实践技能方面，要学会独立、规范地解决临床护理问题，完成常用的护理技术操作。

（三）教学建议

1. 本课程依据护理岗位的工作任务、职业能力需求，强化理论实践一体化，突出"做中学、做中教"的职业教育特色，根据培养目标、教学内容和学生的学习特点以及执业资格考核要求，提倡项目教学、案例教学、任务教学、角色扮演、情境教学等方法，利用校内外实训基地，将学生的自主学习、合作学习和教师引导教学等教学组织形式有机结合。

2. 教学过程中，可通过测验、观察记录、技能考核和理论考试等多种形式对学生的思想道德修养、职业素养、专业知识和技能进行综合评价。应体现评价主体的多元化，评价方式的多元化。评价内容不仅关注学生对知识的理解和技能的掌握，更要关注知识在临床实践中的运用与解决实际问题的能力水平，重视护士职业素质的形成。

参 考 文 献

[1] 高凤, 张宝琴. 儿科护理 [M]. 3 版. 北京: 人民卫生出版社, 2015.

[2] 崔焱, 张玉侠. 儿科护理学 [M]. 7 版. 北京: 人民卫生出版社, 2021.

[3] 王卫平, 孙锟, 常立文. 儿科学 [M]. 9 版. 北京: 人民卫生出版社, 2018.

[4] 高凤. 儿科护理 [M]. 4 版. 北京: 高等教育出版社, 2021.

[5] 江载芳, 申昆玲, 沈颖. 诸福棠实用儿科学 [M]. 8 版. 北京: 人民卫生出版社, 2015.

[6] 李兰娟. 传染病学 [M]. 9 版. 北京: 人民卫生出版社, 2021.

[7] 方峰. 小儿传染病学 [M]. 5 版. 北京: 人民卫生出版社, 2021.

[8] 宋志宇. 儿科护理学 [M]. 北京: 人民卫生出版社, 2018.

彩　图

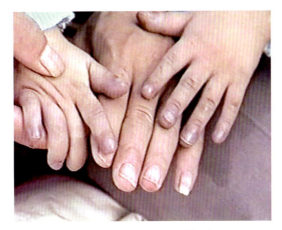

彩图 11-3　指端青紫

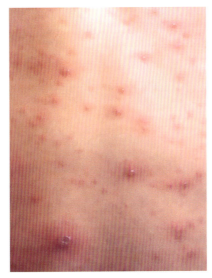

彩图 16-1　水痘皮疹

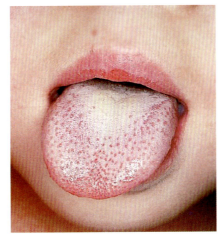

彩图 16-3　草莓舌